Happy · Health · Vitality · Life · Beauty · Love ...

Happy · Health · Vitality · Life · Beauty · Love ...

好生活百事通系列

按摩刮痧拔罐治百病

崔晓丽　编著

河南科学技术出版社
·郑州·

目录 CONTENTS

第1章 不用药的自然疗法

经济实用的自然疗法

什么是自然疗法 …… 9
各种各样的自然疗法 …… 10

按摩、刮痧、拔罐法的优点

按摩的特点和益处 …… 12
刮痧的好处 …… 14
拔罐的神奇功效 …… 15

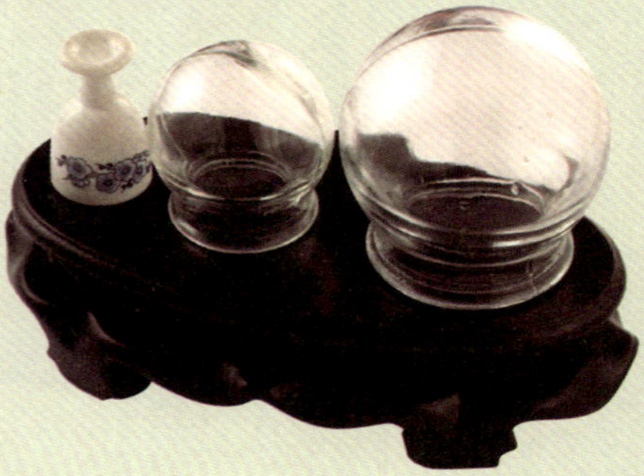

第2章 按摩、刮痧、拔罐疗法的常用经穴

三大自然疗法的基础——经络和穴位

通过武侠小说认识经络和穴位 …… 17
穴位的概念和命名 …… 18
经穴养生的基础 …… 19
经络及穴位的祛病养生作用 …… 20
有“脾气”的经络——经穴自然疗法要选对时间 …… 21
简单取穴法快速找到按摩位置 …… 25

一学就会的十二经穴定位及主治图解

手太阴肺经 …… 26
手厥阴心包经 …… 27
手少阴心经 …… 28
手阳明大肠经 …… 29
手少阳三焦经 …… 30
手太阳小肠经 …… 31
足太阴脾经 …… 32
足少阴肾经 …… 33
足少阳胆经 …… 34
足阳明胃经 …… 35
足厥阴肝经 …… 36
足太阳膀胱经 …… 37

一学就会的奇经八脉诸穴定位及主治图解

任脉 …… 38
督脉 …… 39
冲脉 …… 40
带脉 …… 41
阴维脉 …… 42
阳维脉 …… 43
阴跷脉 …… 44
阳跷脉 …… 45

第3章 按摩、刮痧、拔罐疗法

从皮肤作用于脏腑的通经活络疗法——按摩

按摩疗法的基本手法 …… 47
按摩出现不良反应的处理方法 …… 57
借助小工具，让按摩更容易 …… 58
正确的按摩姿势和方法 …… 60
按摩时的注意事项 …… 62
按摩的适应证、禁忌证 …… 63

清除人体代谢废物的防病祛病疗法——刮痧

刮痧疗法适用的症候 …… 64
刮痧疗法的基本手法 …… 65
刮痧器具大解析 …… 68
刮痧的适应证、禁忌证 …… 69
刮痧时的常见问题及处理方法 …… 70

深入调理引导气血运行的扶正祛邪疗法——拔罐

拔罐疗法的作用机制 …… 71
拔罐疗法的基本手法 …… 72
拔罐的适应证、禁忌证 …… 76
拔罐的常见问题及处理方法 …… 77

第4章 根据体质，选择按摩、刮痧、拔罐法

现代中医体质的九种分类方法

按摩，气虚、阳虚体质者的福音

虚证最适合按摩 …… 80
不同体质的人，按摩穴位不同 …… 80

实证体质者，刮痧最给力

分清虚实再刮痧 …… 82
身体部位不同，刮痧方法也不同 …… 82

拔罐，身体的“除湿器”

根据体质选择适合的拔罐方式 …… 84
通过痧斑看体质 …… 85

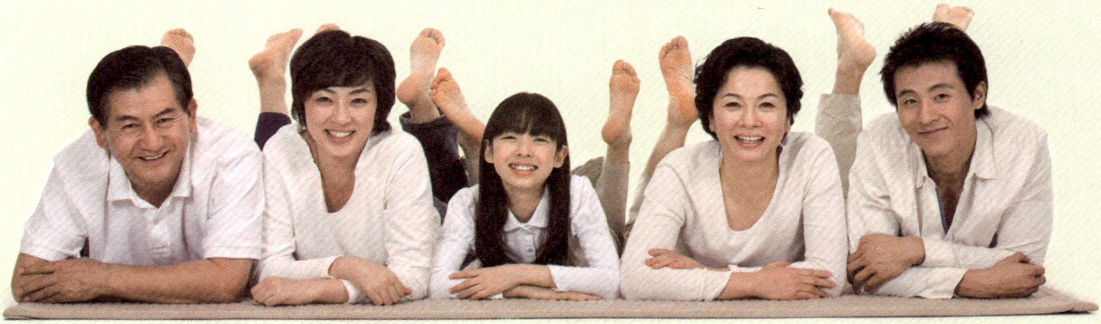

第5章 听身体的话，给五脏六腑做保健

按摩、刮痧、拔罐带来的美丽

乌发养发 …… 87
祛斑 …… 88
祛黑头 …… 90
祛眼袋 …… 91
祛黑眼圈 …… 92
改善唇部干裂 …… 93
祛除痤疮 …… 94
丰胸 …… 96
祛皱 …… 97
减肥 …… 98

健脑、养心、安神，提高机体免疫力

缓解压力 …… 100
防衰健脑 …… 101
晨起醒脑 …… 102
睡前保健 …… 103
安神养心 …… 104
学生考前保健 …… 105

养护脾胃，巩固“后天之本”

增强消化功能 …… 106
清肺补肺 …… 107
健脾开胃 …… 108

填精固肾

益肾固本 …… 110
益肾强腰 …… 112

清肝明目

排除体内毒素 …… 113
缓解眼睛疲劳 …… 114

第6章 手到病除的按摩、刮痧、拔罐疗法

常见疼痛的按摩、刮痧、拔罐疗法

坐骨神经痛 …… 117
肋间神经痛 …… 118
三叉神经痛 …… 119
头痛 …… 120
牙痛 …… 122
咽喉肿痛 …… 124
胃痛 …… 125
腹痛 …… 126
胁痛 …… 127
痛经 …… 128
心绞痛 …… 130

小毛小病的按摩、刮痧与拔罐疗法

眩晕 …… 131
中暑 …… 132
腹胀 …… 134
咳嗽 …… 136
贫血 …… 138

晕车 …… 140
感冒 …… 141
呃逆 …… 142
皮肤瘙痒 …… 144
青光眼 …… 145
耳鸣耳聋 …… 146
落枕 …… 148
便秘 …… 150
痔疮 …… 152
溢泪症 …… 154
手足寒凉 …… 156
少乳 …… 157
失眠 …… 158
健忘症 …… 160
慢性疲劳综合征 …… 162
更年期综合征 …… 164
食欲不振 …… 166
月经不调 …… 168
小腿抽筋 …… 169
鼻出血 …… 170
妊娠呕吐 …… 171
踝关节扭伤 …… 172
遗精 …… 174
腹泻 …… 176
口腔溃疡 …… 178
面瘫 …… 179

常见慢性病的按摩、刮痧与拔罐疗法

哮喘 …… 180
腰椎骨质增生 …… 182
慢性胃炎 …… 183
糖尿病 …… 184
慢性阑尾炎 …… 186
慢性胆囊炎 …… 187
高血压 …… 188
慢性鼻炎 …… 190
半身不遂 …… 192
肝硬化 …… 193
慢性支气管炎 …… 194
颈椎病 …… 196
肩周炎 …… 198
类风湿性关节炎 …… 200
慢性前列腺炎 …… 202
慢性盆腔炎 …… 204

心理病症的按摩、刮痧、拔罐疗法

郁证 …… 205
癔症 …… 206
精神分裂症 …… 207
神经衰弱 …… 208
胃神经症 …… 209

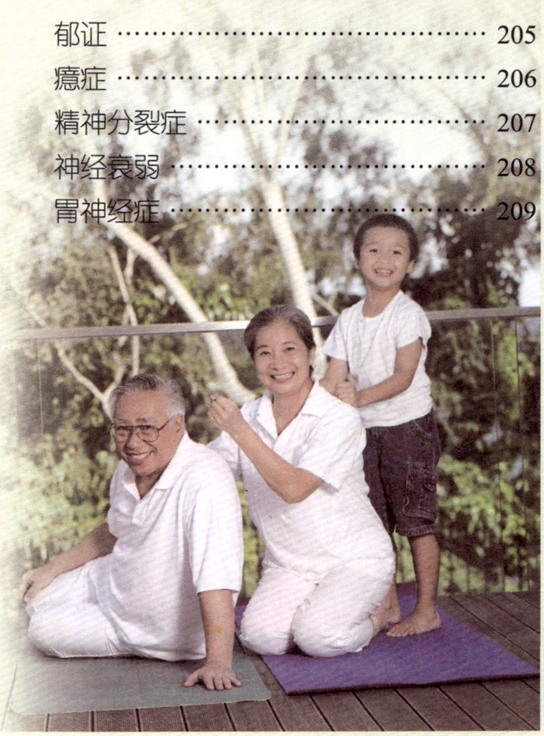

第 1 章

不用药的自然疗法

BUYONGYAO DE ZIRAN LIAOFA

随着生活节奏的加快和环境的恶化，人们的身体健康面临着重大的威胁。绿色、健康、安全的生活方式逐渐成为大家追逐的目标。这种情况之下，就不得不说一说自然疗法了。它是一种采用对人体无任何毒副作用但又能防病治病的非药物疗法。如果你想通过安全健康的方式来预防和改善疾病的话，不妨试一试这种方法吧。

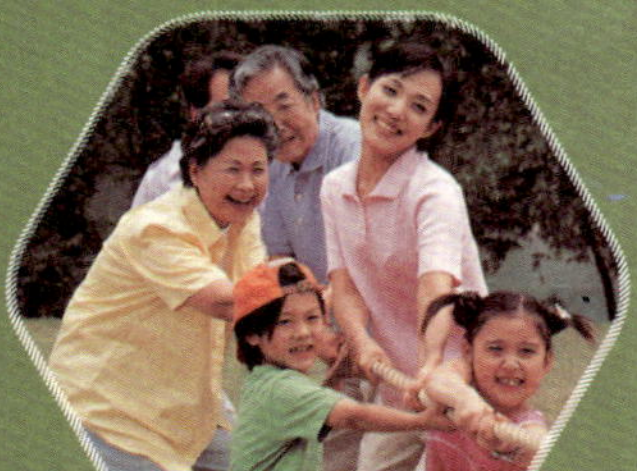

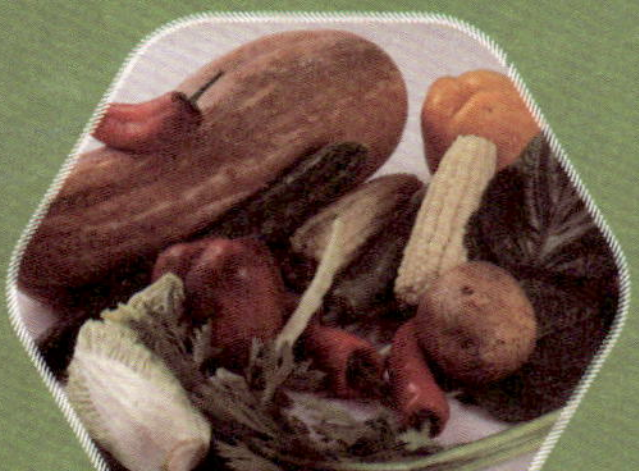

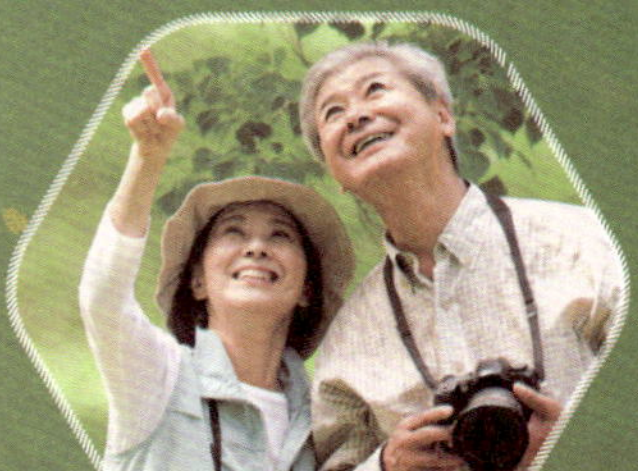

什么是自然疗法

自然疗法的定义

自然疗法起源于18世纪至19世纪的西方替代医学，是指除外科手术、放射疗法，或将化学合成药物输注法以外的医疗方法，应用有益于健康的食物、空气、水、阳光、体操、睡眠、休息等与人类生活有直接关系的物质与方法，以及希望、信仰等精神因素，来保持和恢复健康的一门新兴的医学学科。

自然医学是采用各种自然和无毒的方法去促进健康和治疗疾病上的一个医学系统。它兴起于美国，在世界上多个国家和地区广泛应用。在国外，自然医学已经成为健康代名词，成为民众追求的一种时尚。目前，美、日等40多个国家和地区都接受并实施了“自然医学理念”和“零污染有机生活方式”，其医学理念已深入人心。为促使人类接受自然医学理念以及接受有机生活方式，联合国卫生组织将1997年定为“国际有机年”。

自然疗法的指导原则

自然疗法倡导患者采用健康的生活方式，增强机体的自愈能力，应用自然和无毒的疗法。其指导原则有以下几点：

◎**无害原则：**使用安全、无害和有效的非主流医学的方法，最终达到对身体无伤害的目的。

◎**自然愈合效力：**信赖人体本身的自愈能力，医生的作用只是加快愈合的过程。

◎**寻找病因并予以治疗：**首要问题是弄清原因而不是仅仅解决症状。症状被看成是身体治愈努力的表现，而原因来源于躯体自身、精神状态和心智高低。

◎**整体化治疗原则：**人是一个有机整体，它由躯体、精神、情绪、心智、社会性和其他因素构成。

◎**医生是教师：**医生教给患者对待健康和疾病的态度、知识、方法等，让其自己承担健康的责任。

◎**预防是最好的治疗：**医生是预防的专家，预防的首要任务是进行健康教育。

总之，治疗疾病的自然法则是回归自然，这种生活方式是治疗人类疾病过程的重要的一部分。进而言之，人类本身是有自愈能力的，人类也有使自身恢复整体平衡生活的能力。自然医学的核心内容就是帮助身体提高与生俱来的自愈力，让身体自愈力去修复自己。

各种各样的自然疗法

自然疗法的种类很多，主要包括食物疗法、草药疗法、按摩疗法、刮痧疗法、精神心理疗法、音乐疗法、气功疗法等。

目前，人类已经应用的自然疗法多达300余种，其中既有被现代医学验证、并为现代医学所接纳的医疗技术，也有流行于民间并行之有效的医疗手段。

食物疗法

食物疗法是指应用日常食物，通过饮食的调理来预防和改善疾病的一种方法。它是自然疗法的基础，自然疗法医生在临床实践中首先采用这一疗法治疗患者。采用食物疗法可以有效地辅助治疗关节炎、哮喘、痤疮、动脉粥样硬化、抑郁症、痛风、高血压以及经前紧张综合征等病症。

针灸疗法

针刺疗法是以毫针为工具，在人体经络腧穴施以一定的针刺方法（包括：火针、水针、梅花针、埋针、提针、面针、手针、头针、耳针、麝针、电针等疗法），从而促进机体的“气”在经络中循环、流动。

草药疗法

草药疗法是应用植物作为药物防病治病。现代自然疗法医生在使用植物药治病时，不仅需要依据该植物在传统医学中的传统药性，而且还要掌握它的现代药理学作用及其作用机制，从而使得该疗法更加科学化、现代化。

气功疗法

气功疗法是通过身形、气息、意念的锻炼，以充实脏腑之气，调理气血，达到疗疾祛病和保健康复的一种方法。

⊙ 常练气功可强身健体，对维持健康非常有益。

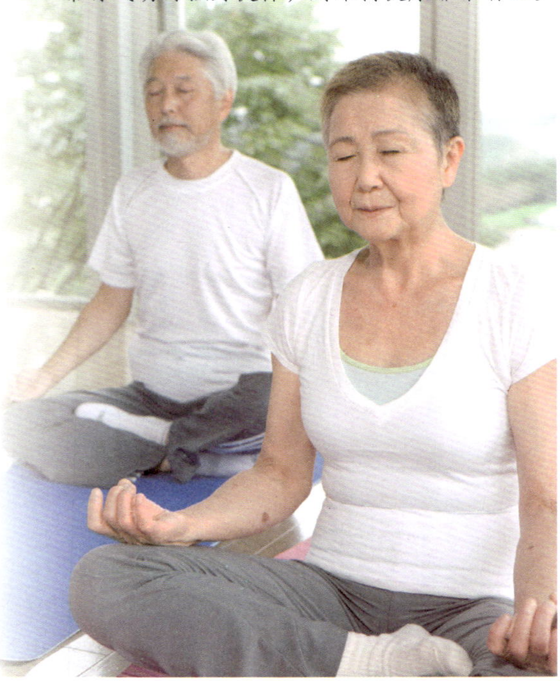

刮痧疗法

刮痧疗法是指应用特制的刮痧板（或代用物）在人体体表或循经络部位反复进行刮、挤等以达到疗疾效果的方法。

拔罐疗法

拔罐疗法是指以特制的罐（或火罐燃烧排空造成负压），使罐吸附于施术部位，造成局部淤血现象的一种疗疾方法。

按摩疗法

按摩疗法是指在人体一定部位运用按、揉、推、擦、滚等和进行特定的肢体活动，用来防病治病的一种方法。

水疗法

水疗法是指应用热水、冷水、蒸汽等水的各种形式来保健或防治疾病，其具体方法包括坐浴、灌洗、温泉浴、桑拿浴、淋浴、旋流温水浴、敷泥、足浴、热敷以及灌肠等。

音乐疗法

音乐疗法是指将医疗保健的知识融于患者的业余爱好之中，使其身心得到调节，从而达到治疗疾病的目的。音乐不仅用来让人们听，还是寻求健康和发展潜力的一个途径。借助音乐可使人在身体健康和个人发展方面获得益处，减轻抑郁和焦虑程度，并能增强创造力。

日常起居疗法

日常起居疗法是指遵循生活起居有序、衣食住行有律、吃喝玩乐有节的生活方式以防治疾病和延年益寿的方法（包括刷牙、梳头、搓面、洗足、沐浴、饮水疗法等）。

心理咨询及生活方式的调整

对患者的心理咨询和生活方式的调整是自然疗法中必不可少的组成部分。自然疗法医师必须具有一定的心理学知识，在问诊中通过观察患者的语言、动作等表现来了解患者的心理状态和其他方面的异常问题，然后采取适当的治疗技术，如催眠、心理暗示、咨询指导、家庭治疗等，进行有的放矢的治疗。

知识补充站

神奇的人体自我保护能力

当一个或多个发病因素出现的时候，人的身体会被迫努力重建适宜的平衡体系，达到自愈的效果。人体被赋予不同的方法和措施来使自己解除这些负担。

◎**发热**：发热其实是人体的免疫细胞和外来的病菌进行抗争的过程。

◎**排汗**：能够通过皮肤带走身体内的毒素，也可使体温稳定在一定范围内。

◎**黏液**：具有净化作用，是除掉体内的有毒物质的秘密武器。

◎**炎症、水肿**：发炎意味着身体的某一部分新陈代谢活动剧烈，血液和淋巴液供应增加，有助于血液本身的防御。水肿或者液体的积聚有助于稀释人体内的废物、毒素或其他异物。

按摩的特点和益处

按摩的特点

> 简单易学

按摩任何人都可以独立运用，多不受时间、地点的限制，安全平和。只要熟记穴位，掌握常用手法、操作要领及步骤进行按摩，就可以给家人或自己解除病痛之苦。

> 经济实惠、省时省力

按摩不需花钱置办任何医疗设备，也不受条件的限制，随时随地都可以进行。既能为被按摩者解除痛苦，也不用耗费钱财、人力及物力去医院治疗，是一种经济实惠的保健法。

> 无副作用

按摩疗法既能缓疾和保健，又无任何不良反应。因为按摩不会像一些西药在治病的同时，不可避免地会带来一些不良反应，同时也不会像中药那样让患者难以下咽。

> 适用范围广泛

家庭按摩可广泛适用于内科、妇科、儿科病症等的辅助治疗。

> 效果显著

实践证明，只要熟练掌握家庭保健按摩的方法，手法得当，操作准确，一定能获得意想不到的效果。

按摩的益处

一般情况下，家庭按摩都能达到疏通经络、调和营卫、流畅气血、平衡阴阳、调节整体的作用，如果有针对性地进行穴位按摩，还可以起到解郁散滞、祛淤生新、通利关节、扶正祛邪、消炎止痛、正骨理筋、促进组织修复、调节内分泌的作用。

> 改善胃肠的功能

足三里是按摩中常用到的穴位，位于足胫骨的这个穴位，是有名的“健脚穴位”，古代徒步的旅人都会在此处施灸。

除了缓解疲劳外，足三里还可以用于防治胃部的不适反应。

现代医学研究证明，刺激足三里能提高胃肠功能。另外，研究人员也已确认，在刺激腹部的穴位时，交感神经会变得活跃，以抑制胃部的活动。

> 增加血流量，调节血压

专家指出，如果对膈腧穴进行恰当的按摩后，在测量耳内侧微血管的血流量时，血管会扩张而促进血液的运动，使血流量增加。另外，刺激腹部的巨阙穴也可以降低血压。

> 可增强人体免疫力

适当地按摩穴位有增加白细胞数量的作用。白细胞是和免疫有关的血液成分，因此增加白细胞就能提高免疫功能，抑制炎症。

> 具有兴奋和镇痛作用

在实施穴位按摩时，脑部会释放出一些类似脑啡肽功能的物质。而在非穴位的部位给予同样刺激时，则不会释放出脑啡肽物质。脑啡肽具有镇痛的作用。研究表明，大脑中度兴奋时大脑便分泌出一种快乐物质——脑啡肽，可在短时间内令人兴奋，并具有镇痛作用。

> 排毒

在临床实践中，医学专家发现推拿按摩可排出体内毒素，是一种可达到预防保健目的较为理想的有效方法。

> 改善亚健康

临床观察证明，按摩对于改善亚健康状态疗效显著。经常接受按摩，能调节神经功能，改善大脑皮质兴奋，解除大脑的紧张和疲劳，改善血液循环，加速体内垃圾的排泄，促进消化吸收和营养代谢，缓解肌肉痉挛，消除肌肉疲劳，从而增强人体抗病能力，促使身体完成从亚健康状态向健康状态的转变。

> 缓解慢性疲劳综合征

做全身保健按摩和足底保健按摩可有效地解除躯体（身）和精神（心）两方面的疲劳，是一种很有效的身体恢复方式。

> 缓解肢体酸痛

按摩可以让血液中的生物活性物质恢复活力，从而提高肢体酸痛者的啡肽量与全血中的5－羟色胺含量，改善疼痛的状况。

另外，推拿还可降低人体血浆中的儿茶酚氨含量，抑制交感神经，减轻身体酸痛感。

> 修复受损的软组织

进行局部按摩，可以促进局部血液循环，促进韧带、关节囊等软组织的新陈代谢，促使其代谢功能旺盛，以改善韧带、关节囊的弹性，解除软组织粘连，促进软组织内水肿的吸收，达到对受损软组织的修复作用。

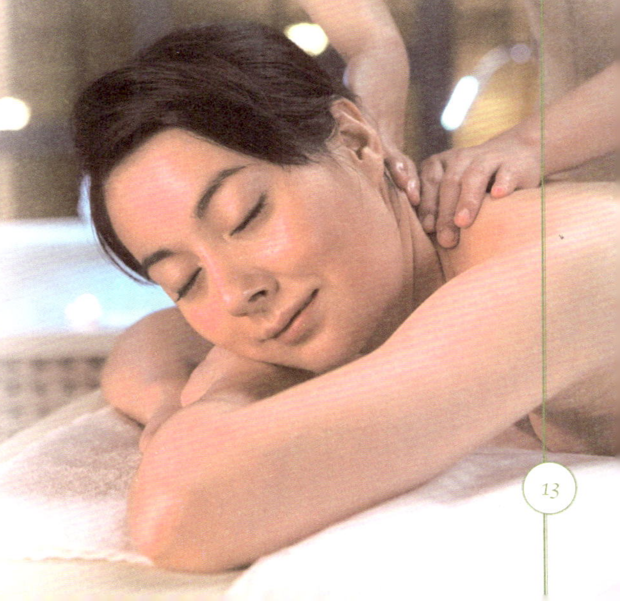

⊙通过按摩可以促进局部血液循环，修复受损软组织。

刮痧的好处

调整阴阳

“阴平阳秘，精神乃治。”中医理论认为人体疾病的产生最根本在于阴阳失调，刮痧有明显改善和调整脏腑功能，能使脏腑阴阳得到平衡的作用。

行气活血

现代医学认为，刮痧可以使局部皮肤充血，毛细血管扩张，促进血流。

加强身体局部的新陈代谢

刮痧出痧的过程是一种外在的生理变化，是血管扩张甚至毛细血管破裂，血流外溢，导致皮肤局部形成淤血、淤斑的现象。淤血后能自行吸收，起到自身溶血的作用，形成一种新的刺激，从而加强局部的新陈代谢。

⊙ 刮痧是一种绿色的自然疗法，许多健康问题都可以通过刮痧得到缓解。

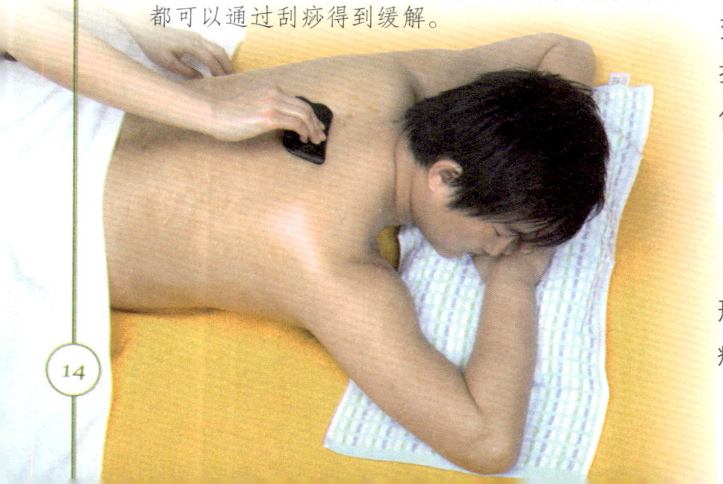

疏通经络

刮痧能通过反复的刮拭对局部肌肉产生刺激作用，使局部经络穴位血液循环加快，温度升高而产生热效反应，从而解除紧张痉挛的肌肉，起到舒筋通络，活血化淤的作用。

促进排毒

刮痧可使局部组织高度充血，刺激血管神经，促进血管扩张、血流及淋巴液的代谢，使其吞噬作用及运送能力加强，加速体内废物和毒素的排除，组织细胞得到滋养，从而使血液得到净化，增强全身抵抗力。

调整病变脏器

刮痧通过各种刺激和能量的传递作用于体表的特定部位，产生一定的生物信息，通过信息传递系统传导到受损伤的甚至已经病变的细胞、脏腑并加以调整，使亢进者受到抑制而恢复正常，从而起到调整病变脏器的作用。这是刮痧治病和保健的依据之一。

激活免疫细胞，增强免疫力

痧消退的过程不是指体内毒素以原有的形态被机体再吸收，而是激活了那些具有免疫功能的细胞。

拔罐的神奇功效

开泄腠理，扶正祛邪

当人体受到风、寒、暑、湿、燥、火等外邪的侵袭或者由于情志、饮食不节等因素，会引起脏腑的功能失调，产生各种病理产物，而这些病理产物又是致病因素，停留在机体内，阻滞气血、影响到脏腑的功能，最终导致各种病症。拔罐可以通过其吸拔作用，将毛孔打开并使皮肤充血，对皮肤形成产生良性刺激，使体内的病理产物从毛孔排出体外。这就是中医所说的“风寒邪气随气水出”。

平衡阴阳，调和脏腑

中医理论认为，正常的人体处于阴阳消长平衡的状态，正如《黄帝内经》所说“阴平阳秘，精神乃治”，“阴阳失衡，百病丛生”，即由于邪气对人体的侵袭，这种平衡状态被打破，则会出现阴阳偏盛偏衰的一些表现。“阴胜则阳病，阳胜则阴病；阳胜则热，阴胜则寒。”拔罐疗法能通过对经络、穴位局部的吸附作用使体表的穴位产生充血、淤血等变化，并通过经络与内在的脏腑相联系，从而达到治疗各种脏腑疾病的目的。

现代医学认为，拔罐可以刺激神经系统末梢感受器和血管感受器，将反射传导到大脑的神经中枢，调节大脑皮质的兴奋和抑制功能，从而加强大脑皮质对身体各部分的调节，有助于促进机体康复。

疏通经络，调整气血

中医理论认为，经络有“行气血，营阴阳，濡筋骨，利关节”的生理功能，如果经络不通则会出现经脉气血的淤滞，导致经络所循行到达的部位，皮、肉、筋、脉以及关节等部位的失养，出现萎缩、不利的情况。拔罐疗法则从其穴前导之，或对应之穴启之，使闭阻之穴感受到刺激，循经传导，则其所阻滞之气血亦缓缓通过其穴，而复其流行。

—— 知识补充站 ——

不同的拔罐法作用不同

拔罐疗法的作用除了共同的特点以外，不同的拔罐法各有其特殊的作用。如药罐，在罐内负压和温热刺激的作用下，机体皮肤毛孔打开，血液循环加快，可以促进更多药物的吸收。用药不同，药效各异。如对于皮肤病，其药罐法的局部治疗作用就更为明显；走罐具有和按摩、刮痧相似的效果，可以改善皮肤的呼吸和营养，增加肌肉的血流量，促进关节、肌腱周围的血液循环，增进胃肠等脏器的分泌功能，全方位调节机体的功能；刺络拔罐法则以逐淤化滞、解闭通结为主。

第 2 章

按摩、刮痧、拔罐疗法的常用经穴

ANMO GUASHA BAGUAN LIAOFA DE CHANGYONG JINGXUE

按摩、刮痧和拔罐疗法需要根据疾病发生的部位来选择不同的经穴，经穴运用的正确与否直接关系到疗效。在按摩、刮痧和拔罐的过程中，选对了经穴会作用于相应的部位，使脏腑机能得到调整，体质增强，身体不适逐步改善，也让患者感到舒适。本章介绍了按摩、刮痧和拔罐最常用的人体部分经穴位置、走向及主治病症，便于读者操作和自疗。

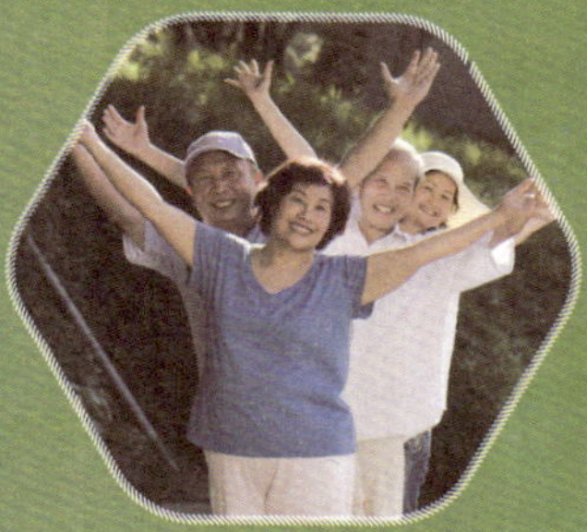

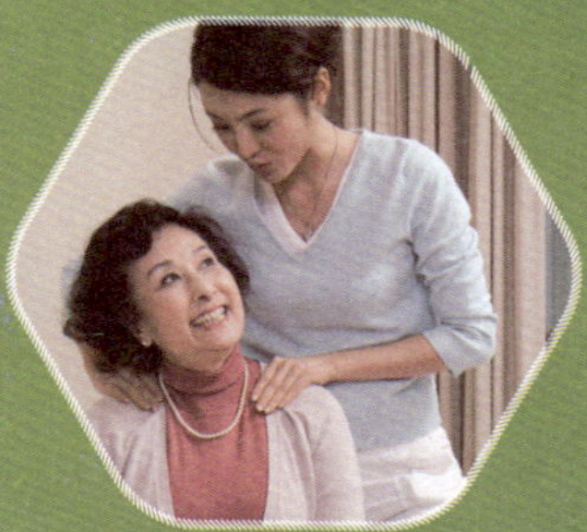

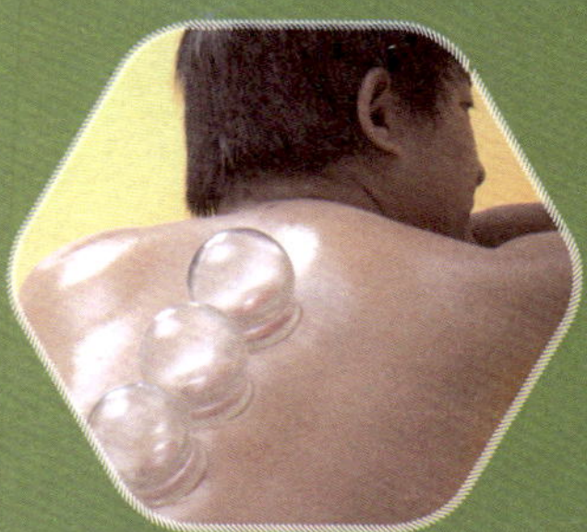

通过武侠小说认识经络和穴位

我们耳熟能详的武侠文学大师金庸、古龙笔下的郭靖、黄蓉、杨过等武侠人物，他们都身轻如燕、武功过人，更有着令人费解的神奇点穴功夫。现实生活中，很多年轻人受此影响，也对点穴法蠢蠢欲动、跃跃欲试，甚至有人双指并拢、试图点穴定人。那么，穴位到底对人体有着怎样的作用呢？点穴真的可以实现吗？

人的身体上遍布着经络和穴位，经络包括十二正经、十二经别、奇经八脉等，每条经络上又分布着数量不等的穴位（也称腧穴）。可千万别小看这些腧穴，如果能够认识并了解这些常用穴位，并经常对其进行按按、揉揉、捏捏、刮刮，不但可以强身健体，还能够防病、祛病。所以，武侠小说中所说的点穴并不是无稽之谈，但它又是和中医所说的点穴有所不同的。武侠小说中的点穴是文学作品中相对夸张的虚构动作，如果点穴后，能够让人静止不动、不语不走或者命丧黄泉，那实际需要有着无比惊人的指力，这种点穴法实际上是不存在的。中医所说的点穴如按摩中的一指禅、指揉法、点按法等，这些内容会在后面的章节中具体介绍给大家。

人体的穴位大体可分为三类，如下表所示。其中，有36个是致命穴，俗称“死穴”。

—— 知识补充站 ——

人体36个致命“死穴”

印堂、头额前穴、太阳、枕骨、厥阴、华盖、建里、巨阙、气海、关元、水分、中极、左膺窗、右膺窗、左乳根、右乳根、左期门、右期门、左幽门、右幽门、左商曲、右商曲、左章门、右章门、左腹结、右腹结、左肾俞、右肾俞、命门、左志室、气海俞、鸖口、海底、涌泉、右志室、藏血。

穴位种类	穴位数量	穴位举例
单穴	52个	百会、承浆、大椎、神阙、气海、会阴等位于人体正中线。
双穴	309对	血海、睛明、四白、肝俞、内关、足三里等身体左右各1个。
经外奇穴	50个	适用范围比较单纯，对某些病症有特殊疗效，如四缝治小儿疳积、定喘治哮喘等。

穴位的概念和命名

穴位的概念

中医穴位也称为“腧穴”，是人体脏腑经络之气输注于体表的特殊部位。人体穴位是疾病的反应点，也是按摩治病的关键部位。

穴位分别归属于不同的经络，经络又归属于不同的脏腑，所以按摩穴位就可以辅助治疗相应脏腑的疾病。

因此，穴位按摩是根据患者不同的临床症状，配合多种穴位，分别采用不同的按摩方法，对穴位加以刺激，从而达到治愈疾病的目的。

穴位的分类

人体的穴位分为十四经穴、奇穴、阿是穴三大类。

◎**十四经穴：**是指归属于十二正经和任督二脉循行线上的穴位，有固定的名称、固定的位置和归经，具有主治本经病症的共同作用，是穴位的主要部分。国际上承认的人体经穴有361个。

◎**奇穴：**也称“经外奇穴”，是指十四经穴之外具有固定名称、位置和主治作用的穴位，与经络也有密切联系。

◎**阿是穴：**又称“压痛点”，这类腧穴既无固定名称，也无固定位置，更没有固定的主治病症，只是以疼痛部位或与病痛有关的压痛点、敏感点作为穴位。“阿是”的由来源于当医生按压这个穴位时，患者发出“啊”声而产生。

穴位的命名

穴位名称的由来比较宽泛，主要以天体、人体、地体、宫体和卦体的结构布局为参照。具体来看：

◎根据穴位所在的人体部位命名，如心俞、肺俞、脾俞、乳根、大椎、曲骨等。

◎根据动、植物的名称命名，可以更好地说明穴位所在部位的特点，如鸠尾、鹤顶、犊鼻等。

◎根据建筑物、街、道、市等通路、处所来形容某些穴位的形态或者作用特点命名，例如天井、印堂、地仓、气街、风市、水道等。

◎根据天文学的日、月、星、辰以及地理名称山、川、沟、泽等，同时结合穴位所在部位的形态和气血流行的情况而命名，如太白、天枢、上星、合谷、阳溪、涌泉、曲泽、小海等。

◎根据气血、脏腑、阴阳等生理功能以及经脉交会等命名，如三阴交、阳陵泉、气海、血海等。

经穴养生的基础

据卫生部统计，全国因为各种慢性疾病造成死亡的人数，平均每天高达15000多人。在疾病生成的各种因素中，60%的原因是自己造成的。因为这些患病的人大都没有健康观念，不懂得养生方法。因此，如何养生、如何树立正确的健康观念就显得尤为重要。

宏观来说，中华养生文明源远流长，有着五千多年的历史，从《黄帝内经》开始就提出了饮食节制、七情调和、起居有常等养生方法，后世医家又进一步扩充，提出了二十四节气养生、四季养生、房事养生、经络养生等。

经络养生就是在中医经络理论的指导下，通过针刺、灸法、推拿按摩、气功、导引等方法，调理人体的经络系统，使气血通畅，脏腑功能协调，机体处于阴阳平衡状态，从而达到防病治病、强身益寿的目的。

经络养生的基础包括中医理论和西医理论两方面的基础。中医认为，养生的重要原则就是天人相应，而天人相应是靠经络实现的。自然界的许多变化总是先影响经络，进而才影响机体。经络依靠体内的精气维持机体与自然界无形之气之间的某种平衡，这种平衡由体表经络上的穴位来决定。如足底涌泉穴，当人体劳累虚弱时，按压这个穴位就会感觉疼痛。

西医利用现代的科技手段一直想要找到经络的实质，但是迄今为止仍然没有取得突破性的进展。目前只是出现了四大主流学派及各自的学术主张：神经生理学派——神经传导学说；生理生化学派——体液循环学说；生物物理学派——生物场学说；整体间隙学派——结缔组织结构学说。但无论是哪个学派，都一致认为经络养生是科学的。因为在多方研究总结后，发现穴位经多种方法刺激后，不但能够促进血流通畅，而且可以促进人体分泌“脑内吗啡”，同时还可以提高机体的免疫功能，从而起到养生保健的作用。

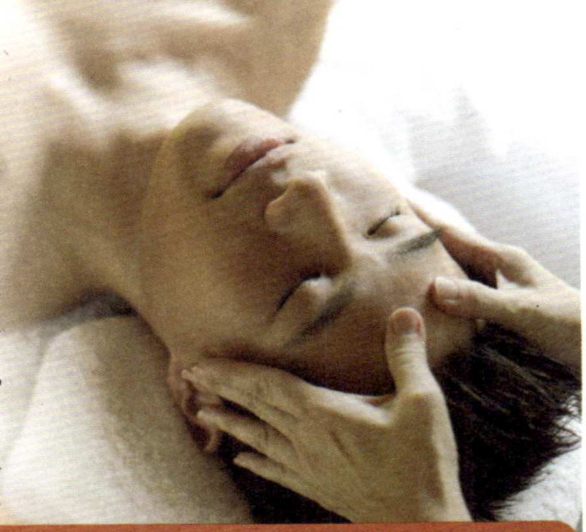

⊙科学地运用经络养生，不但能获得健康长寿的身体，还能使人精神百倍地生活、学习和工作。

—— 知识补充站 ——

人体的正常体征

肤色润泽，口唇红润，精力充沛，饮食睡眠良好，大、小便正常，舌淡红，脉和缓，患病较少，抵抗力较强，耐寒热，不需进补食疗。

经络及穴位的祛病养生作用

经络的祛病养生作用

联络沟通、传导功能

体表感受病邪和各种刺激，可传导至脏腑；脏腑的生理功能失常，亦可反映于体表，这些都是经络联络沟通作用的具体表现。

运行气血、营养全身

气血是人体生命活动的物质基础，全身各组织器官只有得到气血的温养和濡润才能完成正常的生理功能。经络是人体气血运行的通道，能使脏腑组织得以补充营养，筋骨得以濡润，关节得以通利。

抗御病邪、保卫机体

营气行于脉中，卫气行于脉外。经络“行气血”而使营卫之气密布周身，在内和调于五脏，洒陈于六腑；在外抗御病邪，防止内侵。卫气充实于络脉，络脉散布于全身而密布于皮表，当外邪侵犯机体时，卫气首当其冲发挥其抗御外邪、保卫机体的屏障作用。

穴位的祛病养生作用

辅助治疗近部疾病

按摩穴位能够辅助治疗穴位所在部位的疾病。例如，睛明穴可以辅助治疗眼睛疾病。

辅助治疗远部疾病

按摩穴位能够辅助治疗本经经脉所行走的远部部位的疾病，尤其是十二经脉在四肢的肘、膝关节以下的穴位。例如，百会穴不仅能辅助治疗头部疾病，还能辅助治疗子宫脱垂、痔疮、脱肛、痢疾等；合谷穴不仅能辅助治疗手部疾病，还能辅助治疗头部、颈部的疾病；迎香穴不仅能辅助治疗鼻塞、急性鼻窦炎、慢性鼻窦炎等鼻部疾病，还能辅助治疗胆道蛔虫病。

特殊祛病养生作用

按摩某些穴位辅助治疗疾病，对机体的不同状态具有双向调节作用，如按压气海、滑肉门、天枢、腹结等穴，既能辅助治疗腹泻，又能辅助治疗便秘。

另外，有些穴位是辅助治疗某种疾病的特效穴位，如曲池穴是辅助治疗皮肤病的重要穴位，人迎穴有显著的降压效果，尤其在降低收缩压方面效果更显著。

整体调治作用

针灸或按摩某些穴位，可对某方面病症起到整体性的调治作用，进而调治全身疾病。例如，心动过速者，针灸、按摩内关可减慢心率；针灸、按摩足三里、关元、膏肓俞可增强人体免疫力。

有“脾气”的经络——经穴自然疗法要选对时间

人体内的十二正经是有“脾气”的，并不是时时刻刻都在运行。如果同时发挥作用，每条经脉都会疲劳无力的，所以在每天的生活中，十二经脉都是按照一定的规律、一定的时间开始工作，即所谓的“开穴”。

中医认为，经气想要运行全身一周，需要经过12个时辰，也就是24个小时。我们将经气运行分为十二时段，每一时段即为一条经络的开穴运行时间。

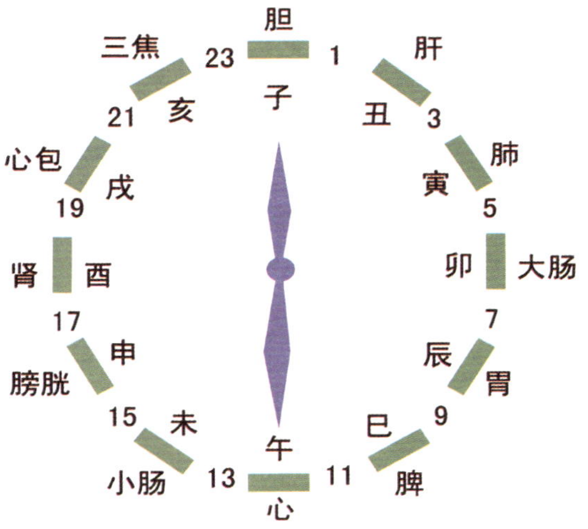

⊙ 子午流注与时辰脏腑对应图。

子时胆经值班，按时入睡

子时（23点～1点）气血进入胆经，胆经经气最旺，胆汁推陈出新。胆的生理功能是分泌胆汁帮助食物的消化代谢，如果不注意按时睡眠，会影响气血回流胆经，容易出现头晕目眩、耳鸣、皮肤粗糙、胸胁疼痛、失眠多梦、易惊、忧愁、神经症等。所以成年人最好养成每天子时前就寝的习惯。若这时候不睡觉，就会比一般人容易衰老，子时的睡眠质量对第二天的精神状态至关重要。理论上说，在胆经最旺的子时按摩胆经是最好的进补，但我们强调子时前一定要睡觉，因为同名经同气相求，我们可以退而求其次，在手少阳三焦经之经气旺时的21点～23点，进行敲打或揉搓手足外侧的少阳经。

丑时肝经值班，静卧深睡

丑时（1点～3点）是足厥阴肝经气血最旺的时刻。我们从经络循行上知道，肝经属肝络胆。肝藏血，即肝脏能贮藏、分配和调节全身的血液及疏导全身功能活动，使气血调和。另外，肝经“从目系下颊里”，肝开窍于目，肝经气血和眼睛关系密切。肝经循行还“布胁肋”。如果肝经气血出问题，就会出现两胁肋胀痛、胸闷、胃口不佳、腹胀腹痛、黑斑、眼袋、黑眼圈等。所以说，丑时静卧是养肝血最好的办法。如果想要养肝补肝以祛其疾，可改在同名经手厥阴心包经旺时按摩，也就是19点～21点。

寅时肺经值班，熟睡或静坐

寅时（3点～5点）肺经经气最旺。“肺朝百脉”，这时气血由阴转阳，肺经将肝贮藏的新鲜血液输送至百脉，迎接新的一天到来。从这个时间段开始，人体的气血根据需要开始重新分配。这个时间段人从静变动，是转化的过程，这就需要有一个深度的睡眠。如果醒来后觉得睡不着，可以穿好衣服练习面朝南盘腿静坐，因为寅时肺经值班，正是练气的最好时机。

卯时大肠经值班，排便迎新

卯时（5点～7点）气血流注于大肠经，大肠经经气最旺，有利于排泄。排不出的大便会变成宿便将毒素停留体内。大肠运送排泄废物，如果饮食失调、误食不净食物或其他脏腑失调，都会引起大肠疾病。大肠经如果有问题，就容易出现口干舌燥、腹胀腹痛或肠胃炎、盲肠炎、便秘等症状。因此，最好养成每天早起后排大便的习惯，避免宿便产生。可适当喝杯温水，以促进排便。心肌梗死患者注意在排便时不要太用力。

辰时胃经值班，及时吃早餐

辰时（7点～9点）气血流注胃经，胃经经气最旺。胃主受纳，腐熟水谷，以助消化。7点～9点是吃早餐的时间，此时是大自然阳气最足的时候，也是人体阳气气机最旺盛的时候，进食的早餐最易被消化、吸收、代谢、利用，提供一天所需热量。不吃早餐则容易引起多种肠胃疾病，如腹部胀满疼痛、呕吐反胃、口臭、消化不良等。如果有了胃病，辰时用药能收到比其他时间就诊更好的效果。如果是肠胃受到伤害较轻的慢性病，可以自己在此时揉搓或敲打两腿或推摩胸腹。

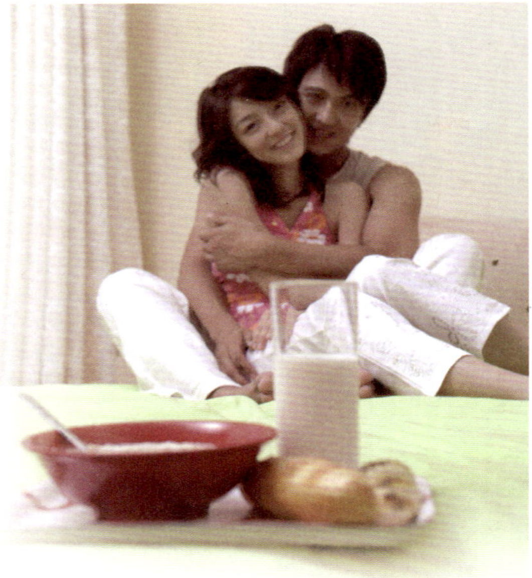

⊙ 一份营养丰富的早餐是一天高效工作的重要保障。

巳时脾经值班，忙里偷闲按摩一下

巳时（9点～11点）气血流注于脾经，脾经经气最旺，有利于吸收营养、生血。吃过早餐后，9点～11点需要依靠脾胃的运化。如果脾的功能好，消化吸收好，则血气充足，白天工作干劲十足。如果脾脏虚弱就易出现胃口不佳、四肢倦怠、头晕、面色萎黄、腹胀、易打嗝等症状。上午是大多数人工作的时间，但繁忙的工作之余，不要忘了利用这一养脾最佳时段调理脾经气血。可以采用坐位单腿搭成“4”字形式，用对侧手逐个按揉或敲打脾经上的隐白、大都、太白、公孙、三阴交穴。

午时心经值班，靠按摩、午睡来蓄精

午时（11点～13点）心经气血充盈，心经经气最旺，心主血脉有利于周身血液循环，心火生胃土有利于消化。同时心主血脉和神志，应该调养休息。如果血脉运行有障碍，会引起急躁、失眠、口舌糜烂等问题。要想很好地调养心血，疏通血脉，我们可以在吃过午饭之后，用一手擦摩另一手臂内侧，至有热感为止。按摩手臂之后，小憩一下，“心主神明，开窍于舌，其华在面”，心气推动血液运行，安神养精气。

在午时能睡片刻，对于养心大有好处，可使下午到晚上都精力充沛。高血压患者需要注意，在午时不能喝酒，也不能生气，更不能做重体力活，否则很容易患脑卒中以及出血性疾病，诸如眼底出血、脑出血、鼻出血等。所以午时之前或午时，高血压患者必须服用降压药。

未时小肠经值班，吃份高营养的午餐

未时（13点～15点）气血流至小肠经，小肠经经气最旺。小肠是负责吸收的，小肠经所当令的未时是吸收营养的最佳时刻。所以午餐最好在此时进行，这时人的气血最旺、身体处于最亢奋状态。人们常说的“早餐吃饱、午餐吃好”，午餐一定要吃好，饮食的营养价值要高、要丰富。如果小肠虚弱，就会出现心烦口渴、腹部胀痛、拉肚子、营养紊乱、体重减轻、食欲不振、肠炎等症状。另外，手太阳小肠经的穴位都能治疗颈肩部的病症，患有肩周炎或颈椎病的人最好在此时做治疗，能起到事半功倍的效果。

申时膀胱经值班，学习、工作的高效时间段

申时（15点～17点）气血流注膀胱，膀胱经经气最旺，膀胱经循行“从巅顶入络脑”。此时大脑气血充盛，人的记忆力和判断力都很强，正是学习、记忆的好时机。上午我们学到知识，此时来复习，会收到很好的效果。所以，千万不要把下午3点～5点这段时间浪费掉了。在日常生活、学习中，我们都可以利用身体的这个规律，此时尽量不要因白天贪玩而熬夜学习和工作，那样做效率肯定低下，而且会损害身体。另外，申时人的体温较热，阴虚的人最为突出，此时适当的活动有助于体内津液循环，喝滋阴泄火的茶水对阴虚的人最有效。

酉时肾经值班，以休息、补充能量为主

酉时（17点～19点）肾经经气最旺。“肾藏生殖之精和五脏六腑之精。肾为先天之根。”人体经过申时泄火排毒，肾在酉时进入贮藏精华的阶段。此时不适宜做太强烈的运动，也不适宜大量喝水，以免增加肾脏的负担。此时一天的工作已经完毕，是应当适当休息的时候了。如果肾虚则会出现四肢

冰冷、精神委靡、腰膝酸软、头晕耳鸣、失眠健忘、更年期等症状。肾经分布在我们腿部后面的内侧，酉时要做一些对肾脏有帮助的运动，如下班时骑自行车、散步回家以及上楼蹬楼梯等都可锻炼这条经络。黑颜色食品能入肾强肾，晚餐可选择食用黑米、黑豆、黑芝麻、黑木耳、黑枣、紫菜等食物。很多干果和坚果都具有补肾养肾的功效，如核桃、栗子、松子、榛子等，下班后休息时这些食品是都不错的选择。

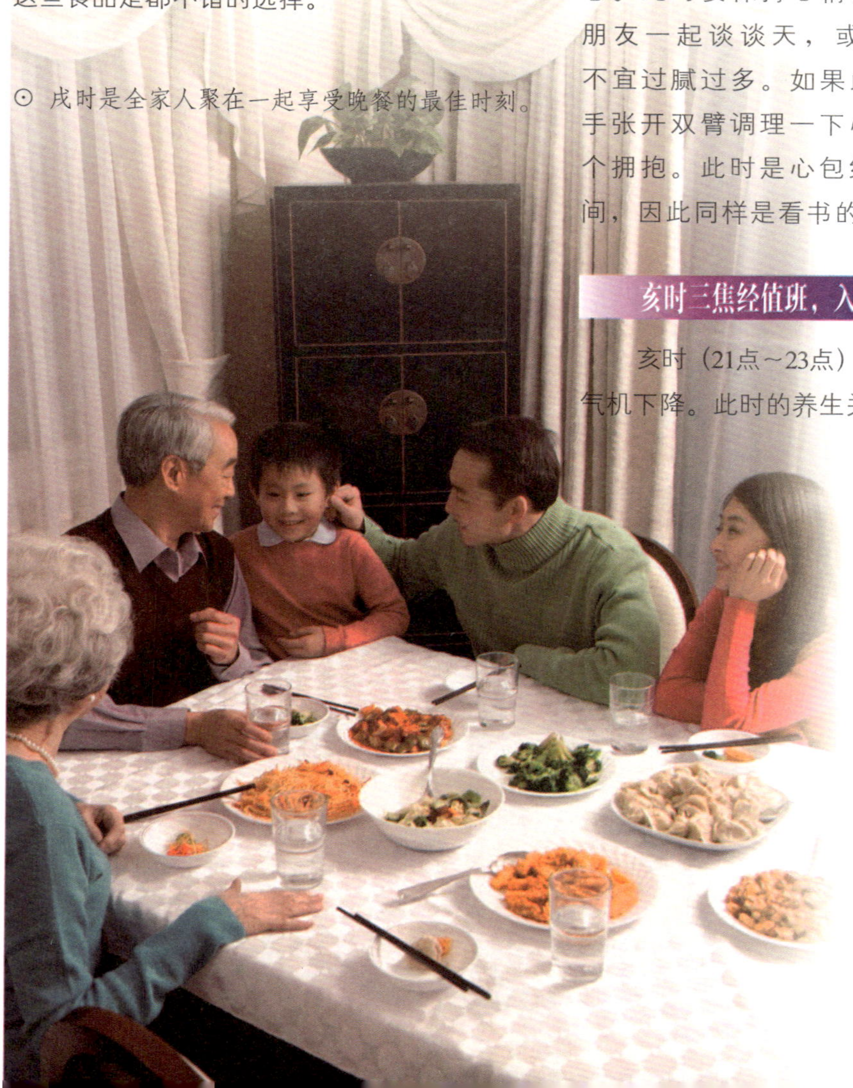

⊙ 戌时是全家人聚在一起享受晚餐的最佳时刻。

戌时心包经值班，与家人共进晚餐

戌时（19点～21点）心包经气血充沛。心包经经气最旺，再一次增强心的力量，心火生胃土有利于消化，因此为晚餐时间。《素问·灵兰秘典论·第八》中有言："膻中者，臣使之官，喜乐出焉。"膻中即心包络，心包是心的保护组织，可清除心脏周围外邪，使心脏处于完好状态。此时要保持心情愉快，可以与家人或朋友一起谈谈天，或共进晚餐，但晚餐不宜过腻过多。如果此时在家里，可拍拍手张开双臂调理一下心包经，并给家人一个拥抱。此时是心包经与脑神经活跃的时间，因此同样是看书的最佳时间。

亥时三焦经值班，入睡、行房事的时期

亥时（21点～23点）阴气更重，阳气更弱，气机下降。此时的养生关键为：对于有心肾疾病、低血压、低血糖、阳气虚者，应在此时及时服药，以防夜半病发。此时是入睡的最佳时期，能在静卧安睡中静养子时初生的阳气。睡前要少喝水，尤其是容易水肿的人更是如此。另外，亥时是人体进入到男女阴阳和合的时期，适于房事，孕育新生命。

简单取穴法快速找到按摩位置

依据体表标志取穴

有些穴位是以人身体上的部位而定，可直接寻找到人体体表标志而取穴位。例如印堂穴在两眉中间；鱼腰在头额部，眼睛正上方，眉毛中线处；膻中在两乳中间；大包在侧胸部，腋正中线上，第六肋间隙处；神阙在腹中部脐中央；大椎在俯首时第七颈椎棘突下。

依据人体骨节定位取穴

利用人体的骨节作为标志测量全身各个部分的大小、长短，并依其尺寸折合成比例作为定穴的标准，亦称为“骨度分寸”法。

依据手指尺寸定位取穴

以被按摩者本人的手指作为标准度量取穴，称为“同身寸”，分为拇指同身寸、中指同身寸、目横寸和横指同身寸。其中，横指同身寸又分为三指横寸和四指横寸。

◎**拇指同身寸：**被按摩者本人的拇指中节的宽度为1寸，适用于四肢部取穴（图①）。

◎**中指同身寸：**被按摩者本人的中指中节两侧横纹头的距离为1寸（图②）。

◎**目横寸：**被按摩者本人的目内眦角至目外眦角的距离为1寸。

◎**三指横寸：**被按摩者本人的食指、中指、无名指并起来，其中间宽度为2寸（图③）。

◎**四指横寸：**被按摩者本人的食指、中指、无名指、小指合并起来，其中间宽度为3寸（图④）。

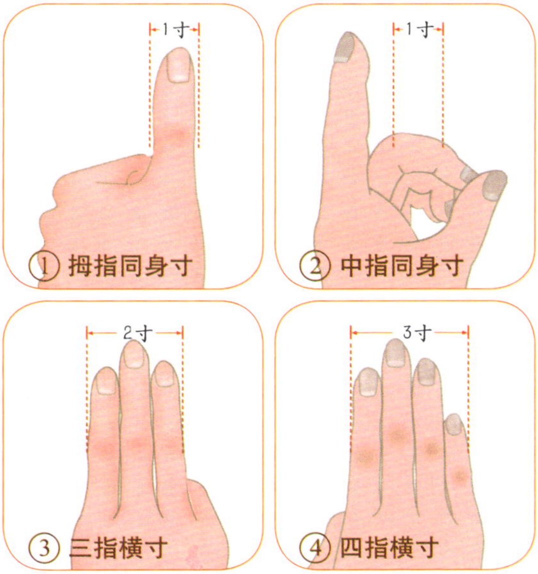

知识补充站

取穴的注意事项

◎取穴后按压，如果被按摩者感觉局部酸、麻、胀、痛，并且疼痛得到缓解或疲劳得以消除，就证明找到了正确的穴位。

◎除了人体正中央的穴位外，其他穴位都是左右都各一个，但由于每个人的体形、体格并不是完全一样，所以左右穴位并不完全对称。

【手太阴肺经】

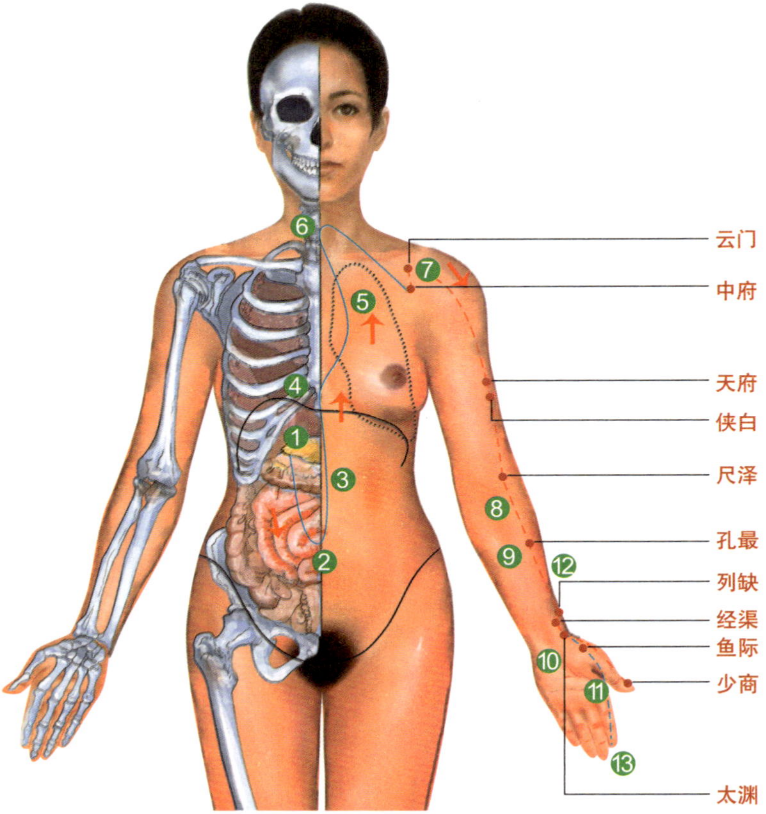

经脉循行

手太阴肺经起始于中焦胃部（图①），向下联络于大肠（图②），回绕过来沿着胃上口（图③），穿过膈肌（图④），进入肺脏（图⑤）。从肺系上行至气管（图⑥）、喉咙部横行出于腋下（中府、云门），沿上臂内侧下行（图⑦），行于手少阴心经、手厥阴心包经的前面（天府、侠白），向下经过肘窝中（尺泽）（图⑧），沿前臂内侧前缘（孔最）（图⑨），进入寸口——桡动脉搏动处（经渠、太渊），沿大鱼际边缘（鱼际）（图⑩），出于拇指的桡侧端（少商）（图⑪）。

手腕后方的支脉：从列缺处分出（图⑫），沿着臂侧走向食指的桡侧端，与手阳明大肠经相接（图⑬）。

主治病症

本经上可疏解肝经之郁结，中可运化脘腹之湿浊，下可补肾中之亏虚。因此本经腧穴多用于缓解咳、喘、咳血、咽喉疼痛等肺系疾病及本经脉循行路线上的其他病症，如咳嗽、喘息气粗、心烦、胸闷、手臂的内侧前缘酸痛厥冷或是掌心发热等病症。

【手厥阴心包经】

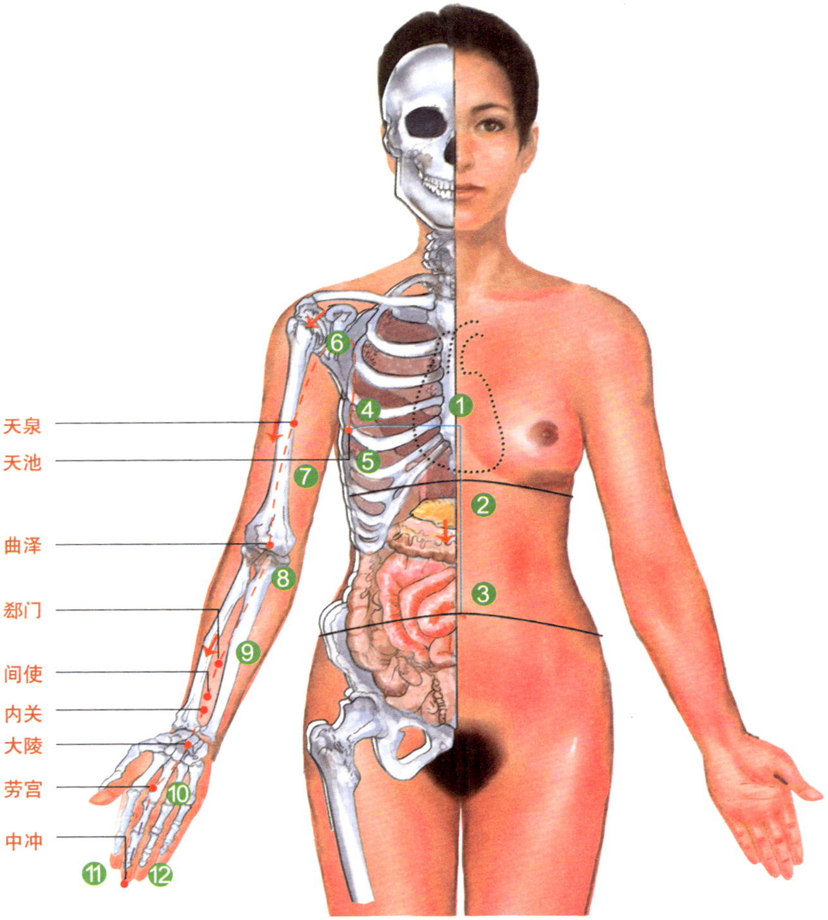

经脉循行

手厥阴心包经起始于胸中，出于心包络（图①），向下通过膈肌（图②），从胸部向下到达腹部，依次联络上、中、下三焦（图③）。

胸部支脉：经过胸中（图④），出于胁肋部，至腋下（天池）（图⑤），向上行至腋窝中（图⑥），沿上臂内侧中央下行，行于手太阴和手少阴经之间（图⑦），经过肘窝（图⑧），向下行于前臂中间（图⑨），进入手掌中（图⑩），沿中指，出于中指尖端（中冲）（图⑪）。

掌中支脉：从劳宫穴分出，沿无名指到指端（关冲），与手少阳三焦经相接（图⑫）。

主治病症

心包经的病候与心血功能的不平衡有关。心藏神，即管理精神活动，故心包经的问题与癫狂等病症有关。故本经腧穴多用于缓解心、胸、胃、神志病及经脉循行部位的其他病症，如心痛、胸闷、心烦、癫狂、精神分裂症、腋窝淋巴结肿大、肘臂挛痛、掌心发热等症。

【手少阴心经】

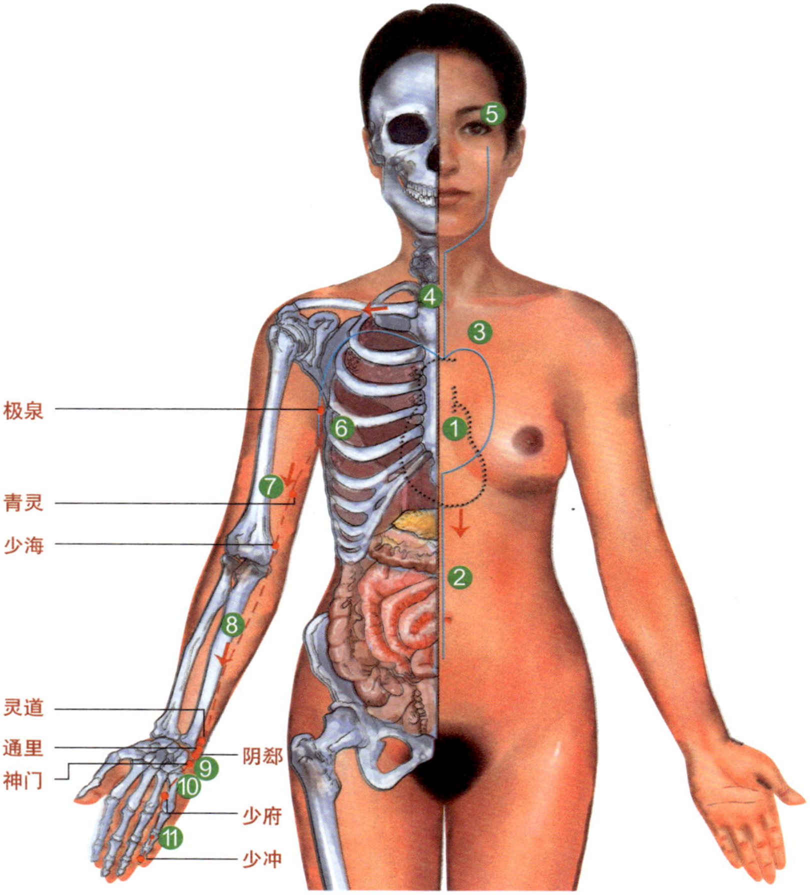

经脉循行

起于心中，出属于“心系”（心与其他脏器相连系的脉络）（图①），向下通过横膈至任脉的下脘穴附近，联络小肠（图②）。

“心系”向上的支脉：起于心中（图③），挟着食道上行（图④），联结于目系（指眼球与脑相联系的脉络）（图⑤）。

“心系”直行的支脉：向上行于肺部，再向下出于腋窝（极泉）（图⑥），沿上臂内侧后缘、肱二头肌内侧沟（图⑦），至肘窝内侧，沿前臂内侧后缘（图⑧），到达掌后豌豆骨部（图⑨），进入手掌（图⑩），沿着小指桡侧，出于末端（少冲），与手太阳小肠经相接（图⑪）。

主治病症

本经主要用于解决情志方面的问题，如思虑、睡眠、心智、感情纠葛等，是调解心理、安定神智的经络。因此，本经腧穴多用于缓解心、胸、神经系统、循环系统病症以及经脉循行所经过部位的病症。如心痛、心悸、失眠、咽干、口渴及上肢内侧后缘疼痛等。

【手阳明大肠经】

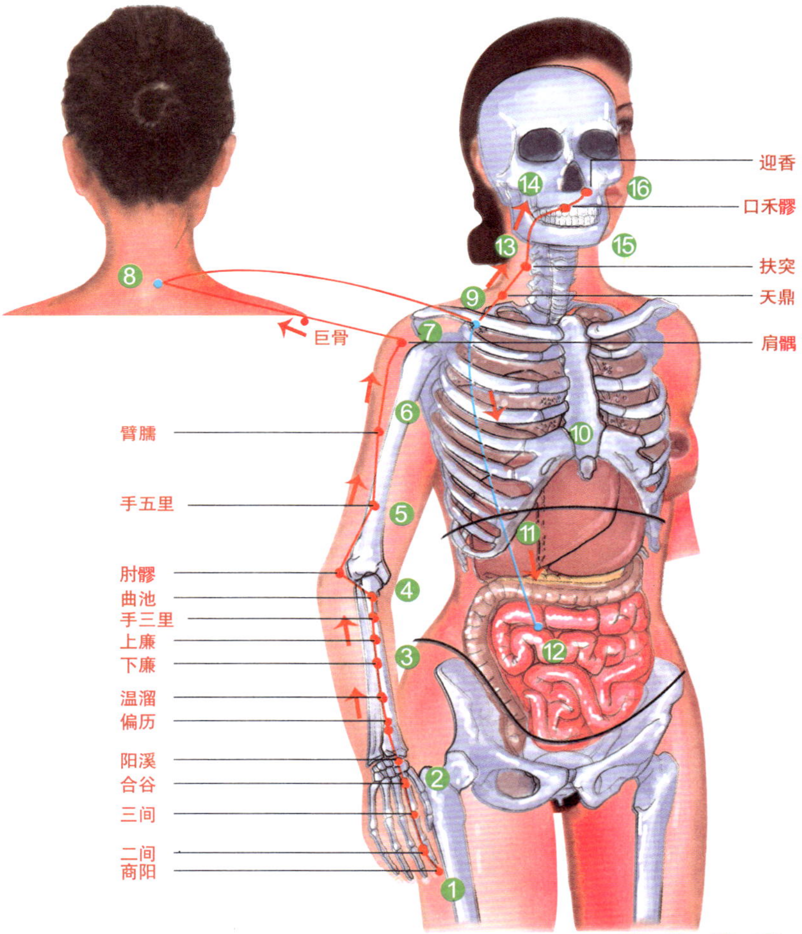

经脉循行

从食指末端起于食指桡侧尖端（商阳）（图①），沿食指桡侧缘向上，通过第1、2掌骨之间（合谷）（图②），进入两筋（拇长伸肌腱和拇短伸肌腱）之间（阳溪），沿前臂桡侧（图③），进入肘部外侧（曲池、肘髎）（图④），再沿上臂外侧前缘（图⑤）（手五里、臂臑），上走肩端（图⑥），沿肩峰前缘（图⑦），向上交会颈部（大椎）（图⑧），再向下入缺盆（锁骨上窝部）（图⑨），联络肺脏（图⑩），下行通过横膈（图⑪），属于大肠（图⑫）。

缺盆部支脉：从锁骨上窝上行颈旁（天鼎、扶突）（图⑬），通过面颊，进入下齿龈（图⑭），回绕至上唇，交叉于人中（水沟）——左脉向右，右脉向左（图⑮），分布在鼻孔两侧（迎香），与足阳明胃经相接（图⑯）。

主治病症

本经的主要功效有三：一为有效防止皮肤病；二为帮助人体增强阳气或者去掉多余火气；三是有很强的通便效果。因此，本经腧穴缓解眼、耳、口、牙、鼻、咽喉等器官病症，胃肠等腹部疾病、热病和本经脉循行所经过部位的病症。如腹痛、肠鸣、泄泻、便秘、头痛、牙痛、咽喉肿痛、各种鼻病、上肢屈侧外缘肿痛或寒冷麻木等。

【手少阳三焦经】

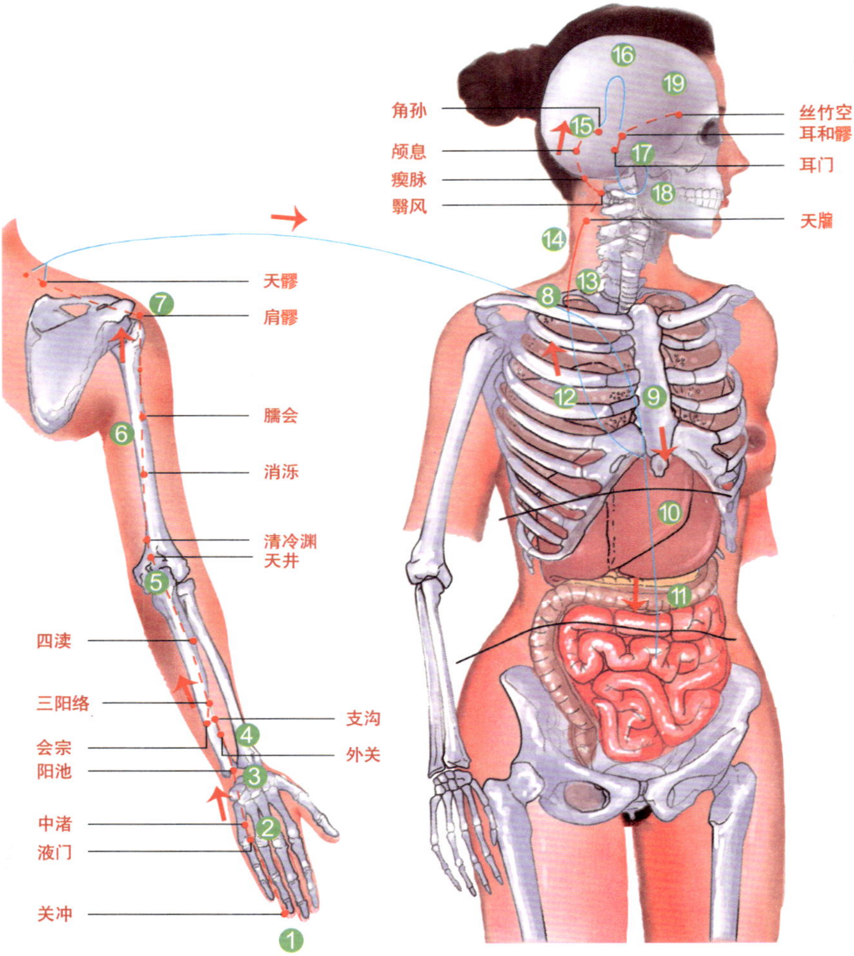

经脉循行

手少阳三焦经起于第4指末端（图①），向上行于小指与无名指之间（图②），沿着手背（图③），出于前臂外侧两骨（尺骨、桡骨）之间（图④），向上通过肘尖（图⑤），沿上臂外侧（图⑥），向上通过肩部，交出于足少阳胆经的后面（图⑦），向前进入缺盆（图⑧），分布于胸中，联络心包（图⑨），向下通过横膈（图⑩），从胸至腹，属于上、中、下三焦（图⑪）。

胸中的支脉：从膻中上行（图⑫），出于锁骨上窝（图⑬），向上行于后项部（图⑭），联系耳后（图⑮），直上出于耳上方，到额角（图⑯），再曲而下经面颊，达目眶下（图⑰）。

耳后的支脉：从耳后入耳中，出走耳前，经过上关前，与前脉交叉于面颊部（图⑱），到达外眼角，与足少阳胆经相接（图⑲）。

主治病症

本经主内分泌失调、主情志、主气郁。因此，本经腧穴多用于缓解热病、头面五官病症和本经经脉循行所过部位的病症，如头痛、耳聋、耳鸣、目赤肿痛、颊肿、水肿、小便不利、遗尿以及肩臂外侧疼痛等。

【手太阳小肠经】

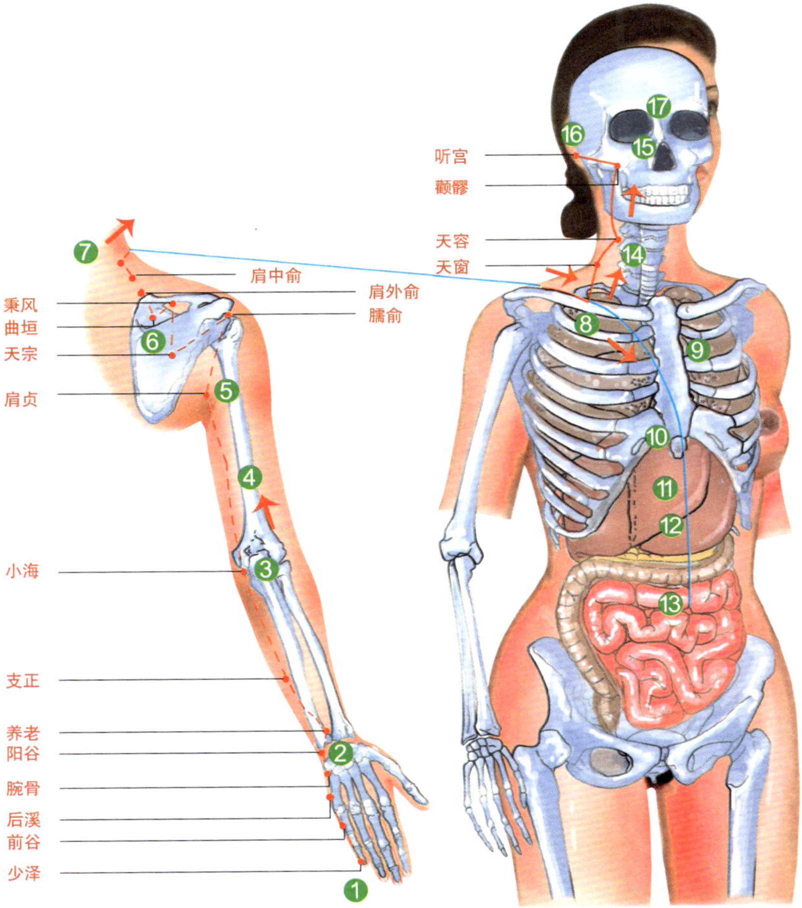

经脉循行

手太阳小肠经起于手小指尺侧端（少泽）（图①），沿手背尺侧上行至腕部，直上出于尺骨茎突（图②），沿前臂外侧后缘上行，经过尺骨鹰嘴与肱骨内上髁之间（图③），沿上臂外侧后缘（图④）出于肩关节（图⑤），绕行肩胛骨（图⑥），左右两脉交会于督脉大椎穴（图⑦），再向下进入缺盆穴（图⑧），联络于心（图⑨），向下再沿食管（图⑩），通过膈肌（图⑪），到达胃（图⑫），属于小肠（图⑬）。

缺盆部支脉：沿颈部上至面颊（图⑭），至目内眦（图⑮），转入耳中（听宫）（图⑯）。

面颊部支脉：上行到达目眶下，抵于鼻旁，至内眼角（睛明）（图⑰），与足太阳膀胱经相接。

主治病症

本经主要作用在于分清浊，把水液归于膀胱，糟粕送入大肠，精华上输于脾。其失调主要表现为颊肿、咽喉肿痛等。故本经穴位多用于缓解头项、五官病症、热病、神志疾患及本经循行部位的病变，如小腹疼痛、腰背痛、耳聋、目黄、咽喉肿痛、癫狂及肩臂外侧后缘痛等。

【足太阴脾经】

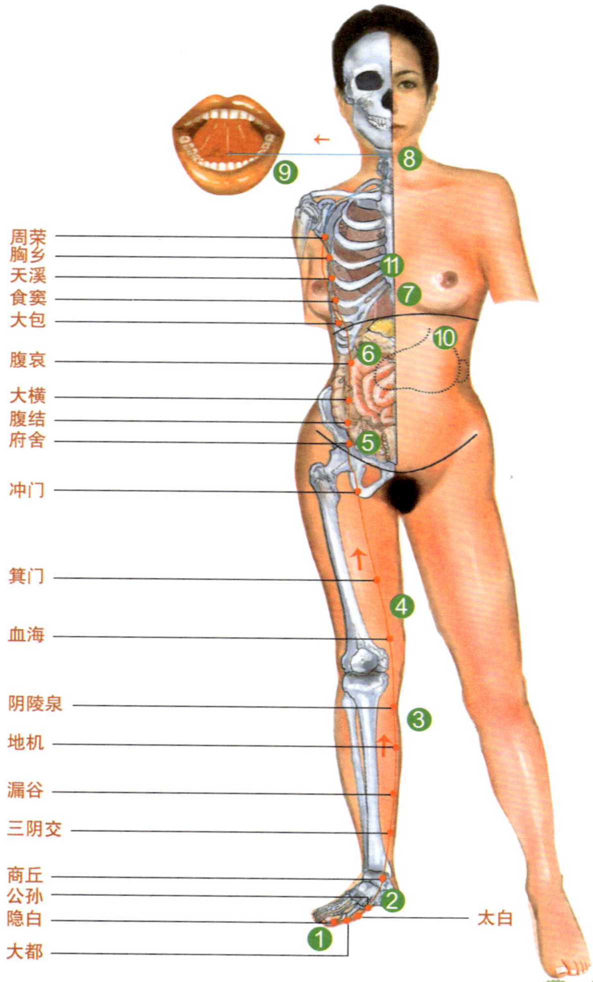

经脉循行

足太阴脾经从大趾末端开始（隐白）（图①），沿足大趾内侧赤白肉际（大都，足背皮肤与足掌皮肤交界处），经过足大趾本节后第1跖趾关节上行，到达内踝前面（图②），向上行于至小腿内侧，沿胫骨后缘（三阴交、漏谷），与足厥阴肝经交叉，行于肝经之前（地机、阴陵泉）（图③），向上经过膝关节和大腿内侧前缘（血海、箕门）（图④），进入腹部（冲门、府舍、腹结、大横）（图⑤）；属于脾，联络于胃（腹哀）（图⑥），通过膈肌（图⑦），夹食管两旁（图⑧），连系舌根，散布于舌下（图⑨）。

胃部的支脉：从胃部分出，向上经过膈肌（图⑩），流注心中，与手少阴心经相接（图⑪）。

主治病症

脾主运化，帮助胃吸收消化；脾主统血。故本经对于维持消化功能及将食物化为气血起着重要作用。多用于缓解脾、胃等消化系统病症及经脉循行路线上的其他病症。如胃痛、恶心呕吐、打嗝、腹胀腹泻、黄疸、身体沉重无力、舌根强痛及膝关节、大腿内侧肿胀、冷痛等。

【足少阴肾经】

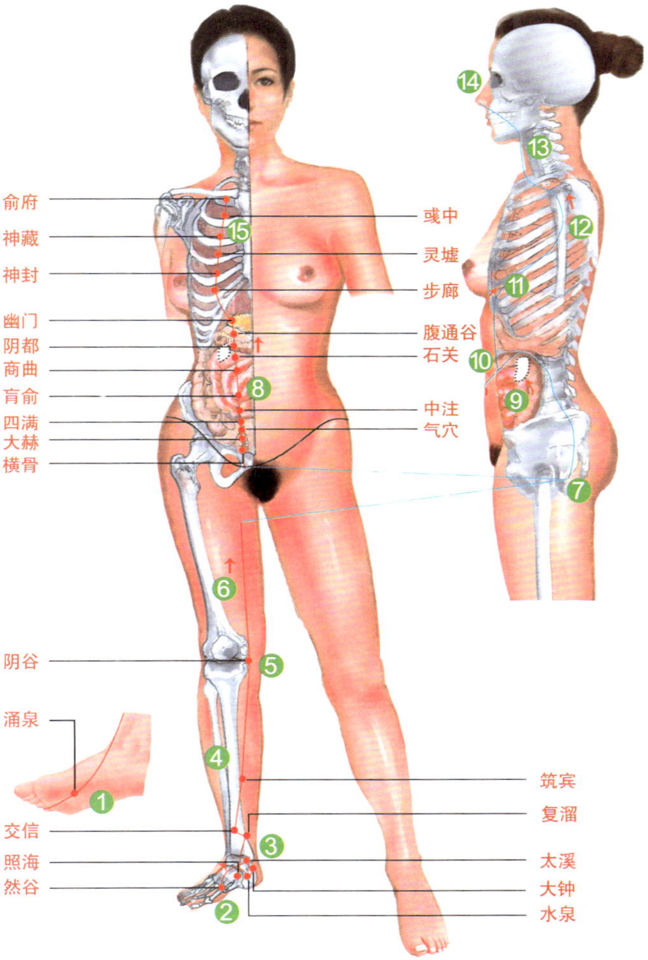

经脉循行

起于足小趾下面，斜走于足心（涌泉）（图①），出于舟骨粗隆的下方（图②），沿内踝后缘（图③），向上沿小腿内侧后缘（图④），到达腘窝内侧（图⑤），上行经过大腿内侧后缘（图⑥），进入脊柱内（长强），穿过脊柱（图⑦），属于肾（图⑧），联络膀胱（图⑨）。

肾部直行的脉：从肾脏上行（图⑩），穿过肝脏和膈肌（图⑪），进入肺（图⑫），沿喉咙（图⑬），到达舌根两旁（图⑭）。

肺部支脉：从肺中分出，联络心，流注于胸中，与手厥阴心包经相接（图⑮）。

主治病症

肾为先天之体，肾主骨，治疗人体骨骼方面的疾病。故本经多用于缓解泌尿生殖系统疾病，还可改善和调理精神神经系统、呼吸系统、消化系统、循环系统等的病症和本经循行线路所过部位的病症。如月经不调、水肿、遗精、阳痿、带下异常、哮喘、泄泻及下肢疼痛麻木等病症。

【足少阳胆经】

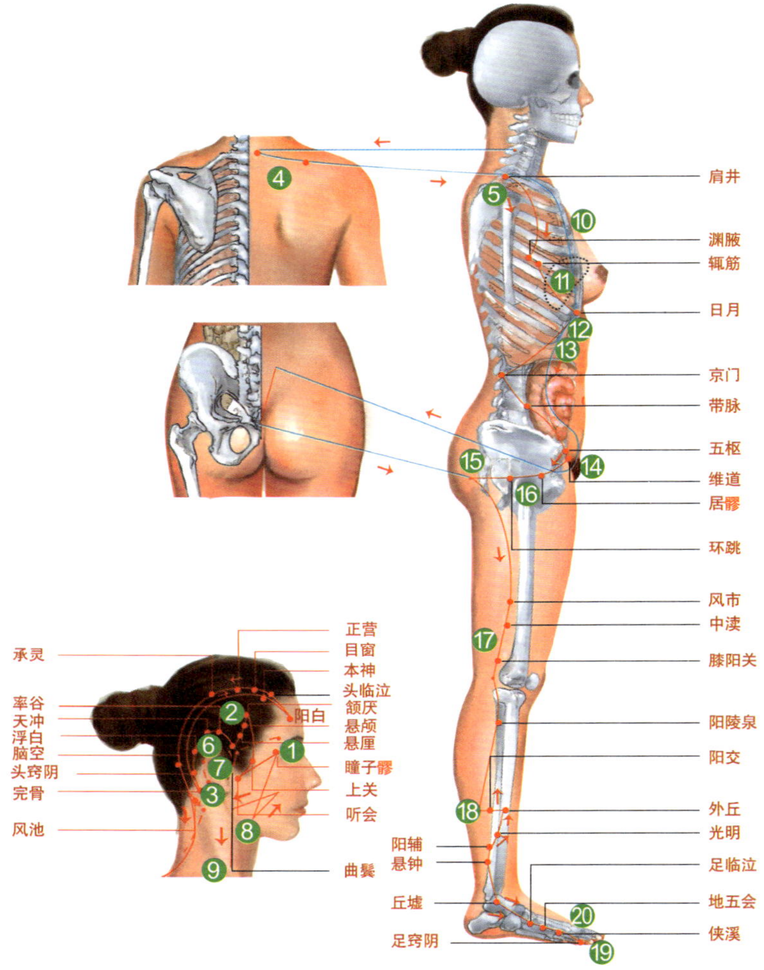

主治病症

胆主决断，帮人决断谋虑，使人心情舒畅。故本经可缓解肝胆病症、头面五官病症、神志病、热病以及本经经脉循行路线所经过部位的病症。如头痛、目眩、烦躁易怒、胁肋部疼痛、口苦、失眠、神经衰弱等。

经脉循行

足少阳胆经开始于外眼角（图①），上行到额角（图②），向下经过耳后（图③），沿着头颈下行至第7颈椎（图④），退回来向前进入缺盆部（图⑤）。

耳部支脉：从耳后进耳中出耳前（图⑥）至外眼角后方（图⑦）。

外眼角部的支脉：从外眼角分出，向下到大迎穴附近，与手少阳三焦经在眼下会合（图⑧），下行至颈部，与前脉会合于缺盆（图⑨），由此向下进入体腔，通过膈肌（图⑩），联络于肝（图⑪），属于胆（图⑫），沿胁肋部（图⑬），向下绕阴部毛际（图⑭），横向进入髋关节部（图⑮），与前脉会合于此。

缺盆部的支脉：从锁骨上窝下向腋下，沿侧胸部，经过胁肋，向下与前脉会合于髋关节部（图⑯）。再向下，沿着大腿外侧，膝关节外侧（图⑰），向下行于腓骨前缘，直下到腓骨下段（图⑱），下出于外踝之前，沿足背到达足第4趾外侧端（图⑲）。

足背的支脉：从足背上分出，进入足大趾端，回转来通过趾甲，出于大趾背毫毛部，与足厥阴肝经相接（图⑳）。

【足阳明胃经】

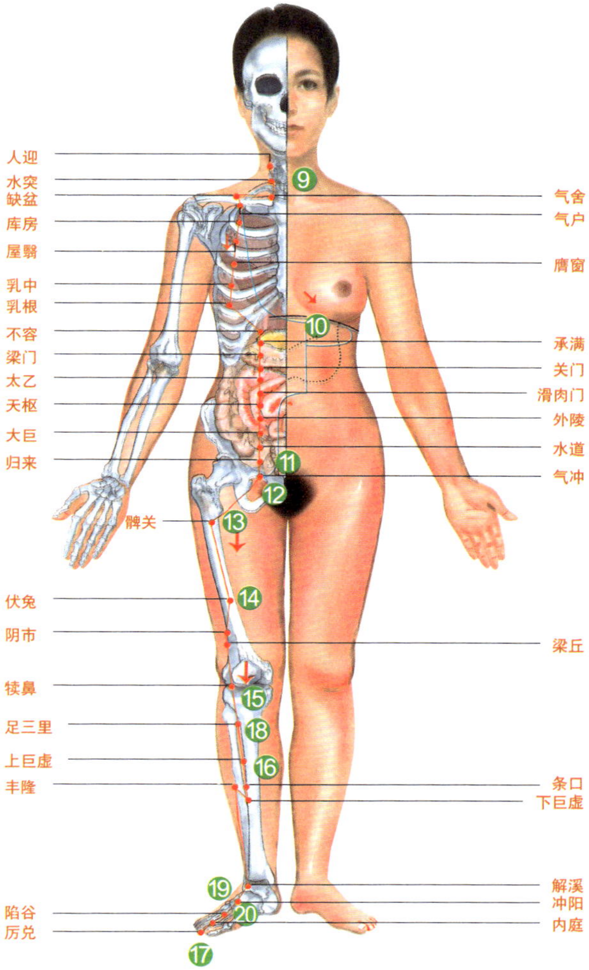

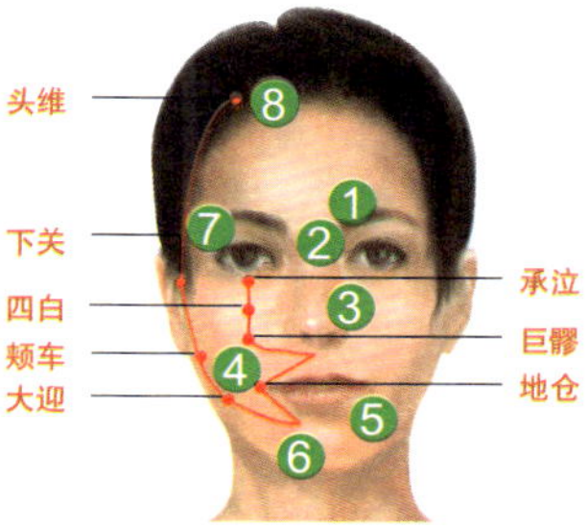

主治病症

胃腑主热量消化，负责一天体力供给。故本经可缓解胃肠等消化系统及神经系统、呼吸系统、循环系统和经脉循行路线所经过部位的病症。如肠鸣腹胀、腹泻、胃痛、呕吐、善饥易渴、厌食、鼻出血、牙痛、口眼歪斜、咽喉肿痛、胸部及下肢等本经循行部位的疼痛、热病等。

经脉循行

起于鼻翼两侧，上行到内眼角（图①），与足太阳膀胱经相交会（图②），向下沿鼻外侧（图③）进入上齿中（图④），复出环绕口唇，向下左右两脉交会于颏唇沟处（图⑤），再向后沿口腮后方，出于下颌大迎（图⑥），沿下颌角上行耳前，经下关（图⑦），沿发际，到达前额（图⑧）。

面部支脉：从大迎前下方走到人迎，沿着喉咙，进入缺盆部（图⑨），向下通过膈肌，属于胃，联络脾脏（图⑩）。

缺盆部直行的脉：经乳头，向下夹脐旁，进入少腹两侧气冲（图⑪）。

胃下口部支脉：沿着腹部向下到气冲会合（图⑫），再沿大腿前侧下行（图⑬、⑭），下至膝盖（图⑮），沿胫骨外侧前缘（图⑯），下经足背，到达足第2趾外侧端（图⑰）。

胫部支脉：从膝下3寸（足三里）处分出（图⑱），进入足中趾外侧（图⑲）。

足背部支脉：从足背分出，进入足大趾内侧端，与足太阴脾经相接（图⑳）。

【足厥阴肝经】

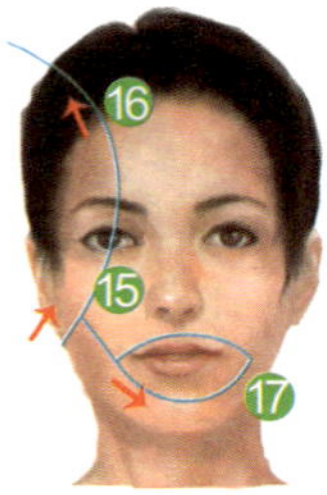

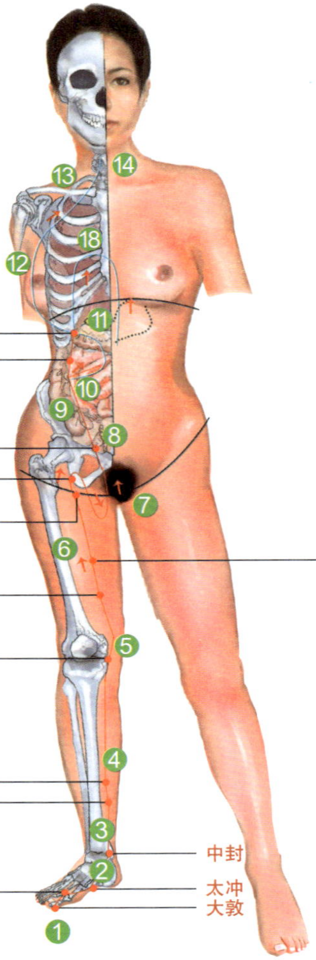

主治病症

肝主疏泄、抒发宣泄情志；肝主藏血、储藏不用的血；肝主宗筋、男性生殖问题。故本经可缓解泌尿生殖系统病症、神经系统病症、肝胆病症、眼病及本经脉所经过部位之病症。如胸满、呕逆、腰痛、疝气、遗尿、小便不利、月经不调、子宫出血、性功能减退、烦躁易怒、失眠、视力减退、头晕眼花等。

经脉循行

足厥阴肝经起于足大趾（图①），向上沿足跗部上行（图②），经内踝前1寸处（图③），行至内踝上8寸处，交出于足太阴脾经之后（图④），沿小腿内侧正中上行，经膝关节内侧（图⑤），沿大腿内侧（图⑥）进入阴部（图⑦），环绕阴部（图⑧）上至少腹部（图⑨），夹胃旁过，属于肝，联络胆（图⑩），再向上通过膈肌（图⑪），分布于胁肋部（图⑫），沿气管后侧（图⑬），向上进入咽喉部（图⑭），连接“目系”（图⑮），再上行出于额部，与督脉交会于头顶（图⑯）。

“目系”的支脉：从“目系”下行经过面颊，环绕口唇之内（图⑰）。

肝部的支脉：从肝分出，通过膈肌，向上流注于肺，与手太阴肺经相接（图⑱）。

【足太阳膀胱经】

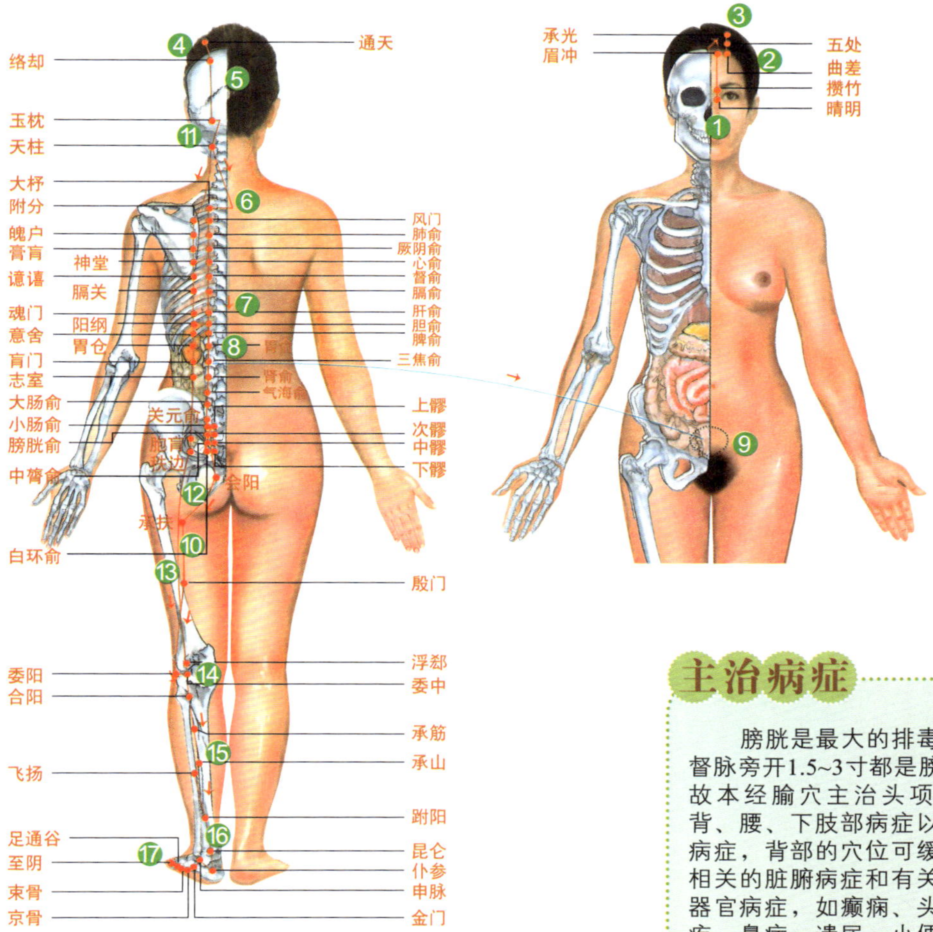

主治病症

膀胱是最大的排毒通道，督脉旁开1.5~3寸都是膀胱经。故本经腧穴主治头项、眼、背、腰、下肢部病症以及神志病症，背部的穴位可缓解与其相关的脏腑病症和有关的组织器官病症，如癫痫、头痛、目疾、鼻病、遗尿、小便不利及下肢后侧部位的疼痛等症。

经脉循行

足太阳膀胱经起于内眼角（图①），向上经过前额（图②），交会于头顶（图③）。

头顶部支脉：从头顶到达耳上角（图④）。

头顶部直行的脉：从头顶入里联络大脑（图⑤），回出分开下行项后，沿肩胛部内侧（大杼），经脊柱两侧（图⑥），沿肩胛部内侧（大杼），经脊柱两侧到达腰部（图⑦），从脊柱旁肌肉进入体腔联络肾脏（图⑧），属于膀胱（图⑨）。

腰部支脉：向下通过臀部，进入腘窝内（委阳）（图⑩）。

后项部支脉：通过肩胛骨内缘向下（附分）（图⑪），经过臀部下行（图⑫），沿大腿后外侧（图⑬）与腰部下来的支脉会合于膝关节腘窝中（委中）（图⑭），由此向下，通过腓肠肌（图⑮），出于外踝后方（图⑯），至足小趾外侧端，与足少阴肾经相接（图⑰）。

【任脉】

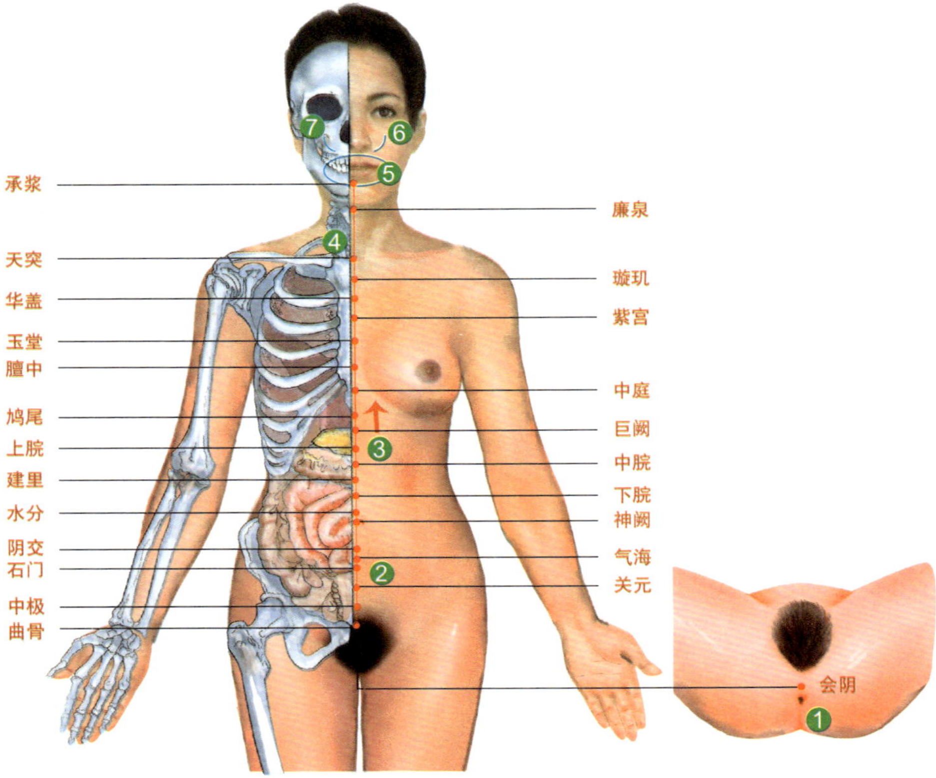

经脉循行

任脉起于小腹内，下出于会阴部（图①），向上行于阴毛部，沿着腹部正中线上行，经过曲骨、关元、鸠尾等穴（图②、③），到达咽喉部（天突）（图④），到达下唇内，左右分行，环绕口唇（图⑤），交会于督脉之龈交穴，再分别通过鼻翼两旁，进入眼眶下承泣穴，交于足阳明经（图⑥、图⑦）。与督脉、冲脉同出于会阴，称为“一源三歧”。

分支：任脉分支由胞中分出，与冲脉相并，上行于脊柱，循行于背部。

主治病症

任脉与六阴经有联系，称为“阴脉之海”，具有调节全身诸阴经经气的作用。故本经腧穴可缓解腹部、胸部、颈部、头面的局部及相应的内脏器官病症，部分腧穴有强壮作用，少数腧穴可治疗神志病等。

【督脉】

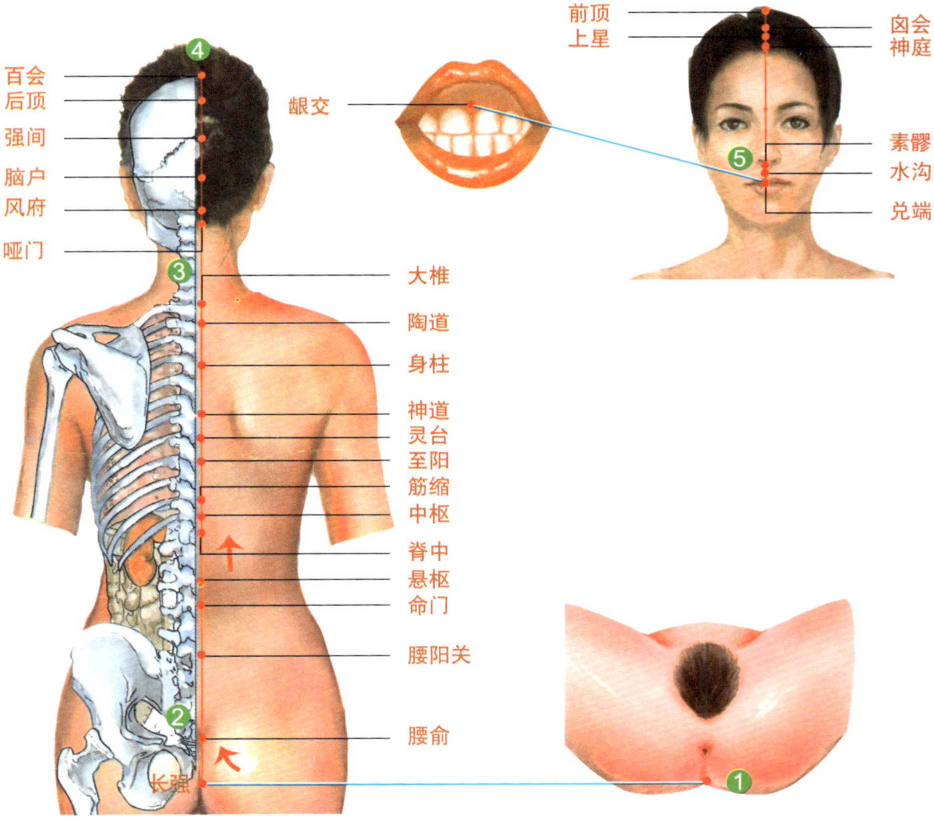

经脉循行

督脉起于小腹内，下出于会阴部（图①），向后至尾骶部的长强，沿脊柱上行（图②），经项部至风府，进入颅内（图③），络脑并由项部沿头部正中线，上至巅顶的百会（图④），经前额下行鼻柱至鼻尖，过人中（水沟）等部位，循行至上唇系带（龈交穴）处（图⑤）。

分支：从脊柱里面分出，联络肾。

分支：从小腹内分出，直上经过脐中，向上至心，到咽喉部，向上到下颌部，环绕口唇，至两目下中央。

主治病症

督脉总督一身之阳经，六条阳经都与其交会于大椎。督脉有调节阳经气血的作用，故称为“阳脉之海”。故本经腧穴主治腰骶、背部、头项、局部病症及相应的内脏疾病、神志病、热病等。

【冲脉】

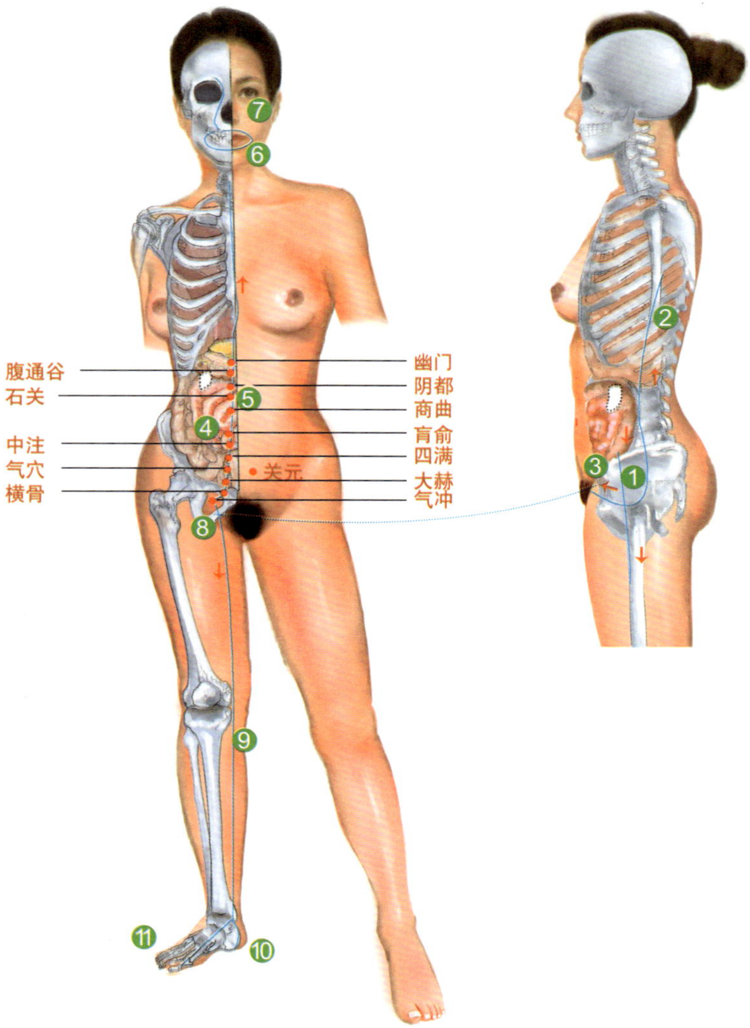

经脉循行

冲脉起于小腹内，下出于会阴部（图①），向上行于脊柱内（图②），其外行者经气冲与足少阴肾经交会（图③），挟脐上行（图④），沿着腹部两侧（图⑤），散布于胸中，再向上行，经过咽喉（图⑥），环绕口唇，到目眶下（图⑦）。

分支：从气冲穴分出，沿大腿内侧进入腘窝（图⑧），再沿胫骨内侧（图⑨），下行至足底（图⑩）；又有小支脉从内踝后方分出，向前斜入足背，进入足大趾（图⑪）。

分支：从小腹中出来，向后与督脉相通，上行于脊柱内（图②）。

主治病症

冲脉与生殖机能关系密切，只有冲脉、任脉盛，月经才能正常排泄。所以冲脉常与女性保健关系很大。

本经适用于月经不调、闭经、功能性子宫出血、乳少、吐血及气逆上冲等疾病的改善。

【带脉】

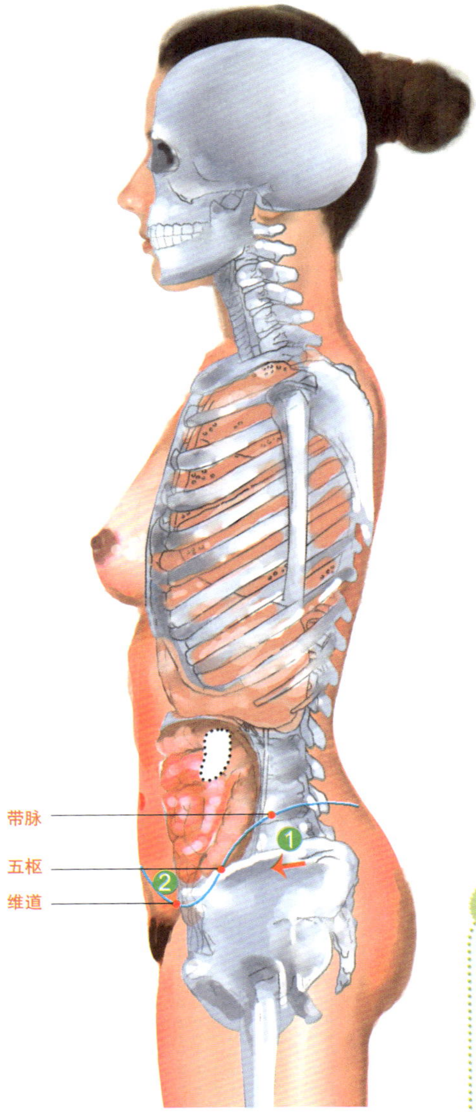

主治病症

带脉能约束纵行之脉，足三阴、足三阳以及阴阳二跻脉皆受带脉的约束，从而加强经脉之间的联系。带脉还有固护胎儿和主司女性带下的作用。故带脉可治腰酸冷痛、女性带下量多、牙痛、耳聋、咽喉肿痛、脑卒中偏瘫等。

经脉循行

带脉起于季肋部，斜向下行到带脉、五枢、维道穴（图①），绕身一周，环行于腰腹部，并于带脉穴处再向前下方沿髂骨上缘斜行到少腹（图②）。

【阴维脉】

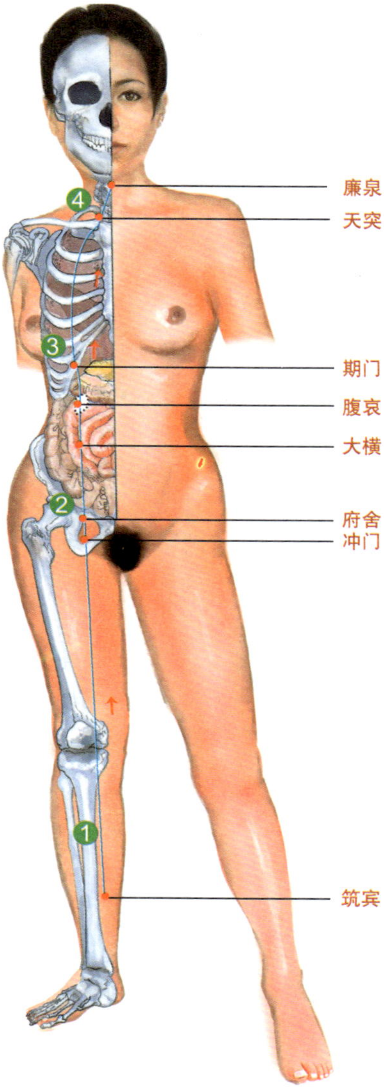

经脉循行

阴维脉起于小腿内侧足三阴经交会之处（筑宾）（图①），沿下肢内侧上行至腹部，与足太阴脾经同行至胁肋部，与足厥阴肝经相合（图②），过胸部（图③），上行至咽喉，与任脉相会（图④）。

主治病症

阴维脉有维系、联络全身阴经的作用。故阴维脉可缓解心痛、心悸、忧郁、烦躁、肠鸣、腹泻、脱肛等。

【阳维脉】

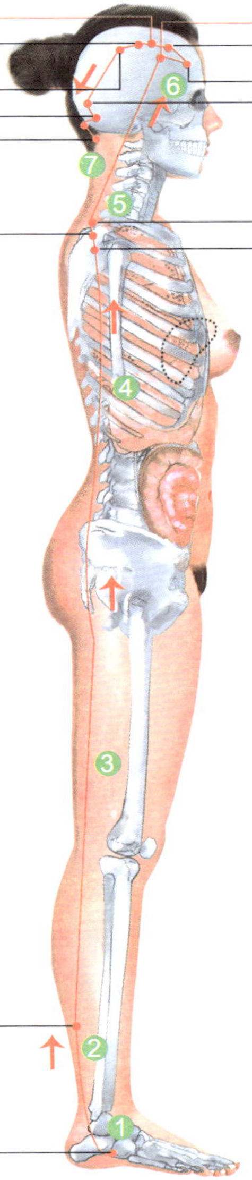

主治病症

阳维脉有维系、联络全身阳经的作用。在正常的情况下，阴阳维脉互相维系，对气血盛衰起调节溢蓄的作用，但不参与环流，一旦功能失常则出现有关的病证。故阳维脉可缓解关节肿痛、恶寒发热、头痛、腰痛、颈椎病、半身不遂、潮热盗汗等症。

经脉循行

阳维脉起于外踝下（图①），与足少阳胆经并行，沿下肢外侧上行（图②），经躯干部后外侧（图③），从腋后上肩（图④），经颈部（图⑤）、耳后，前行至前额（图⑥），分布于头侧和项后，与督脉会合（图⑦）。

【阴跷脉】

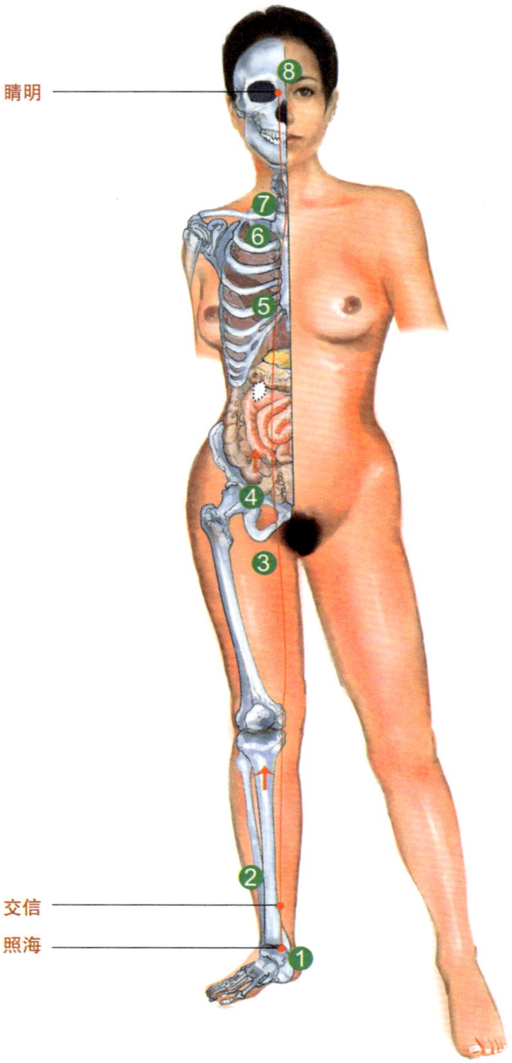

经脉循行

阴跷脉起于内踝下足少阴肾经的照海穴（图①），沿内踝后方，直上沿小腿（图②）、大腿内侧，经过阴部（图③），向上沿腹部（图④）、胸部内侧（图⑤），进入锁骨上窝（缺盆）（图⑥），上经人迎的前面（图⑦），经鼻旁到内眼角，与手、足太阳经和阳跷脉会合（图⑧）。

主治病症

阴跷脉主一身左右之阴，同时还有濡养眼目，控制眼睛的开合和下肢运动的作用。故阴跷脉可缓解失眠、腰背痛、头痛、颈椎病、半身不遂、耳聋、身肿等。

【阳跷脉】

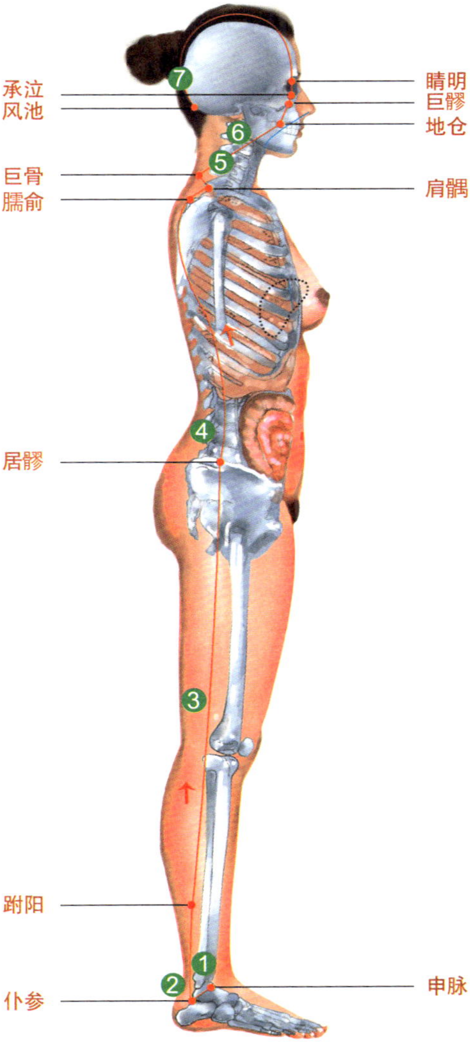

经脉循行

阳跷脉起于外踝下足太阳膀胱经的申脉穴（图①），经外踝后方上行（图②），经小腿、大腿外侧（图③），再向上经腹部、侧胸部和肩部（图④），经过颈部外侧（图⑤），向上挟口角，到达内眼角，与手足太阳经和阴跷脉会合（图⑥），再上行进入发际，向下到达耳后，与足少阳胆经会合于项后风池穴（图⑦）。

主治病症

阳跷脉主一身左右之阳，可缓解腹痛、腹胀、肠鸣、腹泻、咽喉肿痛、呕吐、昏迷、目赤肿痛、小便不利、便血、足内翻等症。

第3章

按摩、刮痧、拔罐疗法

ANMO GUASHA BAGUAN LIAOFA

按摩、刮痧和拔罐都是简单易学、安全实用、效果显著的自然疗法。学会按摩、刮痧和拔罐，是学习养生的重要技能，不仅能帮助你自己，还能惠及你的亲人、朋友，使你成为一个走到哪都受欢迎的人。所以，本章将为读者介绍这三种自然疗法的作用机制、操作手法等内容，让读者对其有更加深刻的了解。

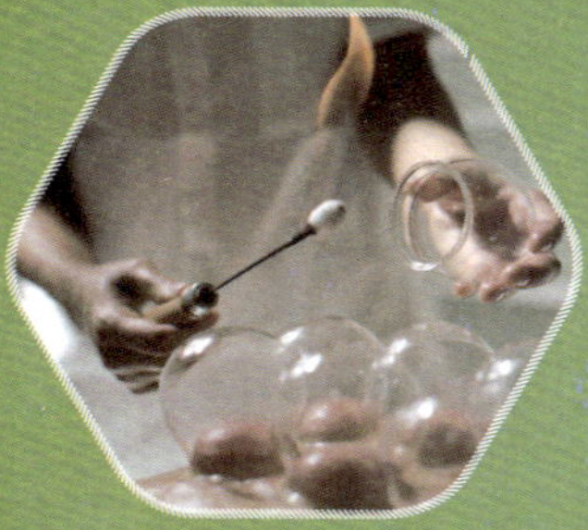

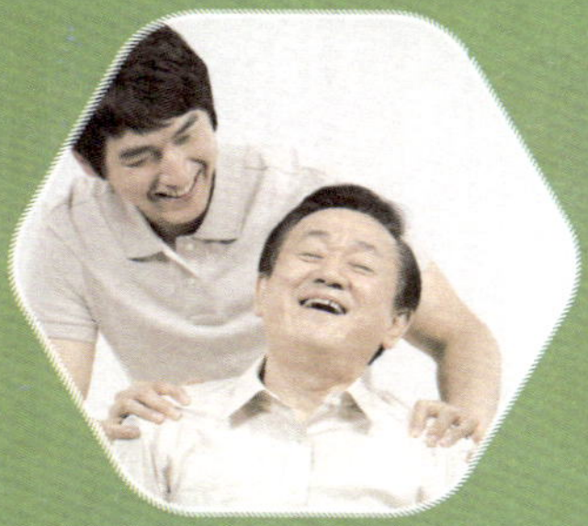

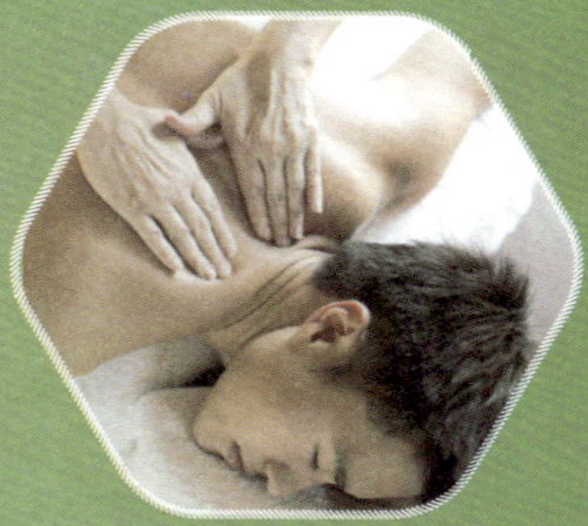

按摩疗法的基本手法

按法

操作方法 > 用手指指腹或手掌掌面着力于治疗部位或穴位上，逐渐用力下按，按而留之（不捻动）。临床上常分为指腹按（图①）、屈指按（图②）、屈肘按（图③）、双掌重叠按（图④）。指腹按，是用手指指腹下按，如果施力不足，可用双手拇指重叠下按；屈指按，是用屈曲的指间关节突起部按下；屈肘按是按摩者屈臂，用肘关节鹰嘴突起下按；双掌重叠按，一般是按摩者腕背屈，左手手掌放于右手手背上或右手放在左手背上，双手重叠下按。

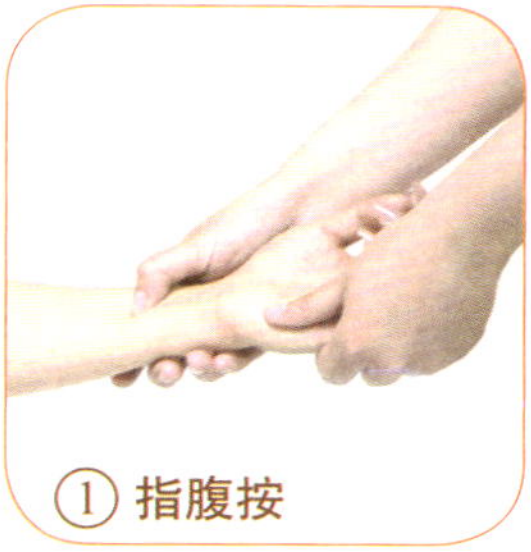
① 指腹按

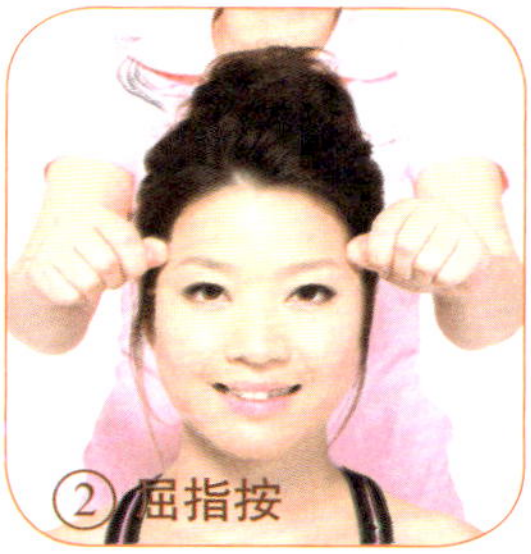
② 屈指按

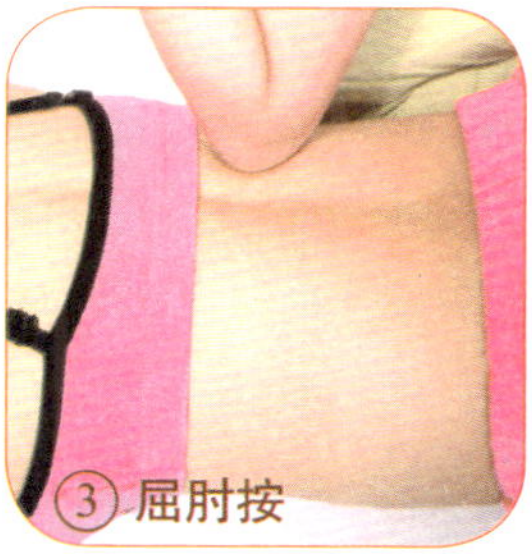
③ 屈肘按

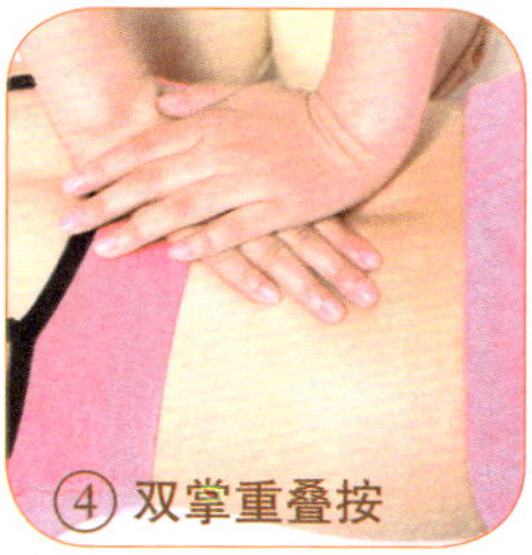
④ 双掌重叠按

手法要领 > 垂直下按，忌用暴力。

主要作用 > 消除肌肉紧张，温中散寒，调和气血，抑制神经亢进，缓解神经性疼痛等。

抖法

操作方法 > 用单手或双手握住肢体远端，如腕、踝等，做连续上下或左右的小幅度摆动，称为抖法，临床上常用于手腕、上肢（图⑤）、下肢（图⑥）和腰部的按摩，其力量作用于肌肉、关节及韧带。

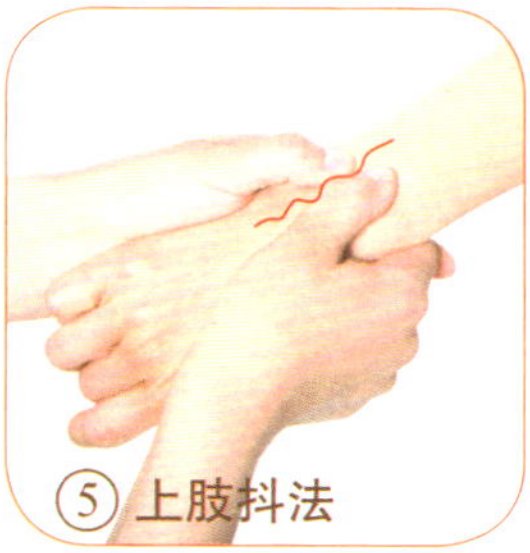
⑤ 上肢抖法

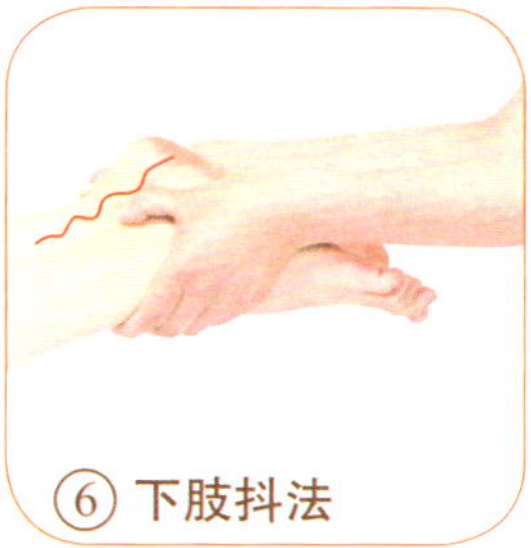
⑥ 下肢抖法

手法要领 > 操作时握住被按摩者肢体的远端，在牵拉的同时用柔力做上下或左右的抖动。

主要作用 > 舒展筋骨，滑利关节，消除疲劳，增强人体机能。

推法

操作方法 > 用手指指腹、手掌或拳面着力于人体一定部位或穴位上，用力向一定方向推动。临床上常分为平推法、直推法、旋推法、分推法（图①）、一指禅推法等。平推法又分为拇指平推法、掌平推法和肘平推法。用拇指指腹着力，按经络循行或肌纤维平行方向推进，称为拇指平推法（图②、图③）；用手掌掌面平贴于皮肤上，以掌根为重点，向一定方向推进，或双手掌重叠向一定方向推进，称为掌平推法；屈肘后用肘关节鹰嘴突着力向一定方向推进，称为肘平推法。

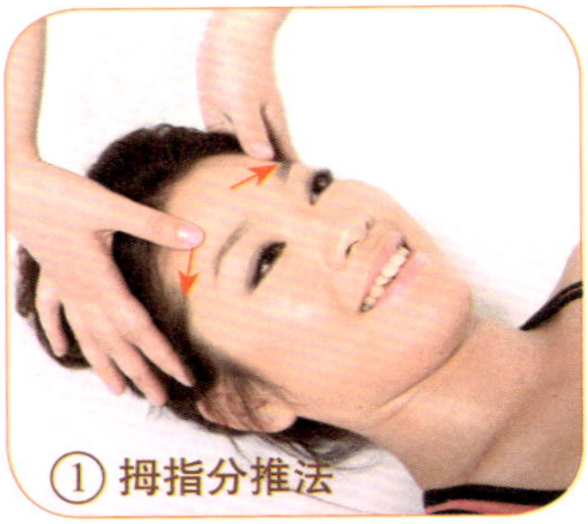
① 拇指分推法

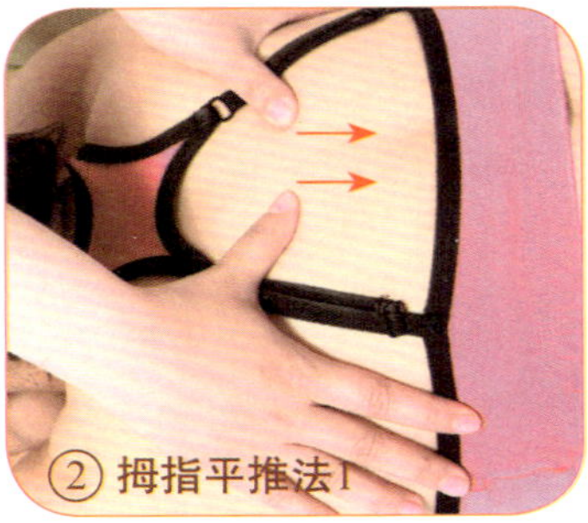
② 拇指平推法1

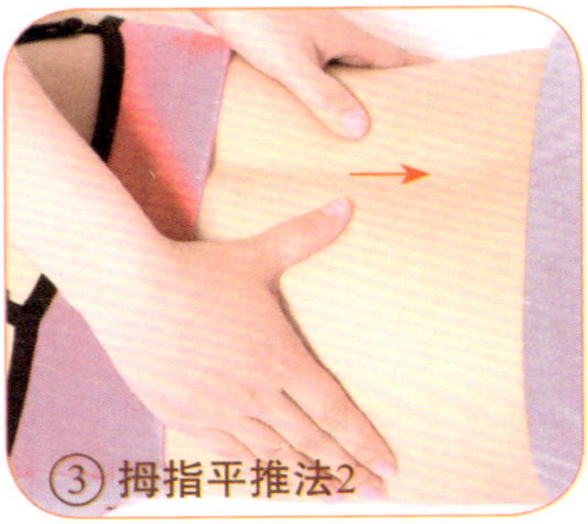
③ 拇指平推法2

手法要领 > 循着与肌肤平行的方向，运用适当的压力，进行单方向的直线移动。

主要作用 > 疏通经络，行气消淤，放松皮肤，调节神经等。

振法

操作方法 > 用单手指腹或手掌掌面紧贴身体某一部位或穴位上，做持续震颤的一种手法，也可双手重叠进行。临床上常分为指振法、掌振法、电振法三种。将手掌放于腹部或腰部，做持续快速的上下颤动，称为掌振法（图④）；用食指、中指指腹贴于穴位，做持续快速的上下颤动，称为指振法（图⑤），主要用于百会、中脘、关元等穴；有些部位的穴位振法，用手振比较累，也可以使用电振器按摩，称为电振法。

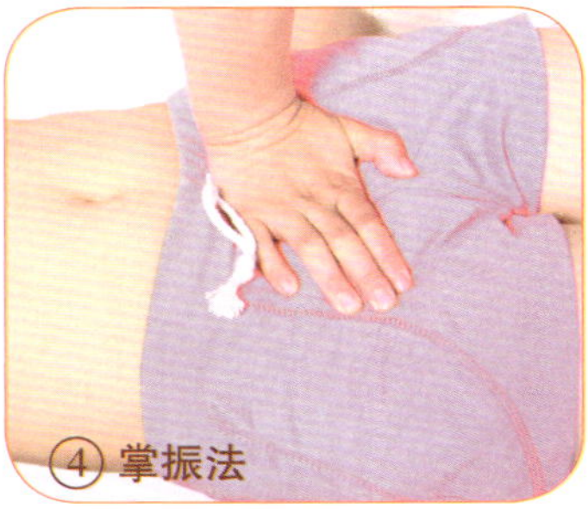
④ 掌振法

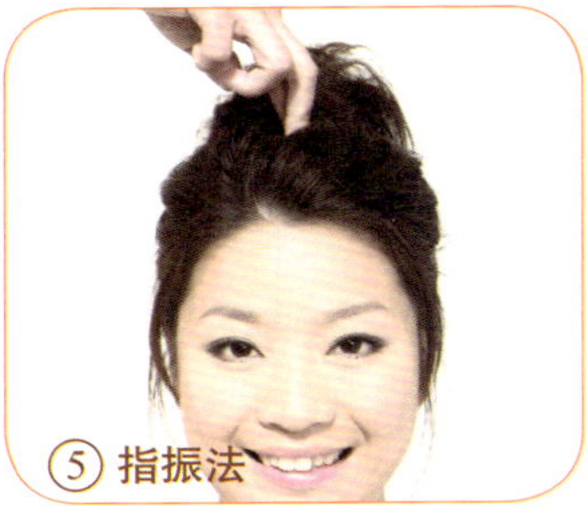
⑤ 指振法

手法要领 > 主要依靠前臂和手部的肌肉持续用力，使力量集中于指腹或手掌，形成震动力，使按摩部位随之发生震颤，在操作时按摩者的手始终不能离开治疗部位。

主要作用 > 通行腹气，调理胃肠功能，调节神经，解痉止痛，放松肌肉，缓解疲劳等。

揉法

操作方法 > 用手指指腹、手掌鱼际部或手掌掌面吸附于身体体表部位或穴位上，轻柔缓和地回旋揉动。临床上常分为指揉法、鱼际揉法、掌揉法。用手指指腹或指端轻按在某一穴位或部位上，做轻柔的小幅度回旋揉动，称为指揉法；用手掌的大鱼际部分，吸附于一定的部位或穴位上，轻柔地回旋揉动，称为鱼际揉法（图⑥）；用掌根部着力，手腕放松，以腕关节连同前臂作小幅度的回旋揉动，称为掌揉法（图⑦）。

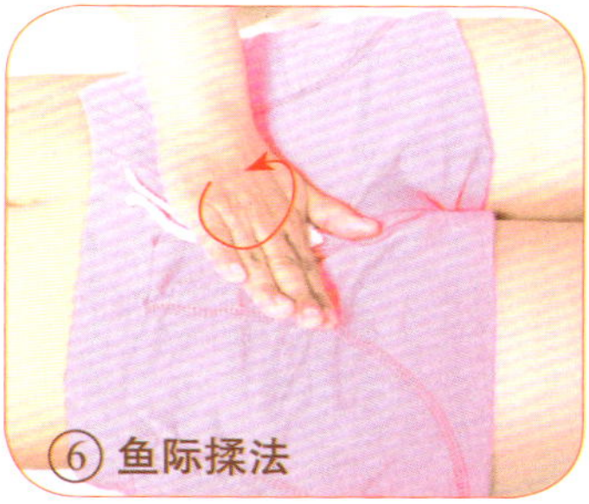
⑥ 鱼际揉法

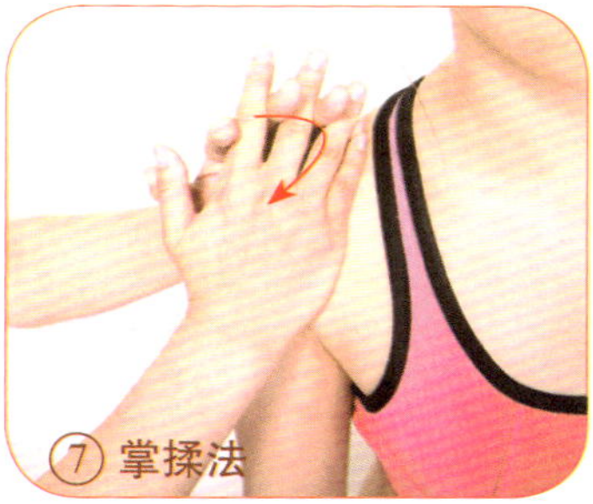
⑦ 掌揉法

手法要领 > 轻按于治疗部位上，带动该处皮下组织一起揉动。

主要作用 > 宽胸理气，消积导滞，活血化淤，疏通经络，消肿止痛，缓解疲劳等。

擦法

操作方法 > 用手指或手掌在皮肤上来回摩擦，临床上常分为手指擦法、鱼际擦法和掌擦法三种。用拇指、食指、无名指和小指的指腹面来回摩擦肌肤，称为手指擦法；用手掌的小鱼际或大鱼际来回摩擦肌肤，称为鱼际擦法（图⑧、图⑨、图⑩）；用手掌来回摩擦肌肤，称为掌擦法（图⑪）。

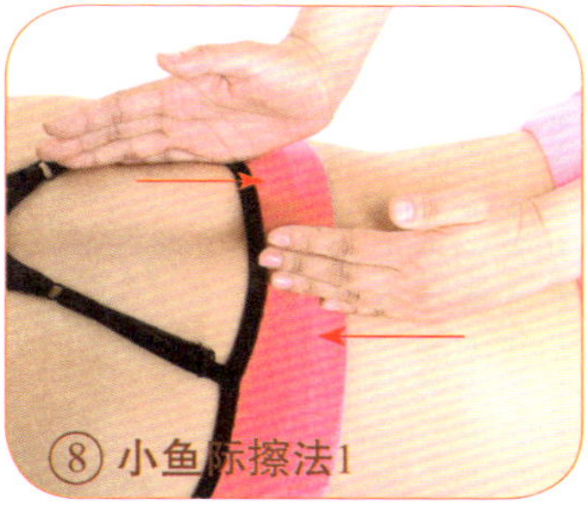
⑧ 小鱼际擦法1

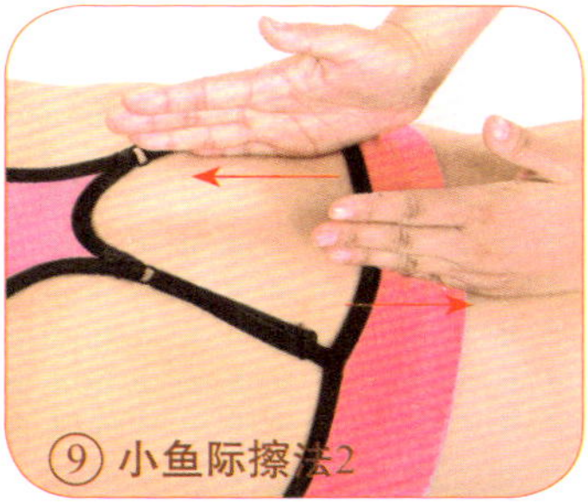
⑨ 小鱼际擦法2

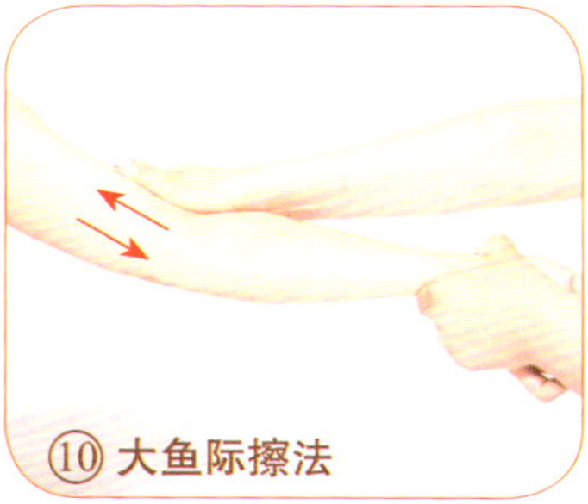
⑩ 大鱼际擦法

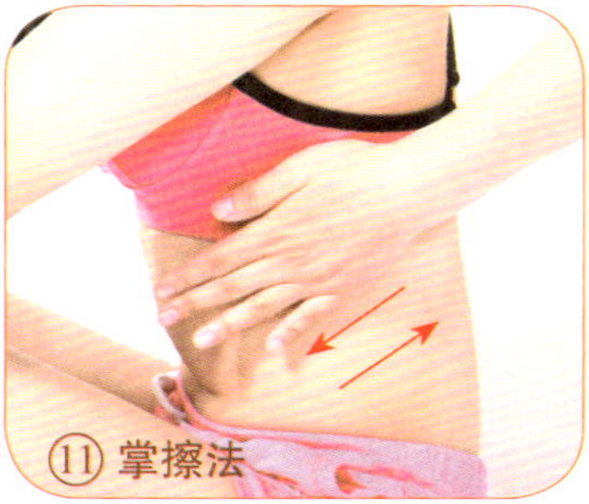
⑪ 掌擦法

手法要领 > 上肢放松，腕关节自然伸直，用全掌、大鱼际或小鱼际为着力点，以上臂带动手做上下或左右的直线往返摩擦，作用力浅，仅作用于皮肤及皮下。

主要作用 > 祛除寒邪，益气养血，活血通络，加快血液循环，消肿止痛，祛风除湿，温经散寒等。

摇法

操作方法 > 以关节为轴心，摇动肢体并使之做顺势回旋运动，双轴和多轴关节都可进行，如腕关节摇动、肩关节摇动等。临床上习惯将缓慢地摇动称为运法，将大幅度地转摇称为盘法。颈部摇法，可让被按摩者取坐位，颈部放松，按摩者站在侧后方，一手扶住被按摩者后枕部，另一手托住其下颌，做缓慢的环旋摇动（图①、图②）；腰部摇法，被按摩者站立，弯腰扶住床边，按摩者站在侧后方，一手扶住其腹部，另一手扶住其腰部，两手相对用力，环旋摇动腰部；肩部摇法，以右肩为例，按摩者站在被按摩者右后方，左手扶按被按摩者的右肩，右手握住被按摩者的右腕部，环旋摇动肩关节，也可用右手托住被按摩者右肘，环旋摇动其肩关节（图③、图④）；膝部摇法，被按摩者仰卧，按摩者站在其身侧，一手扶膝，一手托踝，环旋摇动膝关节，也可俯卧，按摩者一手扶大腿下段的后侧，另一手扶足跟部，环旋摇动膝关节；踝部摇法，被按摩者仰卧，按摩者一手托其足跟部，另一手握其前足部，环旋摇动踝关节。

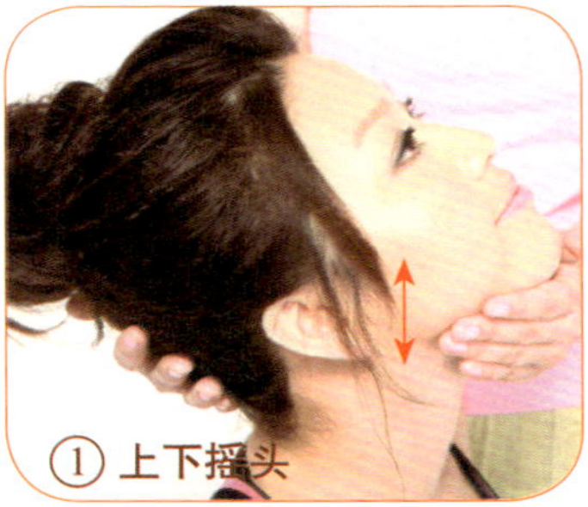
① 上下摇头

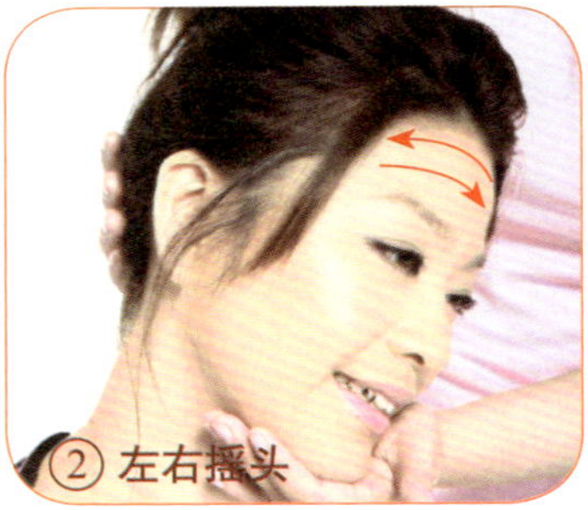
② 左右摇头

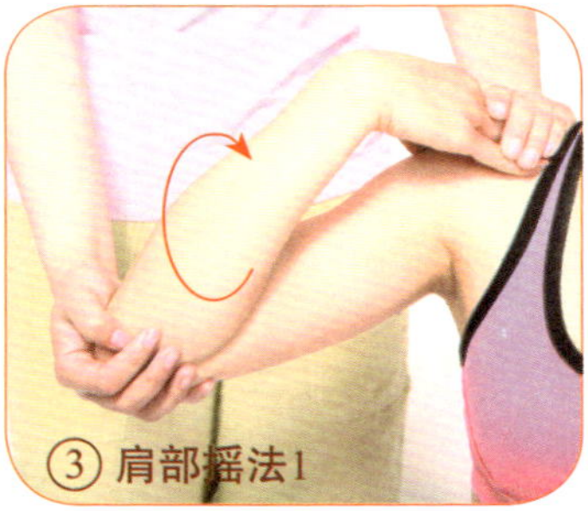
③ 肩部摇法1

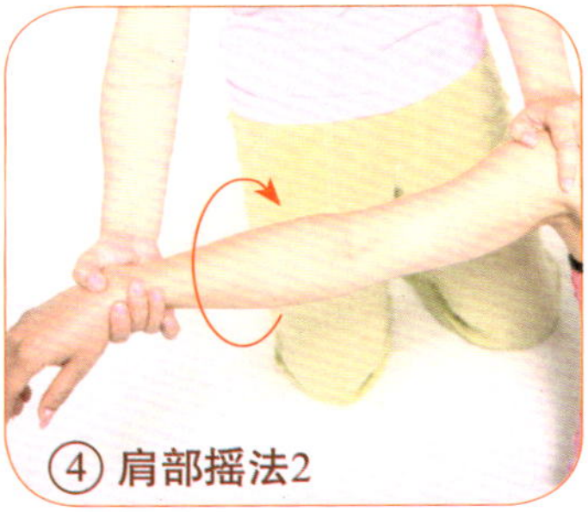
④ 肩部摇法2

手法要领 > 摇转幅度大小依关节病情适度摇转，因势利导，适可而止，除摇动关节外，身体其他部位不应晃动。

主要作用 > 松解粘连，滑利关节，增加肢体活动能力。

啄法

操作方法 > 手指自然屈曲呈爪状或聚拢呈梅花状，用腕部上下屈伸摆动带动指端着力，垂直于按摩部位，呈鸡啄米状的手法，又称啄法（图⑤）。

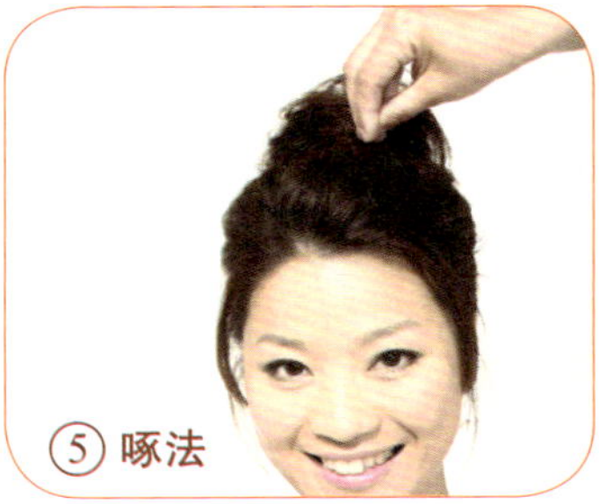
⑤ 啄法

手法要领 > 腕部放松，以腕施力，力度均匀和缓，手指垂直于体表。

主要作用 > 安神醒脑，疏通气血，活血化淤，开胸顺气，解痉止痛等。

叩法

操作方法 > 用拳背、掌根、掌侧小鱼际、指尖或桑枝棒叩击体表，也称为“击打法”。临床上常分为拳击法（图⑥）、小鱼际击法（图⑦、图⑧）、指尖击法、棒击法（图⑨）等。五指微屈，用五指指端敲打穴位的方法，称为指尖击法，适用于头面、胸腹部；手指自然松开，手腕伸直，用掌根叩击体表，称为掌击法，适用于头顶、腰臀及四肢部；拳击法适用于腰背部；小鱼际击法适用于腰背及四肢部；棒击法适用于头顶、腰背及四肢部。

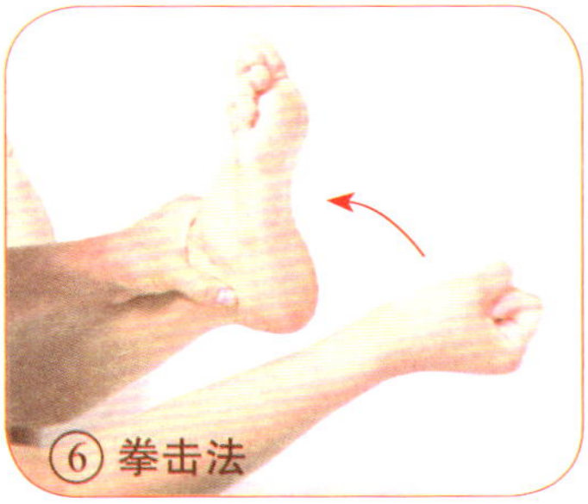
⑥ 拳击法

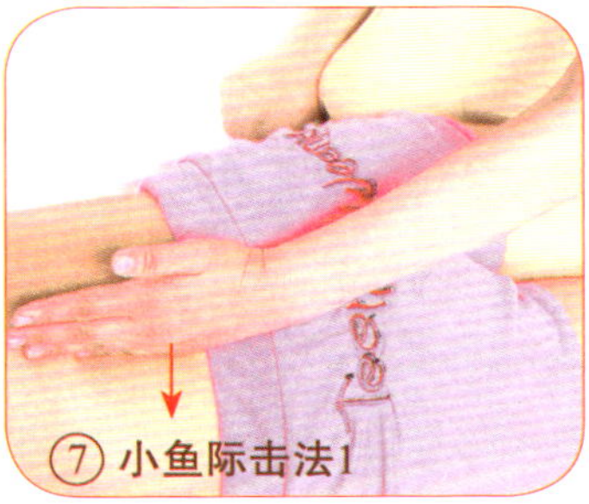
⑦ 小鱼际击法1

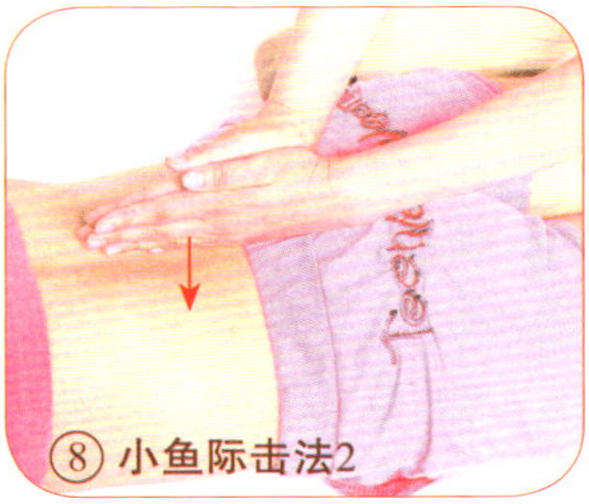
⑧ 小鱼际击法2

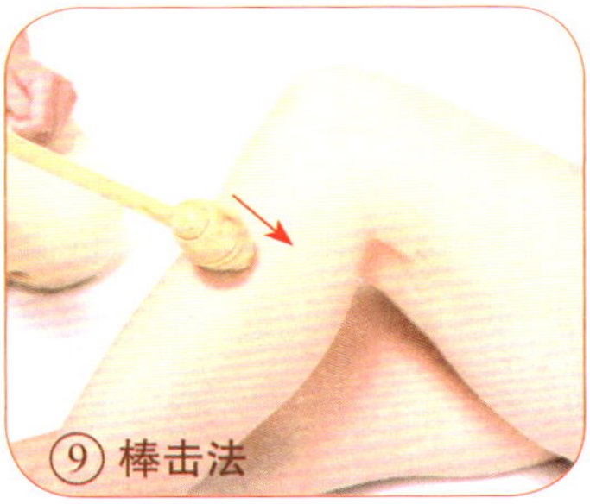
⑨ 棒击法

手法要领 > 按摩者腕关节放松，用力要快速而短暂，垂直叩打体表，速度要均匀而有节律。

主要作用 > 舒筋通络，调和气血，缓解疲劳等。

拍捶法

操作方法 > 五指并拢，掌指关节微屈，用虚掌拍打（图⑩）；或者五指并拢，用手掌尺侧（靠近小手指那侧）拍打身体某一部位的方法，称为拍法；用空心拳或拳侧面捶击身体某部位的方法，称为捶法（图⑪）。拍法分为指拍、指背拍和掌拍；捶法分为握拳捶和侧拳捶。

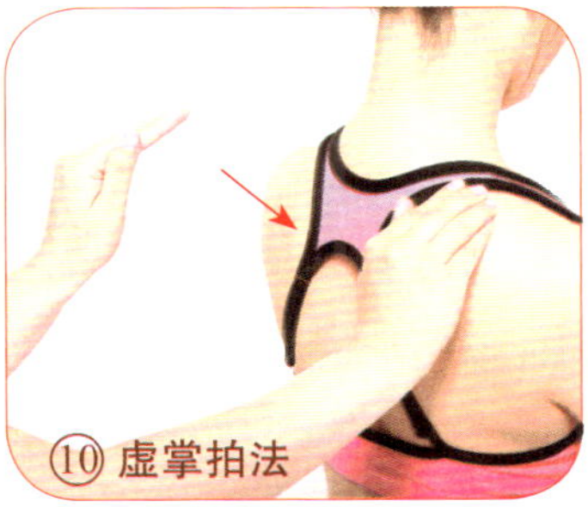
⑩ 虚掌拍法

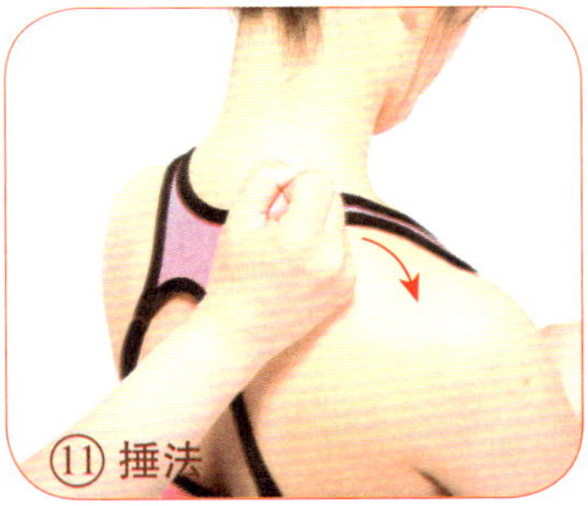
⑪ 捶法

手法要领 > 按摩者腕关节一定要放松，以腕发力，用力由轻而重，由慢而快，或一阵快、一阵慢交替操作，并且动作要协调、灵活，着力要有弹性。

主要作用 > 行气活血，疏通气血，放松肌肉，祛风散寒，消除肌肉疲劳，缓解局部酸胀等。

搓法

操作方法 > 用双手的掌面或掌侧挟住一定部位，相对用力做快速搓揉动作，同时做上下往返移动，其作用力可达肌肉、肌腱、筋膜、骨骼、关节囊、韧带等处。适用于四肢及胁肋部。临床上常分为掌搓法（图①、图②）、侧掌搓法。

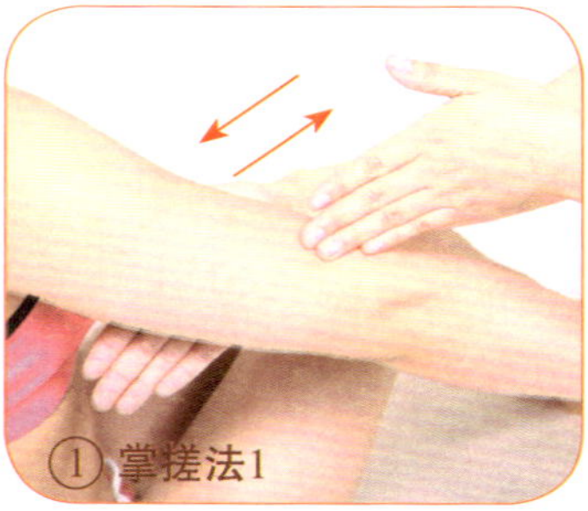

① 掌搓法1

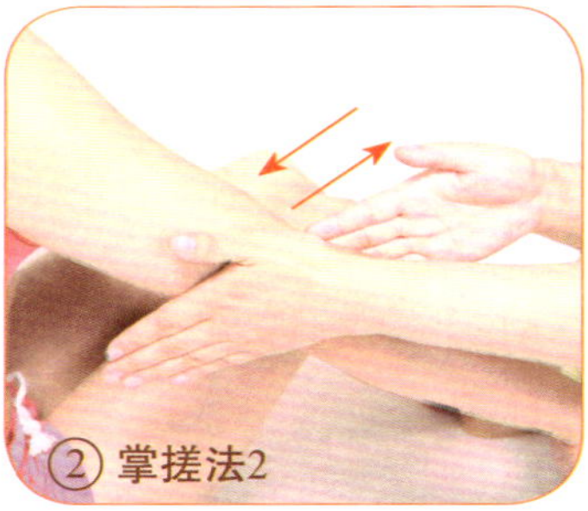

② 掌搓法2

手法要领 > 双手用力要对称，搓动要快，移动要慢。

主要作用 > 调和气血，舒通经络，通利关节，放松肌肉，消除疲劳等。

—— 特别提示 ——

1. 搓法用力轻时，被按摩者感觉肌肉放松；用力重时，被按摩者感觉明显的肌肉酸胀。
2. 搓法操作时速度由慢渐快，频率为每分钟30～50次，按摩结束时速度由快渐慢。

捏脊法

操作方法 > 用双手拇指桡侧面顶住脊柱两侧皮肤，用食指、中指按压，且必须与拇指同时用力，逐渐捻动向前移动（图③、图④）。

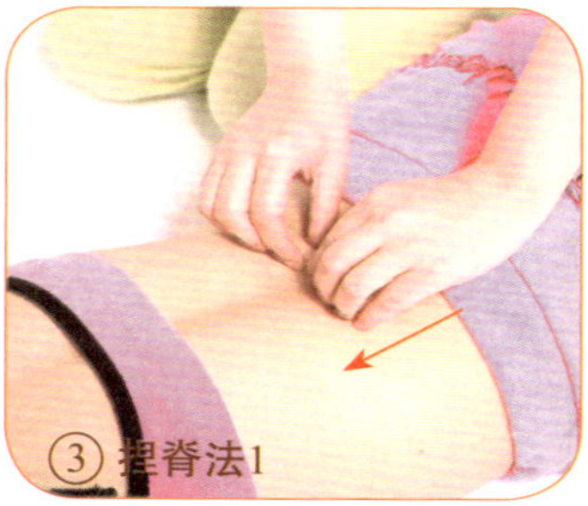

③ 捏脊法1

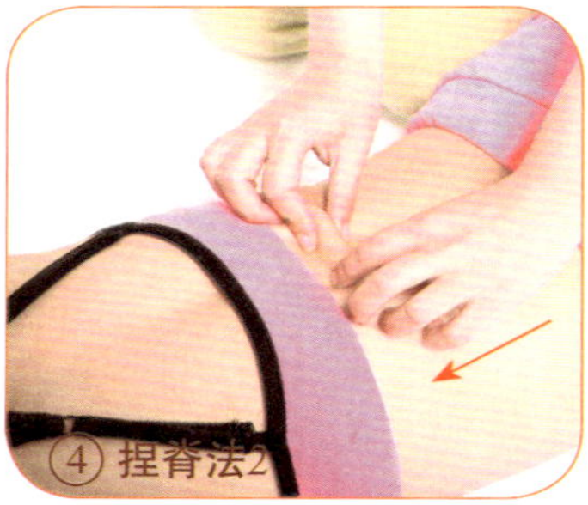

④ 捏脊法2

手法要领 > 拇指在下，食指、中指在上，相对用力提捏皮肤，用力适当、均匀。

主要作用 > 疏通气血，通达经络，祛除邪气。

—— 特别提示 ——

1.操作时，一般自尾骨端长强穴顺脊柱向上移动至大椎穴为1遍，每次捏7遍为宜。
2.适用于感冒及小儿食积。
3.此法较为疼痛，以被按摩者接受为宜，不可强行操作。

滚法

操作方法 > 将掌指关节略为屈曲，用手掌的背面小指尺侧部紧贴于皮肤体表处用力，连续摆动腕掌部，进行前臂旋转和腕关节屈伸的协调运动，在身体上来回滚动（图⑤、图⑥）。

手法要领 > 为了使滚的动力集中到手指，在滚动前要将手腕稍屈，各指略微伸开，手背平贴推拿部位以助发力。

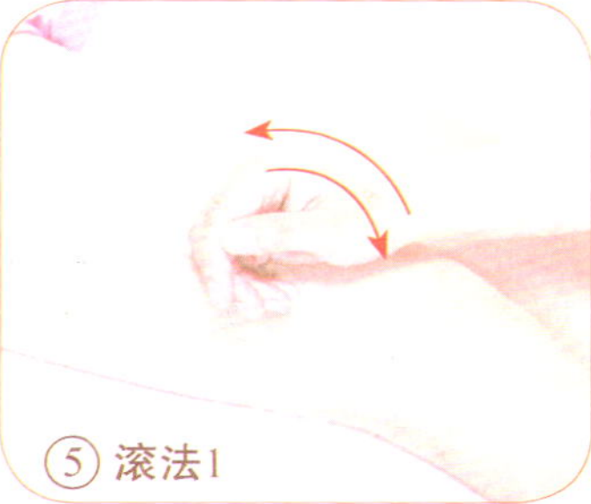
⑤ 滚法1

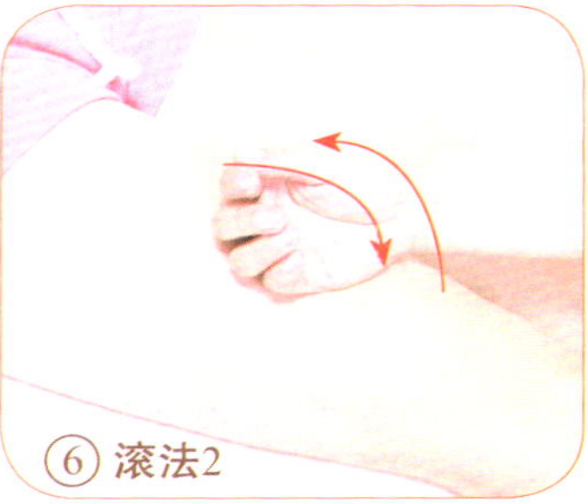
⑥ 滚法2

主要作用 > 疏通气血，祛除寒邪，通达经脉等。

特别提示

1. 操作滚法时，按摩者的肢体要自然下垂，腕关节要放松。
2. 按摩者操作时切忌有扛肩、腕关节绷紧、手指伸直等动作。

拿法

操作方法 > 用拇指和食指、中指，或用拇指和其余四指的指腹，相对用力紧捏患部或穴位，并提起，一松一紧地拿按，本法常作为推拿的结束手法使用，适用于肩部、颈项、四肢等部位（图⑦、图⑧）。

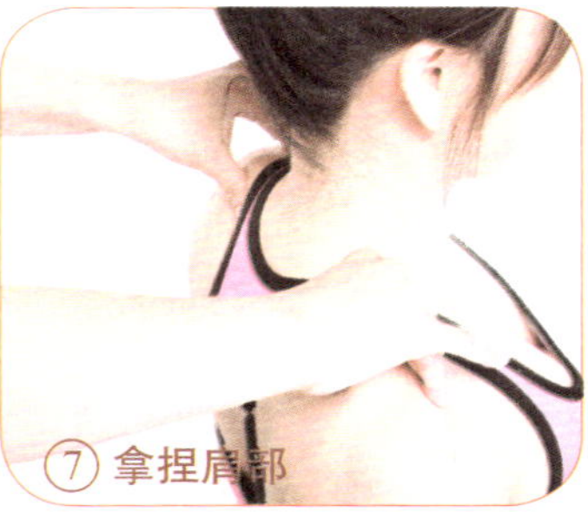
⑦ 拿捏肩部

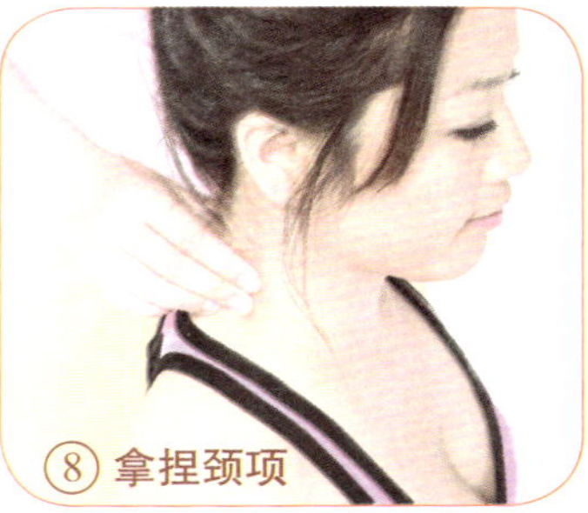
⑧ 拿捏颈项

手法要领 > 手腕放松，灵活用力，动作缓和而连贯，速度保持匀速。

主要作用 > 祛风散寒，舒筋通络，开窍止痛，缓解疲劳等。

特别提示

1. 使用拿法时，一定要同时捏住表皮及其皮下组织。
2. 拿法用力要求由轻渐重，再由重渐轻，不可突然用力。

拨法

操作方法 > 将手指端嵌入软组织缝隙中，然后做横向的拨动，称为拨法。临床上常分为拇指拨法、掌指拨法及肘拨法。以拇指罗纹面按于施治部位，以上肢带动拇指，垂直于肌腱、肌腹、条索间，往返用力推动称为拇指拨法（图①），有时也可将双手拇指重叠进行操作。以一手拇指指腹置于施治部位，另一手手掌置于该拇指之上，以掌发力，以拇指着力，垂直于肌腱、肌腹、条索间，往返推动，称为掌指拨法（图②）；以尺骨鹰嘴着力于施治部位，垂直于肌腹往返用力推动，称为肘拨法。

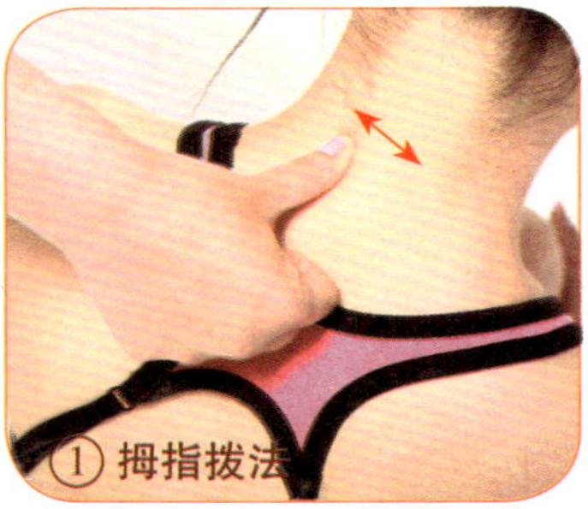
①拇指拨法

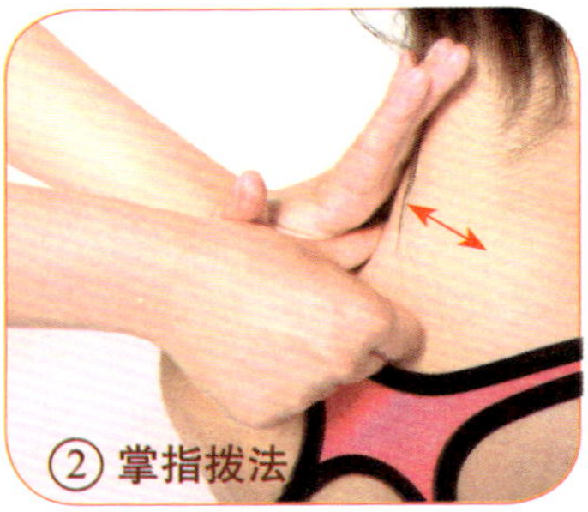
②掌指拨法

手法要领 > 垂直用力，刮拨的方向可根据病变部位走向而定。

主要作用 > 缓解肌肉痉挛，松解组织粘连，舒筋通络，滑利关节，消肿止痛等。

点法

操作方法 > 用屈曲的指间关节突起部分为着力点，按压于某一治疗点上，称为点法。临床上常分为拇指端点法、屈拇指点法和屈食指点法三种。拇指端点法是手握空拳，拇指伸直并紧贴于食指中节的桡侧面，以拇指端为着力点压于治疗部位（图③）；屈拇指点法是以手握拳，拇指屈曲抵住食指中节的桡侧面，以拇指指间关节桡侧为着力点压于治疗部位（图④）；屈食指点法是以手握拳并突出食指，用食指近节指间关节为着力点压于治疗部位。

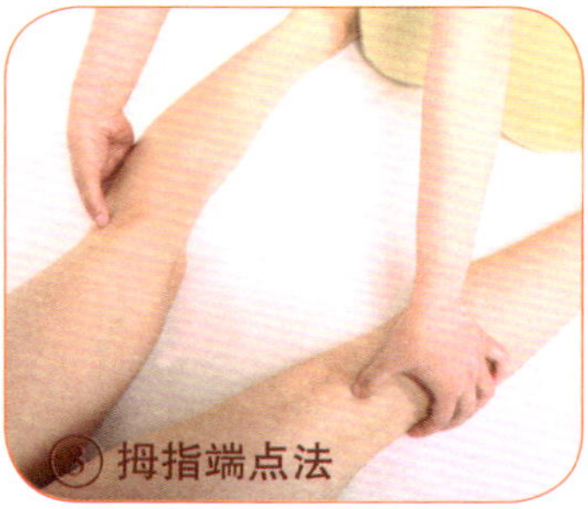
③拇指端点法

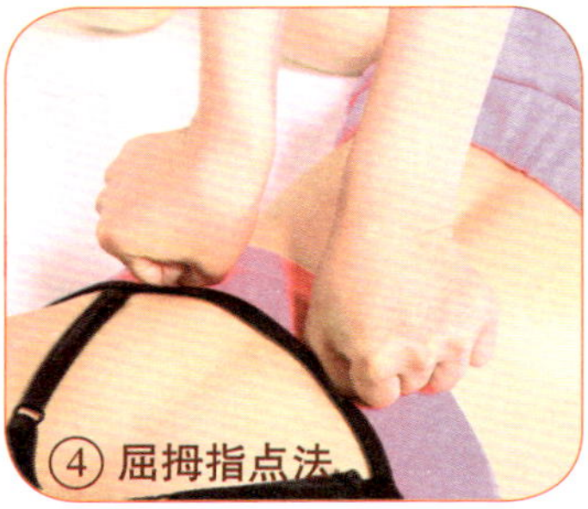
④屈拇指点法

手法要领 > 点按胸部时要迎随呼吸，在被按摩者呼气时点按。点按腰部肾俞穴时，方向由内略向上斜。点按委中穴时，被按摩者双膝跪于床上，按摩者用拇指端点法，用力向上时，放射感向上传；用力向下时，反射感传到足跟。

主要作用 > 开通闭塞，活血止痛，调整脏腑功能等。

掐法

操作方法 > 用拇指、中指或食指在身体某个部位或穴位上，做深入并持续的掐压（图⑤、图⑥）。另与掐法近似的一种指切法，是用一手或两手拇指做一排排轻巧而密集的掐压，边掐边向前推进。

手法要领 > 用指甲垂直按压穴位，用力较重而刺激面积较小，不宜用力抠，以免损伤皮肤。

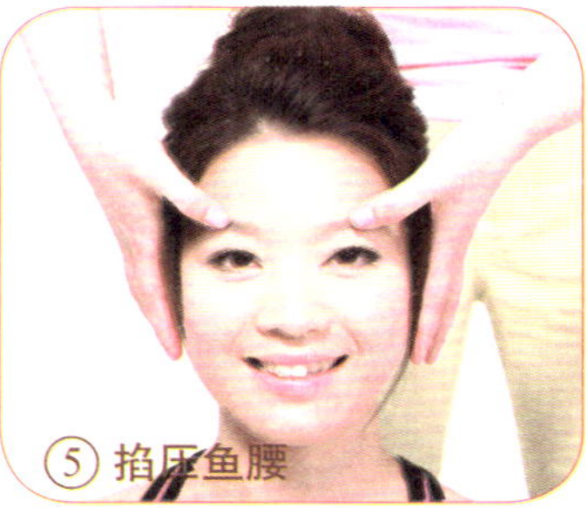

⑤ 掐压鱼腰

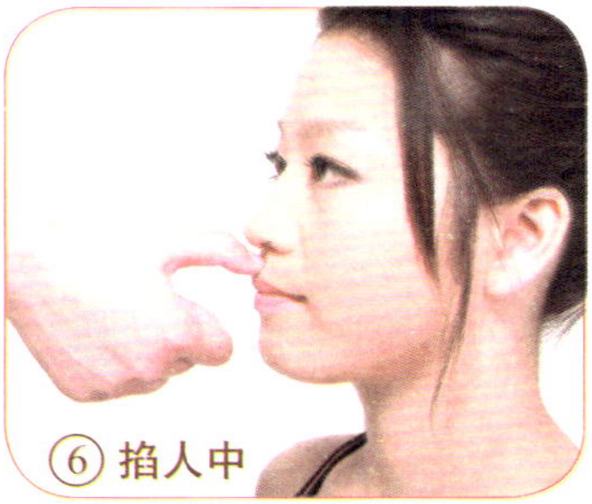

⑥ 掐人中

主要作用 > 刺激穴位，疏通经脉，消肿散淤，镇静安神，开窍等。

—— 特别提示 ——

1. 掐法刺激较强，常用于穴位按摩。
2. 操作时用力须由小渐大，使其作用由浅到深。
3. 掐法用在穴位时，可有强烈的酸胀感觉。
4. 指切法一般用于组织肿胀时，使肿胀消散。
5. 掐法施用次数一般以5～6次为宜，或病好即止，不宜反复长时间地按摩。

弹法

操作方法 > 用单手拇指或中指扣住食指，然后用食指做拨动滑脱动作，使食指指背弹打在某一部位（图⑦、图⑧）。本手法适用于关节部位，可在关节周围进行操作。

手法要领 > 弹打的强度需由轻渐重，着力也要有弹性。

主要作用 > 通利关节，放松肌肉，祛风散寒，消除疲劳等。

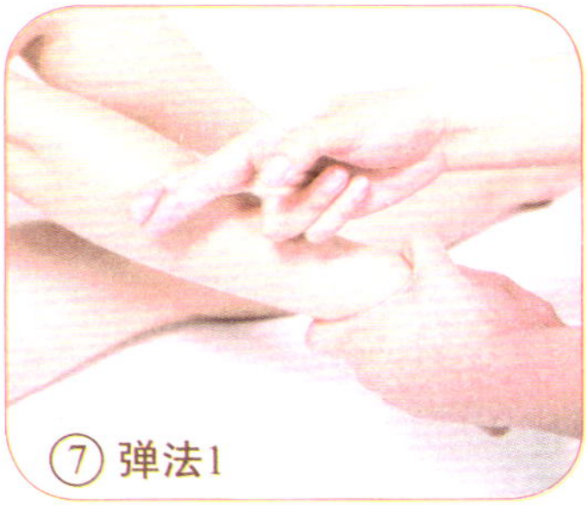

⑦ 弹法1

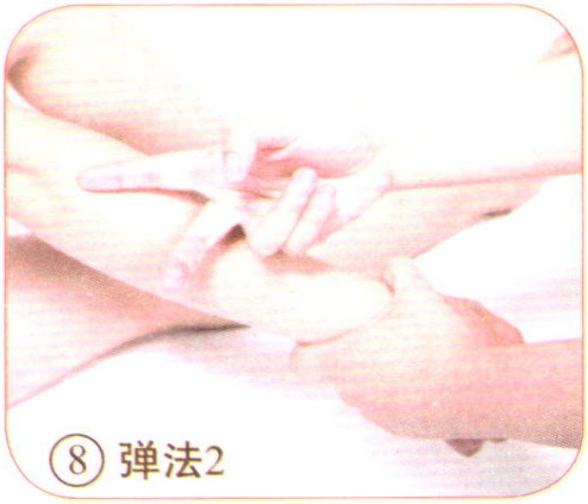

⑧ 弹法2

—— 特别提示 ——

一指禅弹法的主要操作要领是：用大拇指指端、罗纹面或偏峰着力于穴位上，腕部放松、沉肩、垂肘、悬腕、肘关节略低于手腕，以肘部为支点，前臂做均匀灵活的主动摆动，带动腕部和拇指关节，并且保持腕部摆动时尺侧略低于桡侧。摆动频率为每分钟120～160次。

理法

操作方法 > 用双手拇指或单手拇指、中指、食指沿经络循行部位，或指、趾腱等处施以夹持捋理的方法。临床上常分为理指（趾）法和理肢法。理指（趾）法操作时按摩者将食指、中指屈曲如钩状，双手夹住被按摩者一指（趾），从指（趾）根部向指（趾）尖方向捋顺（图①、图②）；理肢法是按摩者一手握住被按摩者手部或足部，一手沿臂或腿内侧，从根部向远端捋理滑动，换手再沿臂或腿外侧，从根部向远端捋理滑动，根据情况也可双手相对同时操作（图③、图④）。

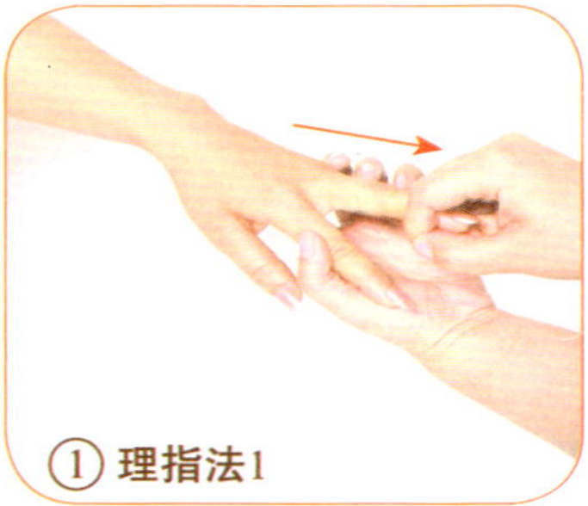
① 理指法1

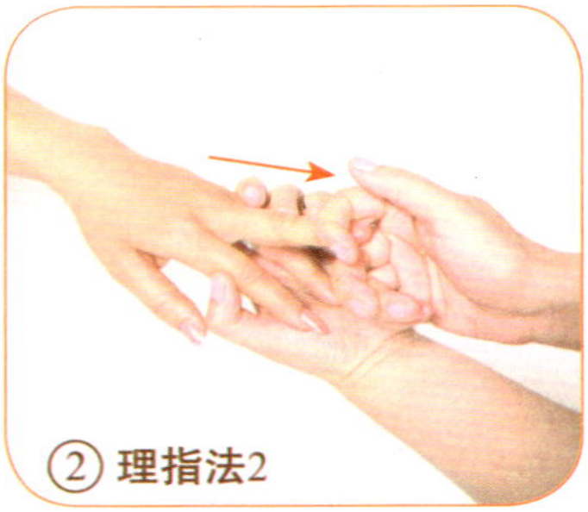
② 理指法2

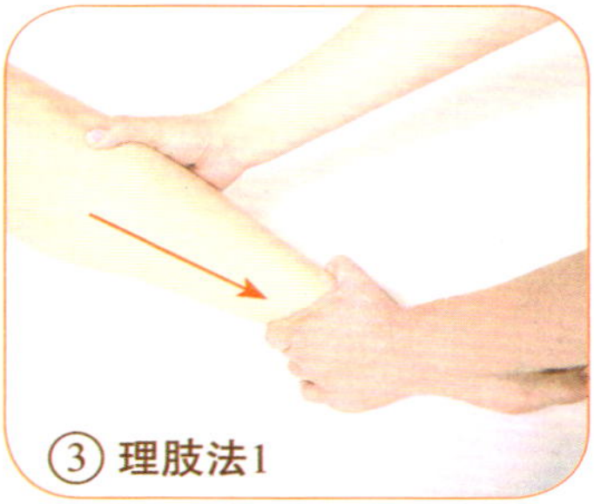
③ 理肢法1

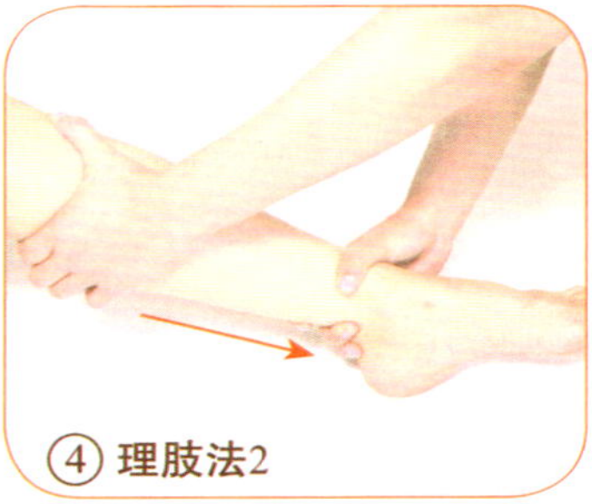
④ 理肢法2

手法要领 > 按摩者动作要敏捷灵活，要均匀对称地用力，速度宜快。

主要作用 > 疏风散寒，通络止痛，行气活血，理顺筋脉等。

摩法

操作方法 > 用手掌掌面或手指指面轻放于体表治疗部位，以一点为中心，做环形的、有节律的摩动称摩法。临床上常分为指摩法（图⑤）和掌摩法（图⑥）两种。用手指指面进行按摩称为指摩法，用手掌掌面进行按摩称为掌摩法。

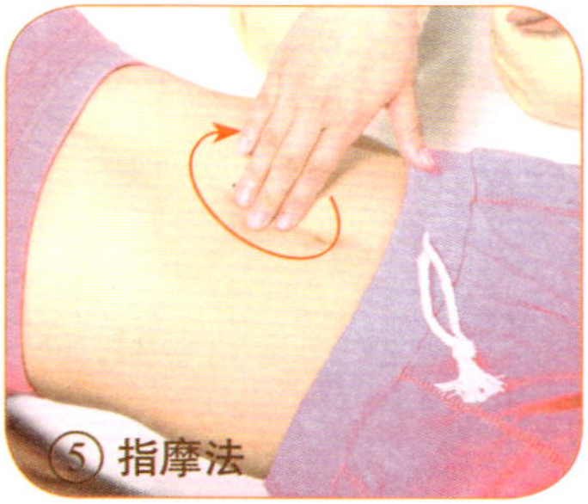
⑤ 指摩法

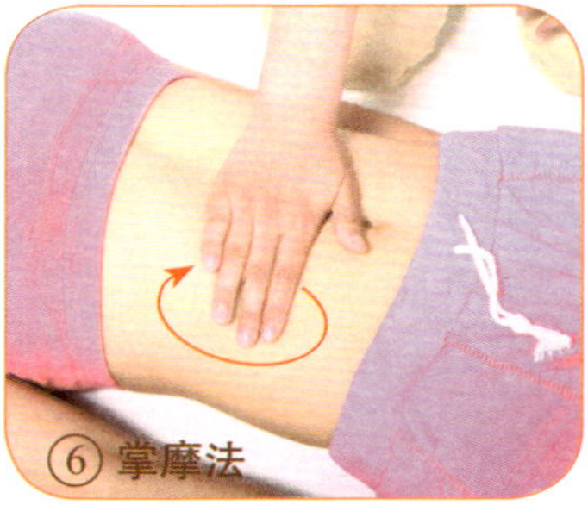
⑥ 掌摩法

手法要领 > 以腕关节连同前臂作轻缓而有节律的盘旋摩擦，直至被按摩者肌肤产生温热感为宜。

主要作用 > 祛除寒邪，理气和中，健脾和胃，疏通经络，活血止痛，散淤消积，缓解疲劳，增强皮肤弹性等。

按摩出现不良反应的处理方法

穴位按摩后患者体内会发生一系列的生理、病理性变化，表现为神经系统的兴奋或抑制，气血的运行、细胞和组织的新陈代谢、内分泌系统的分泌加强，胃肠道的蠕动加快，肌肉的紧张与放松和有疲劳感等。

大多数病人在按摩后都会感觉到轻松愉快，会感觉疼痛感明显减轻。按摩后局部会出现充血现象，皮肤温度会升高，有的人甚至会出现青紫的淤斑，这些都属于正常现象。但在穴位按摩治疗中，有时也会出现不良反应，如昏阙、疼痛加重等。面对这些不良反应要及时采取正确的处理方法。

昏厥

> 预防方法

为防止昏厥的发生，对体质虚弱的患者、神经衰弱的患者，按摩时手法宜轻柔，精神紧张的患者应事先先消除其思想顾虑，饥饿的患者应先进食或喝些糖水。

> 处理方法

有的患者患病日久，体质过于虚弱，对痛感特别敏感，或者过于饥饱，按摩时精神过度紧张，也可能是在按摩时手法过重，患者可能会出现短暂的昏迷。在按摩过程中，若出现头晕、眼花、心慌气短的感觉时，应立即停止，让患者卧床休息，用大拇指轻按内关穴；对于饥饿所致者，吃一些甜食比较好；对于已经昏迷的患者，可用手指捏掐人中、中冲，并在胸部用手掌轻柔，以促进血液循环。

疼痛加重

腰痛、腿痛、背痛等症状，如果按摩手法过重，有可能会使疼痛加剧，一般情况下，痛感会在1～2天后消失，原来的病症也会得到改善。最有效的预防方法就是在按摩时，手法应轻柔和缓，以患者感觉不是非常痛苦为宜，特别是腰的肾脏解剖部位，切忌用力过大。

岔气与肌肉损伤

患者如果体位不舒适，按摩用力过猛或者患者的肌肉过于紧张就有可能造成肌肉损伤或岔气。有效的处理方法是，要配合患者呼吸做牵拉上肢推压后背的运动，以减轻痛感。

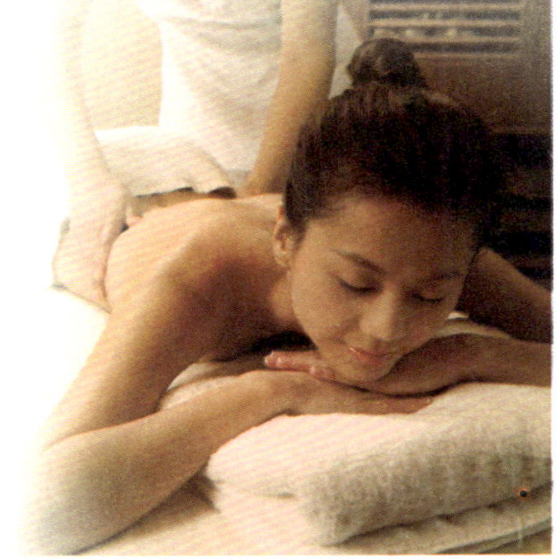

⊙少数人在穴位按摩后会出现某些不良反应，这时只要采取相应的处理措施就可减轻不良反应症状。

借助小工具，让按摩更容易

米粒、菜籽、花籽、王不留行籽

在割成一厘米见方的胶布的中央，放置一粒生米、花籽或菜籽，然后贴在穴位上。如此，便可给予穴位长时间的微量刺激。在指压或按摩后以此方式刺激穴位，有保持其效果的功能。

木槌、按摩棒、击打棒

用木槌击打肩部、背部、大腿等区域较大的部位，可以减缓疲劳，疏通筋骨；用按摩棒突出的一端进行击打按摩；击打棒击打的面积比较小，不会使身体受到伤害。

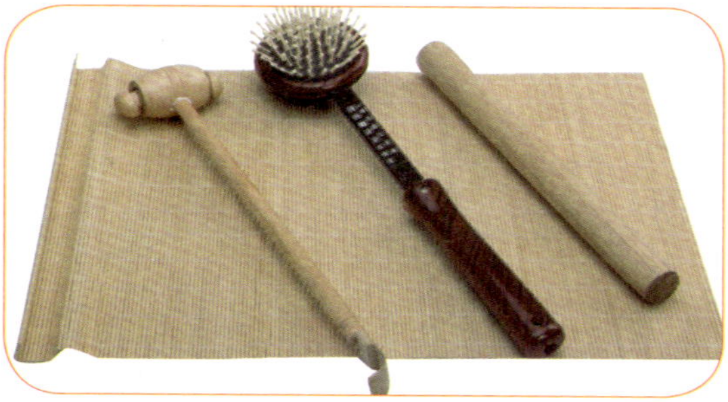

牙签、梳子

将牙签绑成一束，和梳子一样，可以刺激穴位，也可用单个牙签刺激穴位。

圆珠笔、铅笔、钥匙

用手指做指压时，不能好好使力者，可利用圆珠笔、钥匙或铅笔等来刺激穴位。一般来说，圆珠笔和铅笔压住穴位部分的面积较广，刺激较缓和；钥匙压住穴位部分的面积较小，刺激量较大。

吹风机、热水袋

喜欢灸术者，也可以用吹风机对准穴位吹，也可用热水袋温熨，借此刺激穴位，以上均是温灸的一种。

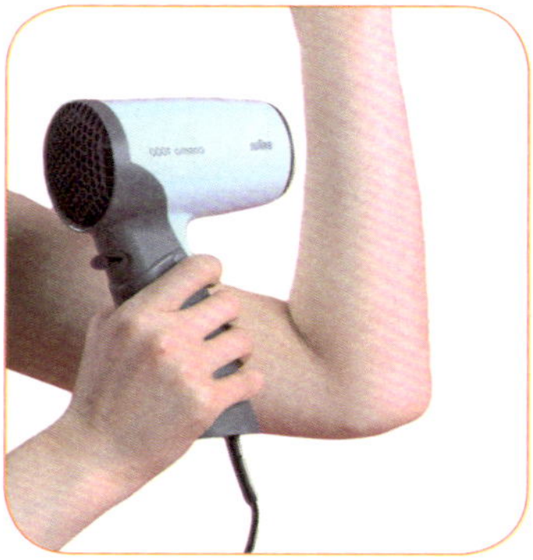

牙刷、软毛刷、浴刷

利用这些物体沿着经络的循行线进行梳理或刷擦，可以代替摩法或擦法。但一定要保持力度，不可将皮肤划破。

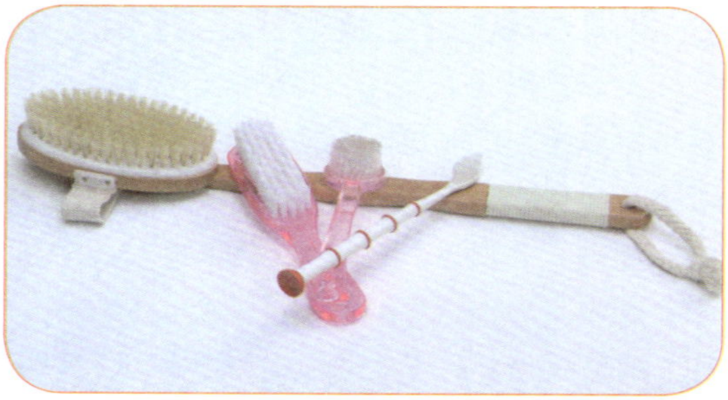

网球

网球，常用于按摩脊椎骨两侧的穴位。取仰卧位，将球放在背部穴道的位置，借助身体的重量和网球适度的弹性，穴位可获得充分的刺激。像高尔夫球那种硬球，可用于刺激脚底的穴位。坐在椅子上，将高尔夫球置于脚底并滚动它，对刺激涌泉等穴位十分有效。用网球也可以。

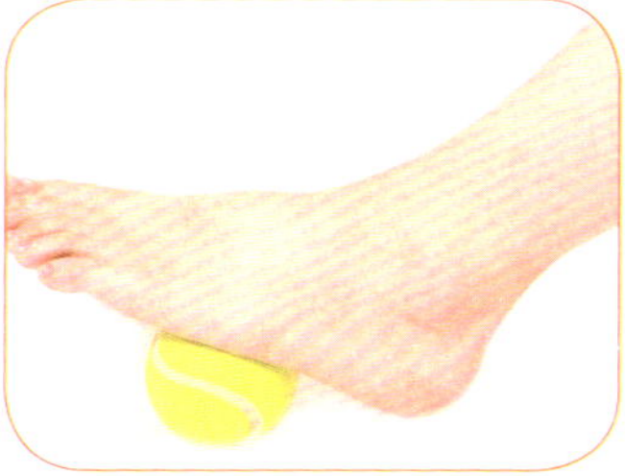

戒指或指环

可用戒指、项链及手链的坚硬突起部分按压颈周、手腕、脚腕及手指周围的穴位。

核桃、小球

通常用手握住两个核桃或小球，用手指的运动带动核桃或小球相互摩擦转动，达到锻炼手指灵活性的按摩效果。经常运动手指还有健脑增智的作用。

鹅卵石路

可以脱掉鞋袜，赤脚走在公园或广场的鹅卵石路上，以达到按摩足部穴位的作用。

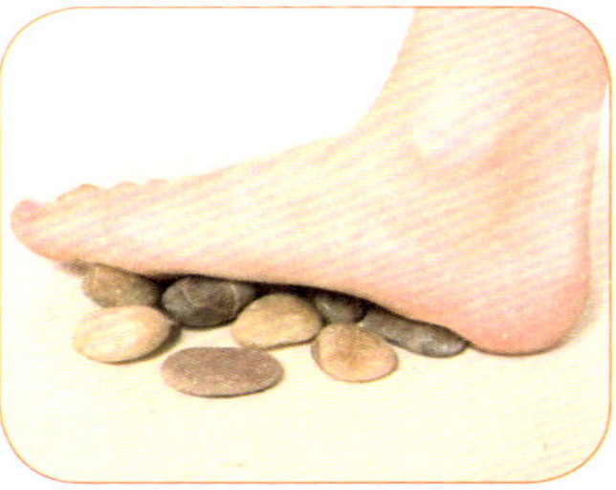

夹趾器、按摩环

夹趾器和按摩环可锻炼脚趾的灵活性并按摩足部，可用夹趾器夹住脚趾来进行穴位按摩；或者将脚伸入按摩环内，上下移动，刺激小腿部穴位。

树木、便民健身器

公园中的便民健身器、树木，都可以成为按摩工具，可以背部朝向健身器或树木站立，用自身的背部撞击健身器或树木，达到按摩效果。

冰袋、冷毛巾

因扭伤或擦伤导致身体某个部位发热时，或者有严重的肩膀疼痛时，冷敷比热敷效果要好一些，可用冰袋、冷毛巾或者冷贴布均可。

按摩滚轮

滚摩器是带滚轮的按摩工具，可以用来按摩背部、胸部、大腿、小腿等脂肪或肌肉厚实的部位。使用时将滚摩器放在想按摩的部位，稍稍用力，做上下移动，每次6～10分钟即可。

按摩者应注意，每次使用滚摩器的时间不要过长，也不要太用力，以免对皮肤造成伤害。

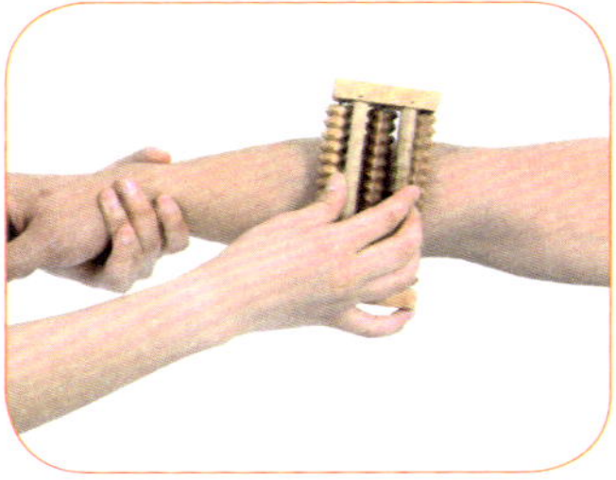

正确的按摩姿势和方法

互相按摩时的常用姿势

在家庭中两个人可以互相按摩，被按摩者可以选择坐位、跪坐、仰卧、俯卧等姿势，按摩者要采取方便按摩的姿势，如站立或屈膝跪坐在旁边（图①、图②、图③、图④）。

按摩者在进行按摩时要掌握各种按摩方法，如按压各穴位时，伸直双臂，除用手指或掌心施压外，可借助自身重力的作用施压。

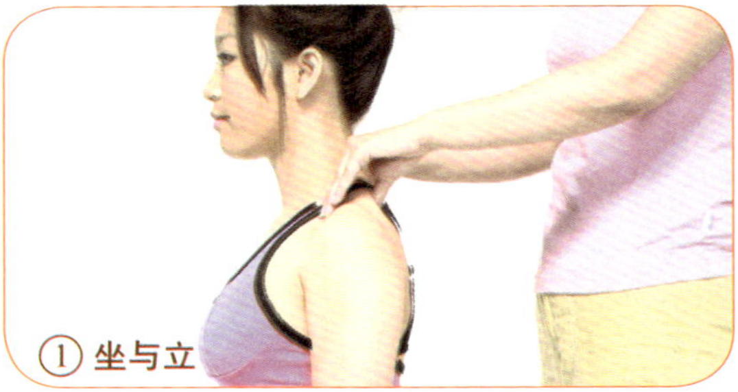
① 坐与立

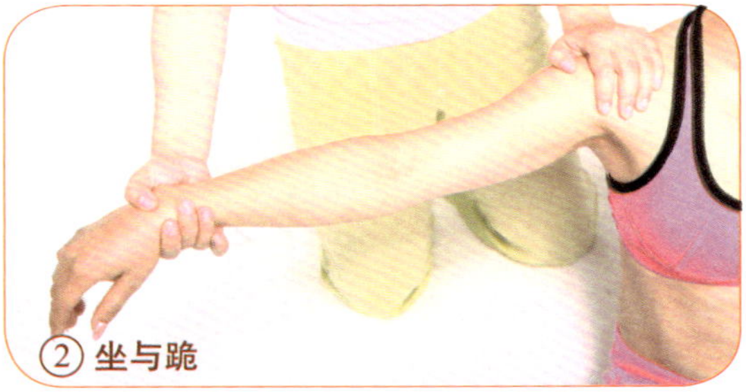
② 坐与跪

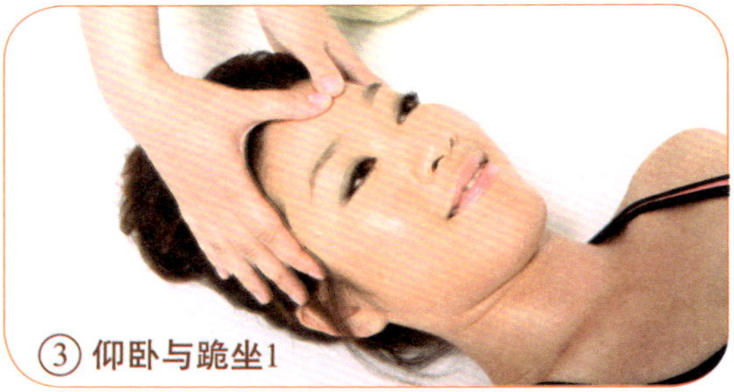
③ 仰卧与跪坐1

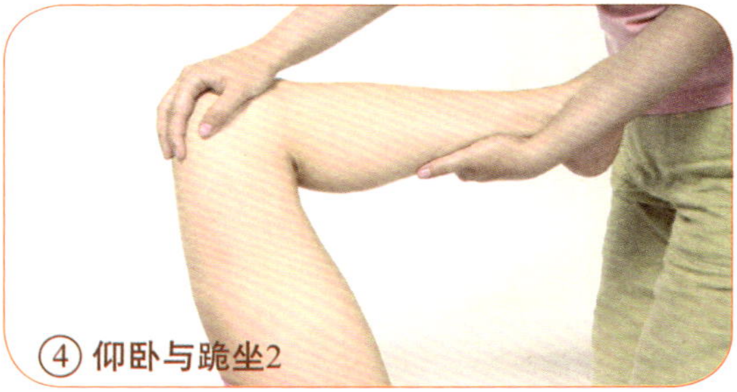
④ 仰卧与跪坐2

自我按摩时的常用姿势

自我按摩时要根据穴位所在部位的不同，采用相应方便、易行、简单的按摩姿势。如坐在椅子上、坐在床上、跪坐在地板上、仰卧平躺在床上等。一般头面部、颈部、胸腹部、上肢、下肢的穴位比较容易按摩，分别根据需要用双手手指指腹或指尖按摩即可。但是腰背部的穴位操作起来较难。下面介绍几种腰背部的按摩姿势：

◎取跪坐位，头颈尽量后仰，双手握拳，用拳头上突出的关节按压腰背部穴位（下页图⑤）。

◎取跪坐位，腰部挺直，双手叉腰，拇指在后，其余四指在前，用拇指指腹按揉腰部穴位（下页图⑥）。

◎仰卧或坐在有椅背的椅子上，双手握拳，用拳头上突出的关节对准腰背部穴位，利用自身的体重向下施压（图⑦）。

◎利用小道具按摩腰背部穴位，如浴刷、热水袋、按摩棒、树木等。

自我按摩的方法

自我按摩时还有很重要的一点要注意，即按摩方法。用手指按压时，可一边呼气一边默数“1、2、3”，随着数字的增加，力度也要逐渐增加。

“1”用力稍轻（图⑧）。

“2”用力适中（图⑨）。

“3”用力稍重（图⑩）。

然后一边吸气一边默数“4、5、6”，随着数字的增加，力度要逐渐减小。

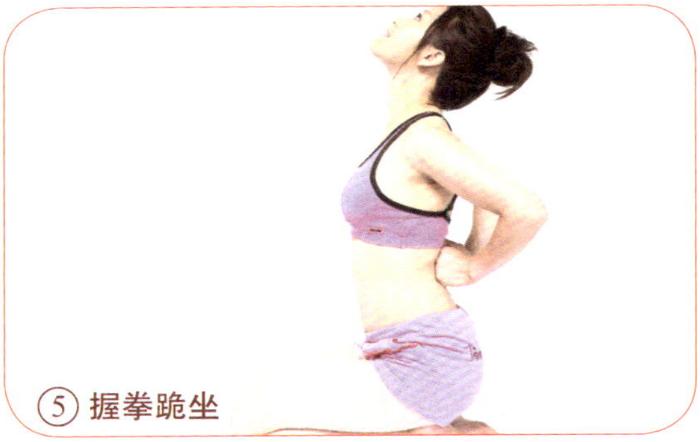
⑤ 握拳跪坐

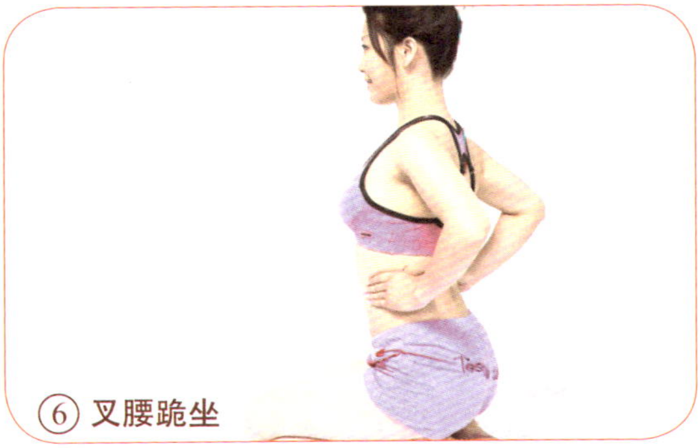
⑥ 叉腰跪坐

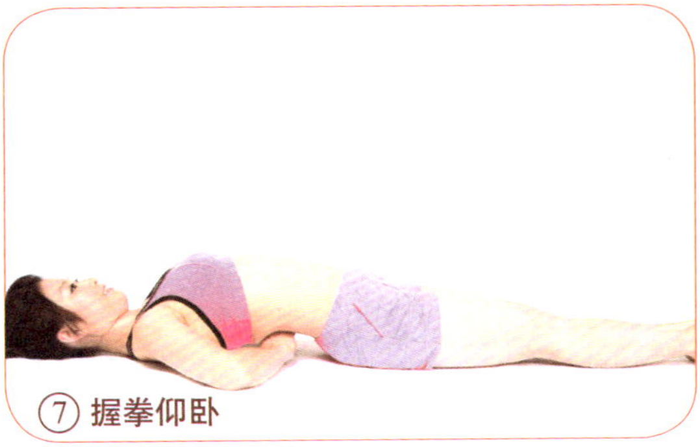
⑦ 握拳仰卧

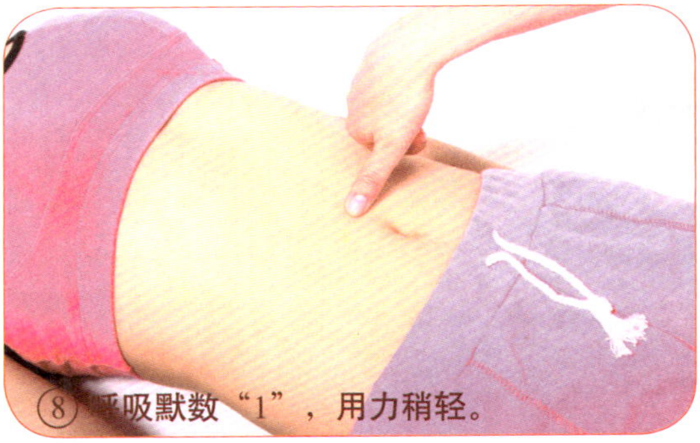
⑧ 呼吸默数“1”，用力稍轻。

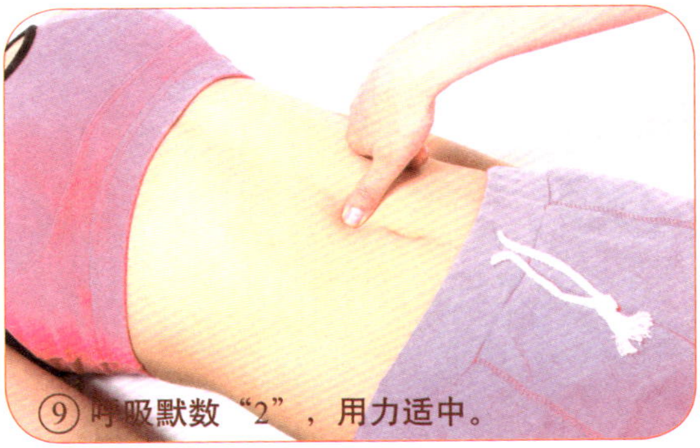
⑨ 呼吸默数“2”，用力适中。

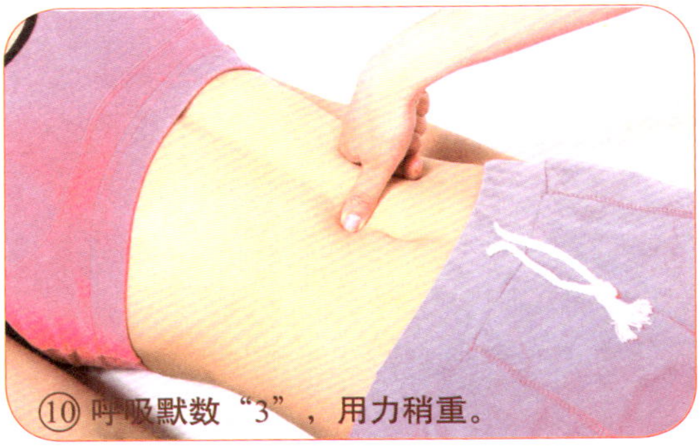
⑩ 呼吸默数“3”，用力稍重。

按摩时的注意事项

自我按摩的注意事项

◎**身心放松：**除按摩时要集中精力外，还要做到心平气和，全身放松。

◎**取穴准确：**按摩是依靠刺激穴位来疏通经络，流畅血脉，达到健身、治病的目的。只有取穴准确才能收到很好的疗效。

◎**用力恰当：**用力的大小，应以有一定的酸、麻、痛、胀感为度。

◎**循序渐进：**按摩的穴位和次数应由少渐多，由轻渐重。

◎**持之以恒：**使用按摩来保健或辅助治疗慢性病，不能急功近利，只有持之以恒才会收到良好的疗效。

给他人按摩的注意事项

◎按摩者在按摩前取下戒指和手链，以免损伤被按摩者的皮肤。

◎按摩者要修剪指甲，以免刮伤皮肤。

◎按摩者在冬季应先温暖双手再进行按摩，以免手太凉而引起被按摩者肌肉紧张，影响按摩效果。

◎按摩者在按摩前和按摩中应嘱咐被按摩者放松肌肉，取穴要准确，用力应由轻到重，柔和均匀且有持久力。

◎给小儿按摩，手法应更轻柔缓和，不宜过分用力。

◎按摩者要随时观察患者神态，以被按摩者不会感到疼痛难受为度。

◎被按摩者只需露出需按摩的部位，其余部分应遮盖保暖，以免感冒。

◎被按摩者体位要得当，以推拿部位舒适放松为标准。

◎被按摩者在大怒、大喜、大恐、大悲等情绪激动的情况下，不要立即按摩。

◎饭后不要立即按摩，一般应在饭后2小时左右为宜。

⊙ 被按摩者体位得当，可以更好地发挥按摩功效。

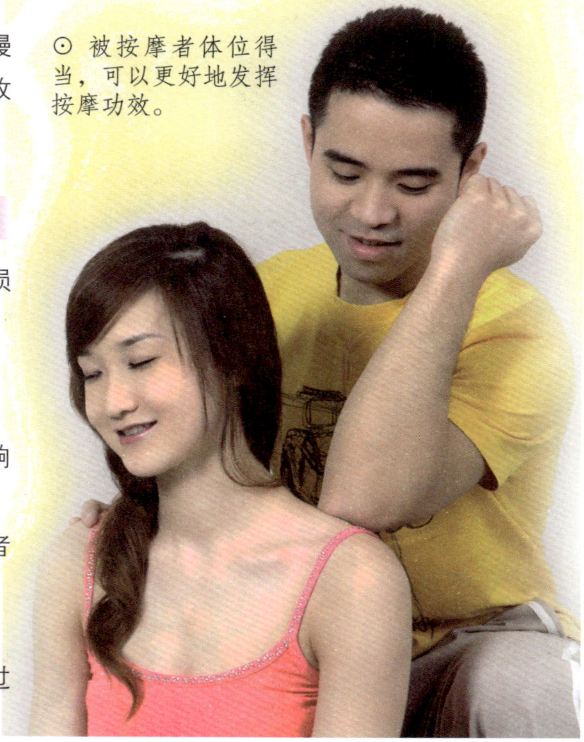

按摩的适应证、禁忌证

按摩的适应证

◎内科常见病，如感冒、哮喘、失眠、偏头痛、低血压、高血压、冠心病、慢性胃炎、消化不良、胃溃疡、呕吐、胃下垂、腹胀、腹痛、便秘、肠炎、脑卒中、面部神经麻痹等。

◎外科常见病，如扭伤、关节脱位、腰肌劳损、肌肉萎缩、三叉神经痛、肋间神经痛、股神经痛、坐骨神经痛、腰背神经痛、四肢关节痛、风湿性关节炎、关节强直等。

◎妇科和男科常见病，如痛经、闭经、月经不调、乳汁分泌失调、乳房肿块、更年期综合征、遗精、疝气、阳痿、性冷淡、早泄等。

◎儿科、五官科等常见病，如小儿咳嗽、遗尿、夜啼、近视、青光眼、牙痛、慢性鼻炎、咽喉肿痛、口腔炎、口角炎、扁桃腺炎等。

◎紧急抢救，如中暑、心绞痛、鼻出血、小腿抽筋等。

◎各种保健，强身健体，如中老年保健、美容、减肥等。

按摩的禁忌证

◎年老多病的患者需要静卧调养，骨骼受伤的患者不宜强行按摩，需听从医生的建议。

◎烫伤、开放性伤口等皮肤损伤、湿疹、丹毒、脓肿、皮肤病患者，均不可进行按摩。

◎急性软组织损伤导致的局部组织肿胀，不可立即按摩，可先冰敷20分钟以上，然后用棉花置于伤部加压包扎，等过了24～36小时拆除后再按摩。

◎血压过高，严重心、肝、肺、肾功能不全的患者，不可进行按摩。

◎被诊断患有不明原因的急性脊柱损伤伴脊髓异常症状的患者，不可进行按摩。

◎患有肝炎、结核病等传染性疾病者，不可进行按摩。

◎血友病、白血病患者不可进行按摩。

◎急性阑尾炎、胃穿孔等急症患者，不可进行按摩。

◎各种骨折和关节脱位者，不可按摩。

◎可疑或已经明确诊断患有骨关节或软组织肿瘤的患者，不可进行按摩。

◎有精神疾病，不能与按摩者合作的患者，不可进行按摩。

◎脊髓型颈椎病是绝对禁止按摩的，椎动脉型应由有经验的专业按摩师进行。

◎患中央型腰椎间盘突出症者不能按摩。

◎患病时间长，且被按摩者体质较弱，禁不起最轻微的推拿、按压者，不可按摩。

◎极度疲劳和酒醉的被按摩者不宜进行推拿。

◎女性经期及妊娠期时不宜对腹部、腰骶部和髋部进行按摩；妊娠期还忌按摩肩井、合谷、三阴交和昆仑等穴。

刮痧疗法适用的症候

刮痧疗法是在中医经络学说的指导下，循着人体的经络和穴位，应用光滑的硬物器具、金属针具、瓷勺、古钱、玉石片等，蘸上食用油、白酒、凡士林、清水等，在人体的皮肤、经络、穴位和病变部位，反复刮、挤、揪、捏、刺等，造成皮肤表面的淤点或者紫色痧痕，把阻滞在人体内的病理产物通过皮肤排泄出来，使病变的细胞、组织及器官得到氧气的补充而活化，从而达到内病外治的一种中医治疗方法。

引起痧病的原因很多，其症状表现除去痧和胀以外，还有许多症候，略归纳如下。

因高温而引起发病

其症状除去头昏、脑胀、烦躁不安以外，还有泛泛欲吐的感觉，严重的还可能有神志昏迷、四肢发麻等症状。

因空气窒闷而引起的痧病

其症状除头脑昏胀的感觉厉害一些外，还有呼吸困难、胸闷不舒、恶心呕吐（有时想吐却吐不出来）、面色青紫（甚至四肢爪甲发紫），严重的还会引起神志昏迷。

伤食引起的痧病

腹胀、胸闷的感觉比较剧烈，欲吐不得吐，欲泻不得泻，肚子出现一阵阵剧烈的绞痛，这就是一般所说的“绞肠痧”。

食物中毒引起的痧病

症状发作极为迅速，主要的表现是：腹痛、腹胀得很厉害，还伴有呕吐、泄泻、四肢发麻等症状。

此外，因煤气中毒而引起的疾患因其症状与痧病相似，因此，也把它归入痧病范畴内。

总而言之，无论以上何种原因引起，其病理变化最终为邪阻中焦，升降之气机阻塞，上下不通，血络闭塞。刮痧疗法主要通过一些特殊的刮痧工具在皮肤表面刮出紫红色小出血点，因人体经络遍布全身，内连五脏六腑，外达四肢百骸，脏腑之气不通，精、血、津，液生化无源，可致经络为病，经络不通也可致脏腑为病，故经络之病可通过调整脏腑而愈。同样，疏通经络也可治愈脏腑之病。刮痧通过刮出小血点以泄血络之热，使经络通畅，经络通畅则滞留脏腑之邪有出路，邪出则脏腑气机升降如常，从而使病自愈。

刮痧疗法的基本手法

常用的刮痧法

> 循经刮痧法

按照经络的循行走向进行刮拭，用力轻柔，速度和缓，连续不断，属于保健刮痧，适用于刮拭结束时的调理或者用于放松肌肉、调整经络、消除疲劳等。

> 穴位刮痧法

在对骨骼、关节等部位进行刮拭时，刮痧板与刮拭方向保持45°角；对于特定的穴位或痛点，刮痧板与刮拭部位角度应小于30°，用力由轻至重，比较适宜做柔和慢速的旋转按揉。

> 面刮法

手持刮痧板，刮拭时用刮痧板的1/2边缘接触皮肤，以45°角倾斜应用最为广泛。这种手法适合于身体比较平坦部位的经络和穴位（图①）。

> 角刮法

用刮板的棱角以倾斜45°角在相应的穴位上进行自上而下的刮拭。这种刮法多用于肩部的肩贞穴、胸部的中府穴、云门穴等（图②）。

> 厉刮法

刮板的棱角与穴位呈90°角垂直，刮板始终不离开皮肤，并施以一定的压力于穴位上做短距离的前后或者左右摩擦。

> 点按法

用刮板棱角与穴位以90°角垂直向下按压，力度由轻到重，逐渐增加，片刻后猛然抬起，使肌肉复原。这种手法可以重复做几次，适用于无骨骼的软组织和骨骼凹陷部位，比如人中穴、膝眼穴等（图③）。

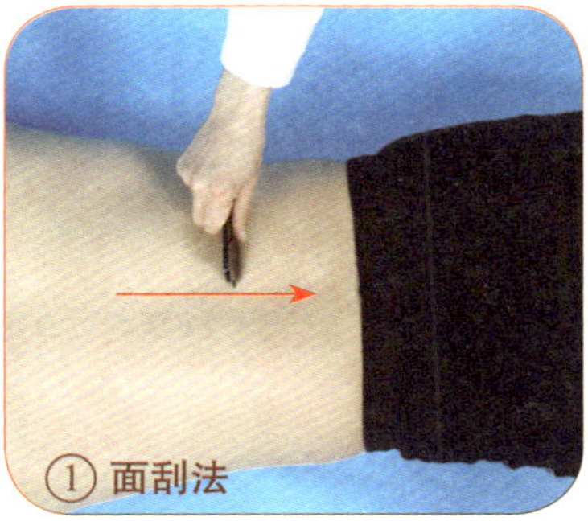
① 面刮法

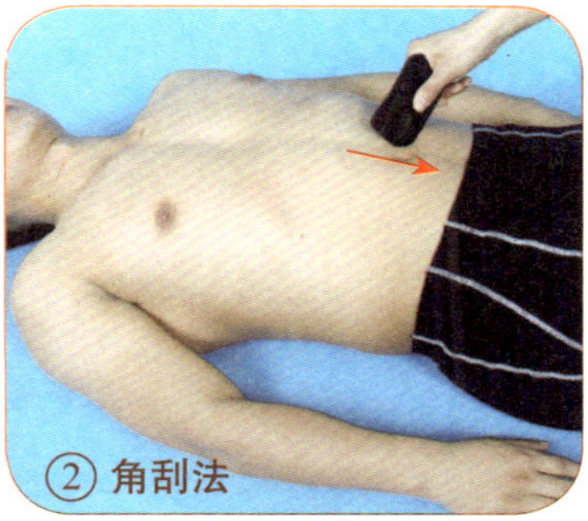
② 角刮法

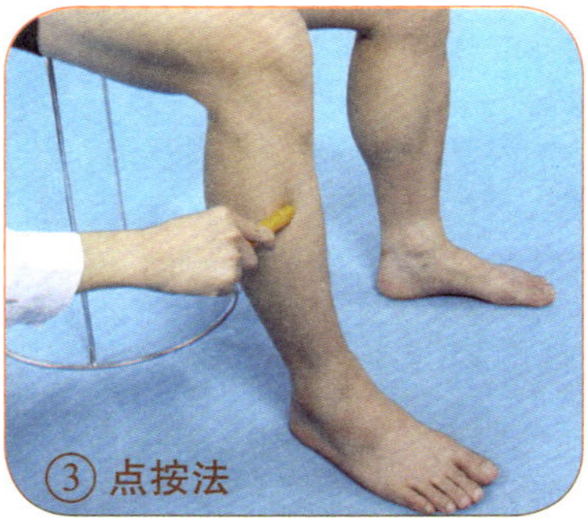
③ 点按法

> 摩擦法

将刮板的边、角或面与皮肤直接紧贴或隔衣、隔布进行有规律地旋转移动或直线往返移动，使皮肤产生热感为度，并向深部渗透。其左右移动力量大于垂直向下压按的力度。操作时，动作轻柔，移动均匀，可快可慢，一个部位操作完成后再进行下一个部位。多用于麻木、发凉或隐痛部位，或肩胛内侧、腰部和腹部。另外，在使用其他刮法前也可使用该法，皮肤有热感后再继续其他操作即可（图④）。

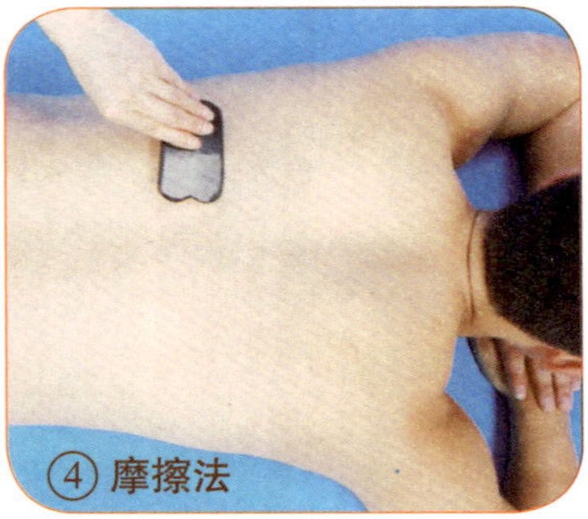

④ 摩擦法

> 直线刮法

利用刮痧板的上下边缘在体表进行直线刮拭。一般用右手拿住刮痧板，拇指放在刮痧板的一侧，四指放在刮痧板的另一侧，与体表成45°，刮痧板薄的一面1/3或1/2与皮肤接触，利用腕力下压并向同一方向直线刮拭，要有一定长度。这种手法适用于身体较平坦的部位。

> 补泻手法

◎补法：刮拭按压力度小，速度慢，刺激时间较长，有助于激发人体的正气，使状态不佳的身体能得到恢复。向心脏方向的手法为补法。适用于年老体弱、久病重病或形体瘦弱的虚证患者。

◎泻法：刮拭按压力度大，速度快，刺激时间较长，有助于疏泄病邪，使亢进的脏器功能恢复正常。背离心脏方向的手法为泻法。适用于年轻体壮、新病急病或形体壮实的实证患者。

◎平补平泻法：介于补法和泻法之间，亦称平刮法。有三种刮拭方法，第一种为刮拭按压力度大，速度慢。第二种为刮拭按压力度小，速度快。第三种为刮拭按压力度中等，速度适中。这种方法常用于正常人的保健或虚实兼见证的治疗。刮痧后加温灸的手法为补法；刮痧后加拔罐的手法为泻法。

补泻法	力度	频率
补法	小	慢
泻法	大	快
平补平泻法	大	慢
	小	快
	中等	适中

其他刮痧方法

> 挟痧法

挟痧法又称揪痧法，是指在受术者的待刮拭部位涂上刮痧介质，然后施术者五指屈曲，犹如钩状，蘸刮痧介质后夹揪住皮肤（下页图⑤），然后用力向外滑动再松开（下页图⑥），一挟一放，反复进行，并连续发出“叭叭”的声响，在同一部位可连续操作6～7次。揪痧后，被挟起的部位会出现痧痕，造成局部淤血，从而使皮肤出现血痕。施行本法时不需要任何器具，只需用手指操作即可。

扯痧法

在受术者的一定部位或穴位上，用大拇指与食指用力提扯受术者的皮肤，以达到治疗疾病的作用，称之为扯痧疗法。扯痧时受术者取坐位或卧位，充分暴露局部皮肤。施术者用拇指腹和食指第2指节蘸冷水后，扯起一部分皮肤及皮下组织，并向一侧牵拉拧扯（图⑦），然后急速放开还原。也可用拇指、食指、中指三指的指腹夹扯皮肤（图⑧），依上述手法连续向一定的方向拧扯，重复往返数次，使扯痧部位表皮出现紫红色或暗红色的痧点为止。

挤痧法

对因痧引起的疾患，用双手或单手大拇指与食指互相挤压皮肤，连续挤出一块块或一小排紫红痧斑为止的治疗方法，叫做挤痧疗法。本法适用于皮肤薄、肌肉较少的部位，如前额。

挑痧法

挑痧法是施术者用针刺挑受术者的体表，以达到治疗疾病目的的一种方法。挑痧前准备75%酒精、消毒棉签和经过消毒处理的三棱针或注射针头1个。施术者先用棉签对局部皮肤进行消毒，在挑刺的部位上，用左手捏起皮肉，右手持针，轻快地刺入并向外挑，每个部位挑3下，同时用双手挤出紫暗色的淤血，反复5次，最后用消毒棉球擦净。本法具有清泄痧毒、通脉开窍、急救复苏等功效。

拍痧法

拍痧法是指用虚掌或用刮痧板蘸取药水或酒、醋等介质后，在脚、手及酸痛的关节部位进行拍打，以皮肤发红为度。此法适用于痛痒、酸、胀麻的部位（图⑨）。

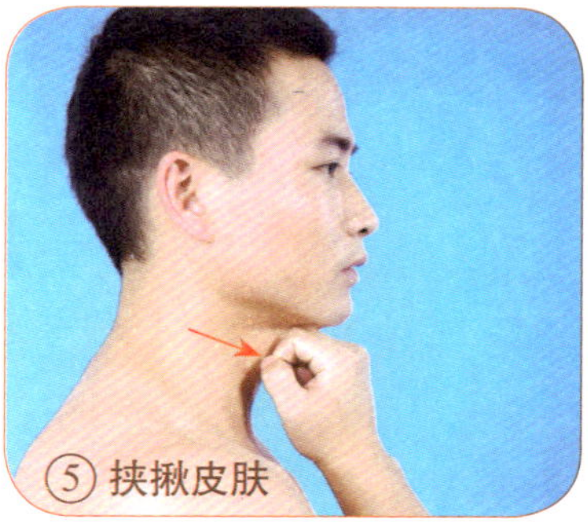

⑤ 挟揪皮肤

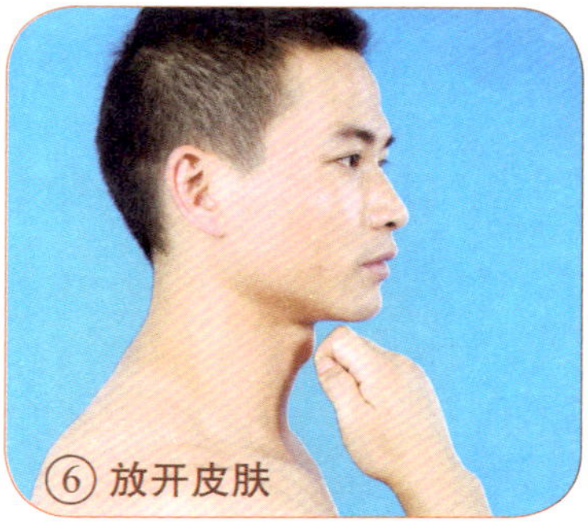

⑥ 放开皮肤

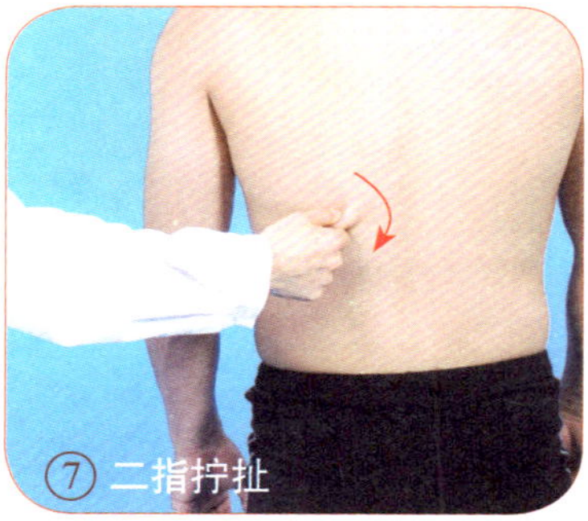

⑦ 二指拧扯

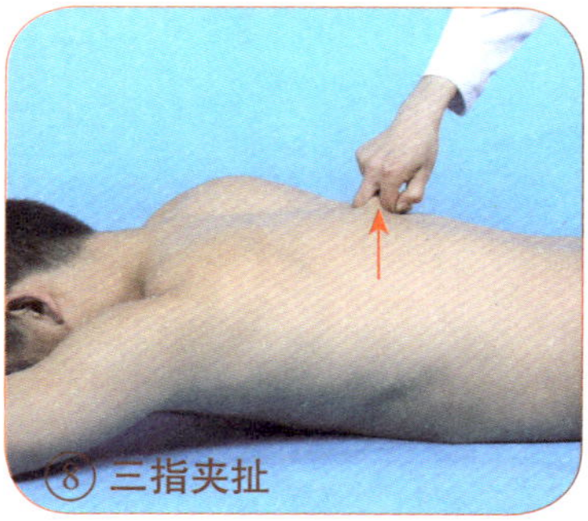

⑧ 三指夹扯

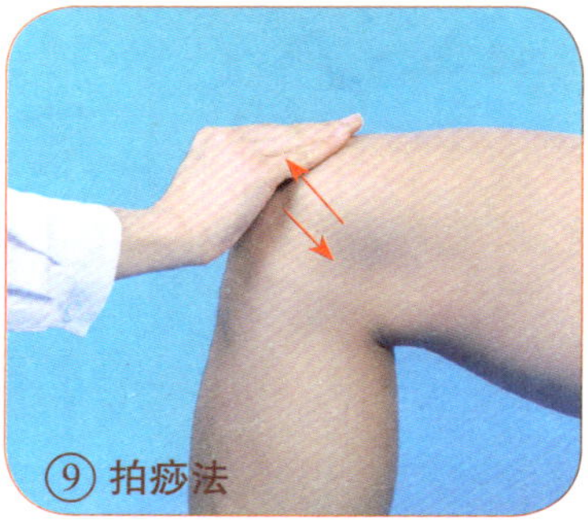

⑨ 拍痧法

刮痧器具大解析

刮痧板简介

传统的刮痧疗法所用工具有瓷勺、银元、金属板等。从刮痧板的材质来说，纯水牛角最好，玉、石次之，瓷片也可以，塑料不宜。目前应用最为广泛的是刮痧板和集多种功能的刮痧梳子。以天然水牛角为材质的刮痧板最常用，因为水牛角本身就是一种中药，具有清热解毒、凉血、定惊的作用。在古代及现在一些少数民族地区，水牛角还是辟邪去灾的吉祥物，可以随身佩戴，被视为理想的强身健体之佳品。

刮痧板的形态结构包括厚缘（弧形）、薄缘（直行）和棱角。保健多用厚缘，治疗疾病多用薄缘，关节附近的穴位和需要点按的穴位多用棱角刮拭。还有两曲线状凹口，曲线状凹口部分对手指、脚趾、脊椎等呈凸曲面部位进行刮痧治疗，能尽可能多地接触皮肤，取得理想的治疗效果。

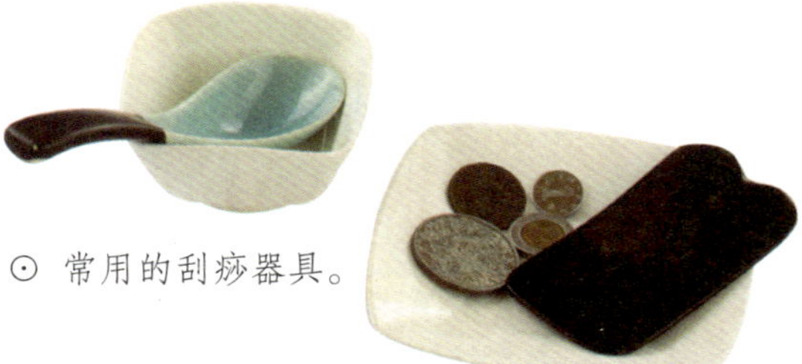

⊙ 常用的刮痧器具。

常见的刮痧介质

刮痧时为了减少阻力，减轻对皮肤的损伤，增强刮痧的疗效，操作时必先给刮痧部位涂上一层刮痧介质。

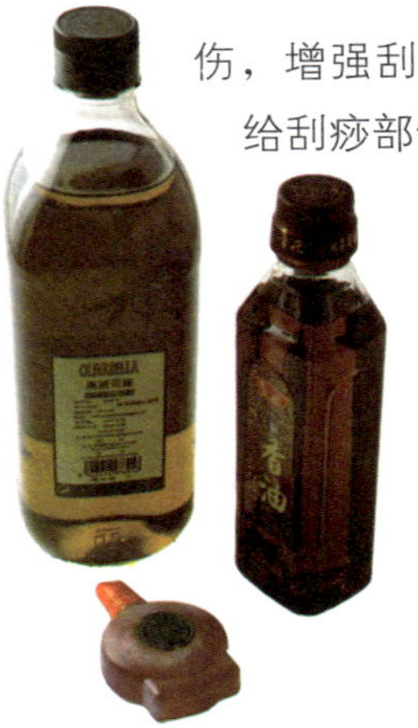

⊙ 常用的刮痧介质。

刮痧活血剂又叫活血润滑剂，其实也是来自于民间，多由血竭、白芷、红花、麝香等经提炼浓缩而成，有扩张毛细血管，促进血液循环的作用。

刮痧油是指专门配制的、用于刮痧的油剂，一般由芳香药物的挥发油和植物油提炼浓缩而成，有祛风除湿、清热解毒、活血化淤、消炎镇痛等作用。

刮痧时在施术部位涂以刮痧油不但可以减轻疼痛，还可以润滑保护皮肤，预防感染，使刮痧安全有效，也可以使效果更显著。

刮痧所需的其他材料

> 清洁的纸张

刮痧结束后，需要用清洁的纸张擦拭刮痧部位，可以清洁皮肤也可以防止污染衣服。

> 毛毯

刮痧大多是局部性操作，可准备一条毛毯，将不施刮痧术的部位盖上，以预防着凉。

刮痧的适应证、禁忌证

刮痧之宜	
内科病症	感受外邪引起的感冒发热、头痛、咳嗽、呕吐、腹泻以及高温中暑等，急慢性支气管炎、肺部感染、哮喘、心脑血管疾病、脑卒中后遗症、泌尿系统感染、急慢性胃炎、肠炎、便秘、腹泻、高血压、糖尿病、胆囊炎，各种神经痛、脏腑痉挛性疼痛等。
外科病症	以疼痛为主要症状的各种外科病症，如急性扭伤、感受风寒湿邪导致的各种软组织疼痛、各种骨关节疾病、坐骨神经痛、肩周炎、落枕、慢性腰痛，颈椎、腰椎、膝关节骨质增生等病症。
儿科病症	营养不良、食欲不振、生长发育迟缓、小儿感冒、腹泻、遗尿等病症。
五官科病症	牙痛、鼻炎、鼻窦炎、咽喉肿痛、视力减退、弱视、青少年假性近视、急性结膜炎等病症。
妇科病症	痛经、闭经、月经不调、乳腺增生、产后病等。
保健	预防疾病、病后恢复、强身健体、减肥、养颜美容、消斑除痘、延缓衰老等。
刮痧之忌	
内科病症	有严重心脑血管疾病、肝及肾功能不全、全身水肿者禁止刮痧。因为刮痧会使人皮下充血，促进血液循环，这会增加心、肺、肝、肾的负担，加重患者病情。有出血倾向者也不要刮痧。
外科病症	体表的疖肿、破溃、疮痈、斑疹和不明原因包块等患处禁止刮痧，否则会导致创口的感染和扩散。急性扭伤、创伤的疼痛部位或骨折部位禁止刮痧，因为刮痧会加重伤势。
妇科病症	孕妇的腹部、腰骶部禁用刮痧，否则可能会引起流产。
禁刮部位	眼睛、口唇、舌头、耳孔、鼻孔、乳头、肚脐等部位禁止刮痧，因为刮痧会使这些部位黏膜充血，不利于康复。
亚健康状态	过度饥饱、过度疲劳、醉酒者不可接受重力、大面积刮痧，否则会引起虚脱。

刮痧时的常见问题及处理方法

晕刮

晕刮，即指刮痧治疗过程中出现的晕厥现象。在刮痧过程中，患者出现头晕、心悸、面色苍白、四肢发冷甚至神昏欲倒等，均属晕刮现象。

> 晕刮预防措施

◎对于初次接受刮痧治疗的患者，应做好说明解释工作，消除其顾虑。

◎空腹、过度疲劳、熬夜后不宜使用刮痧治疗法。

◎根据患者的体质选用适当的刮拭手法。对低血压、低血糖、体质虚弱、汗出或吐泻过多、失血过多等虚证，宜用补刮手法，手法宜和缓。

◎刮痧部位应少而精，掌握好刮痧时间，不宜超过25分钟。尤其是当夏季的时候更应严格控制刮拭时间。

◎在刮痧过程中，要不断地询问患者的感觉，及时发现晕刮的先兆。

> 晕刮处理方法

患者出现晕刮后应立即停止刮拭，迅速让患者平卧，采取头低脚高的体位，并要安慰患者，消除患者的紧张情绪。让患者饮用温开水或糖水，并注意保温。迅速用刮痧板棱角部点按人中穴，力道宜轻，避免重力点按后出现局部水肿。重刮患者百会穴和涌泉穴，采用泻刮的方法。

患者病情好转后，继续重刮内关和足三里穴。采取以上措施后，患者静卧片刻后即可恢复。

不出痧

慢性病患者会经常进行刮痧治疗，当病情平稳以后，出痧就会减少，甚至不出痧，此时可采取下列的方法：

> 交替、变换刮拭手法和方法

如果经过多次刮痧以后，出痧明显减少或者不出痧者，为避免损伤正气，不能再用泻法，改为以重点穴位和穴区的治疗为主，可以用面刮法、点按法和按揉法相结合。

> 适当延长治疗间隔时间

在辅助治疗慢性病的时候，采用左右肢体、经络、穴位交替治疗，这样就会使每条经络和治疗区域的间隔时间延长，保持病变经络、穴位的敏感性。

> 增加补益穴位的运用

对于不出痧的病症，一方面改泻法为补法，另一方面辨证增加补益的穴位，如足三里、三阴交等。

拔罐疗法的作用机制

拔罐疗法又叫做吸筒疗法、拔筒法，是以各种罐为器具，利用燃烧等方法所产生的热力排去罐内的空气以造成负压，使之吸着于经络、穴位、患处或体表的某些部位，使被拔部位的皮肤出现充血、淤血或者起泡等现象，从而达到治疗疾病的目的。

拔罐的作用机制，虽然还没有得出确切的结论，但依据古人的见解和最近几年来的研究，我们有了一些概括的了解，如清代赵学敏在《本草纲目拾遗》中说："凡是患一切风寒，皆用此罐。以小纸烧见焰，投入罐中，即将罐合于患处。或头痛，则合于太阳、脑户或巅顶。腹痛合于脐上。罐得火气，合于肉即牢不可脱，须待其自落，患者但觉有一股暖气从毛孔透入，少倾火力尽，则自落。肉上起红晕，罐中有气水出。风寒尽出不必服药。"

现代医学研究发现，拔罐后，由于人体的毛细血管破裂，局部导致淤血，会产生自体溶血的现象，从而使红细胞和白细胞受到破坏，大量的血红蛋白释出，起到一种良性的刺激作用。

另外，人体在使用火罐时，可发生局部热敷作用，从而扩张局部血管，加快血液循环，改变充血的状态，加快新陈代谢的速度，改善营养不良状况，增强血管壁的渗透性，提高局部耐受性，加强机体抵抗力。以上所有这些，都有利于患者病体的好转。

此外，临床经验表明，按火罐的构造原理与形状，经药酒燃烧以后，很快就能使罐内的氧气燃起，把空气排出罐外而成为真空，从而产生一种强大的吸引力，拔在患者穴位上，使汗毛孔吸开，将人体内的寒气、淤血抽出体外。同时，药酒一经燃烧，即变为气体散发开来，而进入穴位，随后到达筋骨和经络，起到除湿、祛风、散寒、拔毒、止痛、舒筋、活血等效果。

⊙ 拔罐是一种通过负压的作用，把人体的气血集中起来到某处，重点解决局部问题的一种自然疗法。

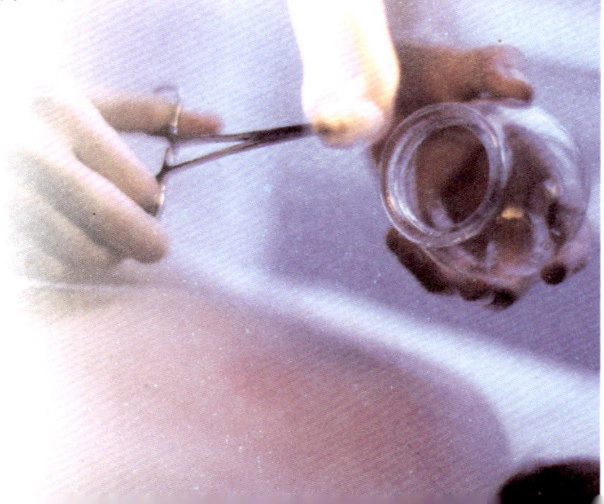

拔罐疗法的基本手法

常见的拔罐方法

闪火法

这是临床上最常用的排气方法。其具体操作是用镊子等夹住或缠住棉球等点火工具，或把纸卷成筒条状，另一只手握住罐体，罐口朝下，将棉球点燃后，放入火罐内绕1～2圈，或者放入罐内至罐体底部马上抽出，然后迅速将罐体扣在施术部位上，此时罐内形成的负压即可吸附住皮肤。

罐内负压的大小可以根据施术者的经验，通过调整闪火的时间或者叩罐的速度来调节。此法操作简单，可以连续进行，特别适宜走罐、转罐、摇罐、闪罐、排罐，而且因为罐内没有火，相对其他火罐法更为安全。但应该注意几点，棉球蘸的酒精不能太多，以防酒精滴下来灼伤皮肤；手拿罐具的时候，要始终保持罐口朝下，以防热气上溢，影响治疗效果。

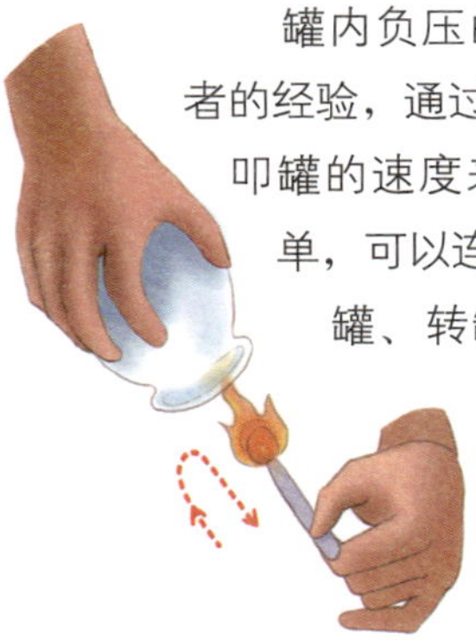

⊙ 用镊子夹住点燃的棉球，放入罐底后马上抽出。

投火法

投火法是民间常用的一种拔罐方法。将纸片折成宽筒条状，点燃后趁其燃烧最旺的时候，迅速投入罐内，然后迅速扣在施术部位。此法适用于身体侧面的吸拔。要注意将纸投入罐内时，没有燃烧的一端应该向下。如果燃烧后的纸条长度大于罐口直径时，即使施术于仰卧位，也不会灼伤皮肤。这种方法不需要用酒精，所以比较适用于家庭的医疗保健。需要注意的是，纸条燃烧后会产生烟灰，烫伤皮肤，所以皮肤有破溃之处时，最好不要采用这种方法。

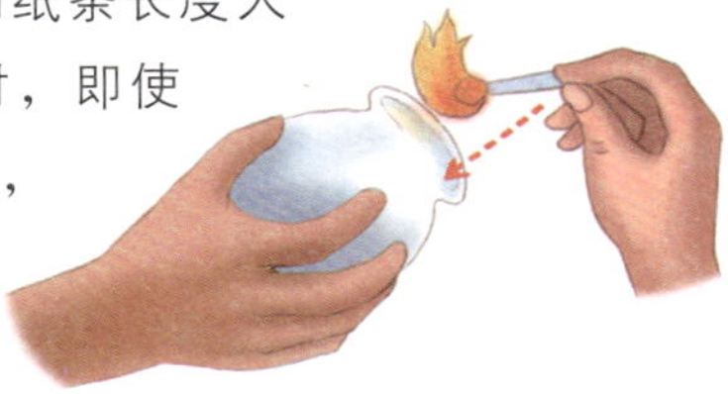

⊙ 当纸条燃烧最旺时迅速投其入罐。

架火法

传统的方法是用易燃的软布，裹一枚硬币，将布的四角转折上约1寸，放在施术的部位。操作的时候，只需把布角点燃，迅速把罐子扣在皮肤上。现在这种方法已经很少采用。较常用的方法是，将不易燃烧或者传导热量的物体，如无孔钱、瓶盖、捏成的小薄面饼等，直径要小于罐口，放于施术部位，然后把酒精棉球放在摆好的隔物上，点燃酒精棉球，把火

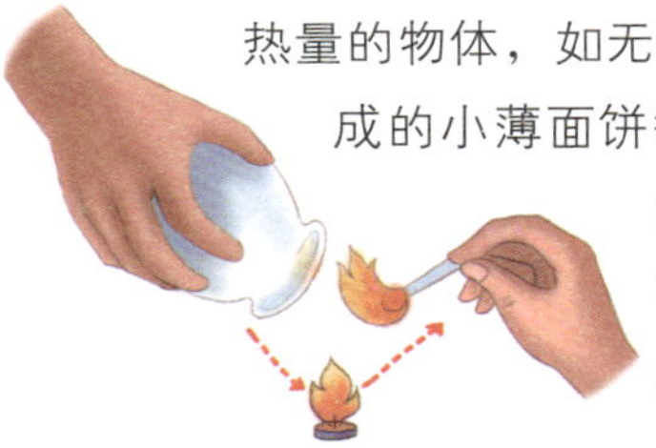

⊙ 点燃放在隔物上的酒精棉球，迅速扣上火罐。

罐迅速扣在棉球上即可。此法吸附力强，但是操作比较麻烦，而且容易被烧伤。

> 贴棉法

贴棉法是指用直径约为2厘米的棉片，厚度适中，浸渍少量75%～95%的酒精，使棉片贴在罐内壁的底部或侧壁，以火柴点燃，扣在皮肤上。此法多用于吸拔身体侧面，操作简便，吸附力也比较强。但是要注意，棉片上的酒精不能过多，以免滴落烫伤皮肤。

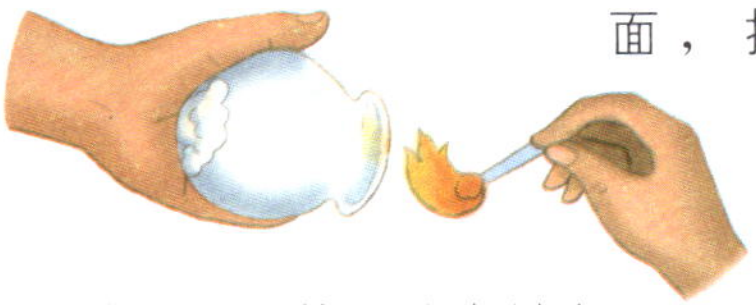

⊙ 棉球蘸酒精，贴在罐底，点燃后扣在皮肤上。

> 滴酒法

滴酒法是指保持罐口朝上，将几滴酒精或白酒滴入罐内底部，然后转动罐具，使酒精能均匀的蘸湿罐具的内壁，用酒精棉球点燃后迅速吸拔在施术部位。滴入酒精的多少应该根据罐体的大小决定，以不伤到皮肤为准。此法比较简单，但须注意酒精不可滴得太多，亦不可滴在靠口边处，以免酒精流至罐口，在点燃时烫伤肌肤。

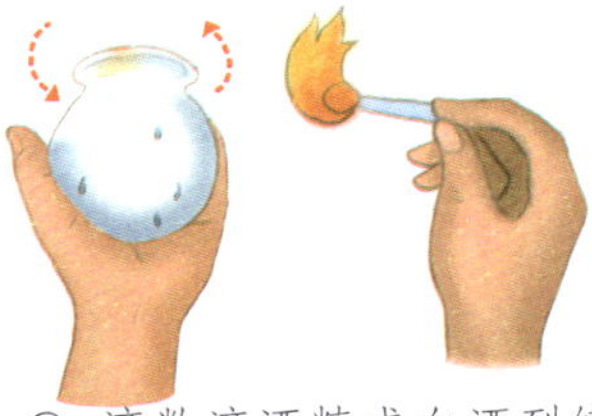

⊙ 滴数滴酒精或白酒到罐底，转匀，点燃后扣在皮肤上。

> 水煮法

水煮法是指利用煮水时蒸汽的力量，排去罐内的空气，使罐内形成负压，吸拔于皮肤表面的一种方法。著名的壮医拔罐疗法，就属于此种疗法。这种方法适用于竹罐和木罐，也可以根据病情选用相应的中药材煮罐，以提高治疗效果。具体方法是将罐具放在热水或者药液中煮3～5分钟，然后用镊子将罐夹出，甩掉水液后迅速用干毛巾捂住罐口，保持罐内的热气，然后趁热将罐扣在需要拔罐的位置，对其加压约半分钟，吸于皮肤之上。

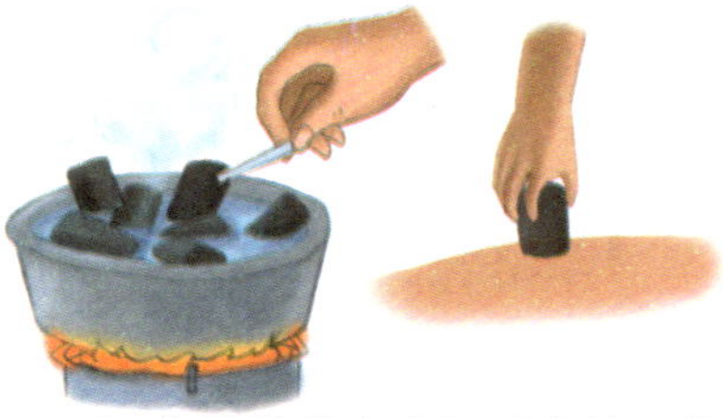

⊙ 竹罐用药液煮3～5分钟，甩干后拔罐。

> 抽气法

抽气法使用的是抽气罐，是直接抽出罐内空气以形成负压的一种拔罐方法。优点是罐内的负压大小容易掌握，不会引起烫伤，但是没有温热感，不能实施其他的手法。

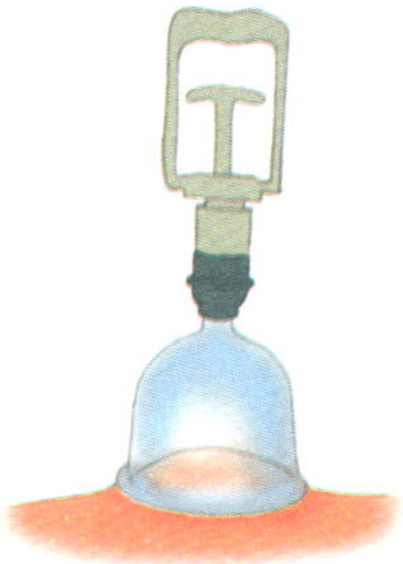

⊙ 拔出罐内空气形成负压吸住皮肤。

拔罐的特殊手法

> 留罐法

留罐法也叫坐罐法，是指将罐具吸附于皮肤上并停留一段时间的方法，一般需

10～15分钟。这种方法是历史最悠久，使用最广泛的一种拔罐方法，适用于大部分病症。其分为单罐法和多罐法，单罐法即指用一个罐治疗疾病的方法，其适用的病症比较简单，病变范围比较小或者取穴较少的疾病。例如，牙痛拔颊车，头痛用太阳穴，局部软组织的损伤拔阿是穴等。多罐法即指多个罐同时使用，适用于病变范围比较广泛，病情复杂或者选穴比较多的疾病，如腰背部软组织损伤疼痛，一般面积比较大，所以用多罐法疗效比较好。多罐疗法治疗时又分为分散罐法和排罐法，例如，背部脊柱两侧从上到下成行排列多个罐子，叫做排罐法；罐子排列稀疏或者不成行的，叫做散罐法。留罐要考虑到患者的皮肤、部位、体质、火罐的吸力等。若吸力较强要相应缩短留罐时间，夏季或肌肉较薄处留罐时间也不宜过长，否则容易起水泡。

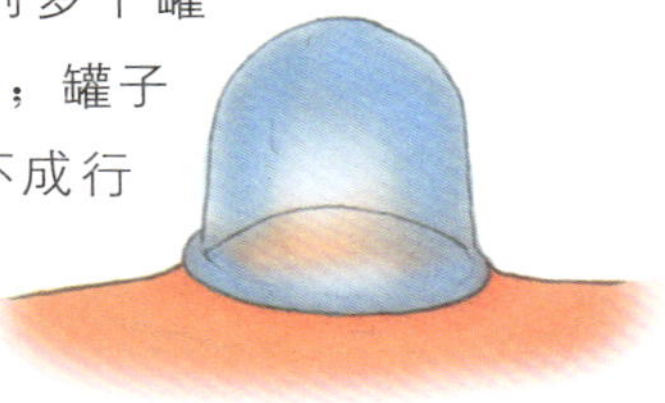

⊙ 将罐具留在皮肤上一段时间。

> 闪罐法

闪罐法是临床上常用的一种方法，其具体操作方法是：用镊子夹住蘸过酒精的棉球，点燃后放入罐底，快速取出，将罐拔于病变部位，然后马上将罐取下，按照上面的方法再次吸拔于同一部位，这样反复多次的施术，直到皮肤潮红为止。

此法不会在皮肤上留下淤斑，所以也比较适合在面部使用。注意，采用闪火法要使罐口始终向下，棉球经过罐口要快，防止反复多次的加热以致烫伤患者皮肤。

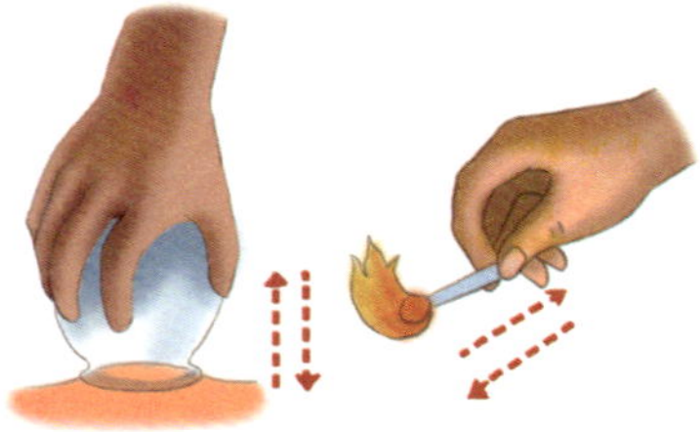

⊙ 将酒精棉球点燃后放入罐底，快速取出，将罐吸于皮肤上。

> 熨罐法

熨罐法也叫滚罐法，是在闪罐法的基础上演化而来的。多次使用闪罐法后，罐体会变得温热，立即将罐体翻转，按摩穴位或者皮肤。使用的时候需注意要掌握好罐体的温度，防止烫伤。

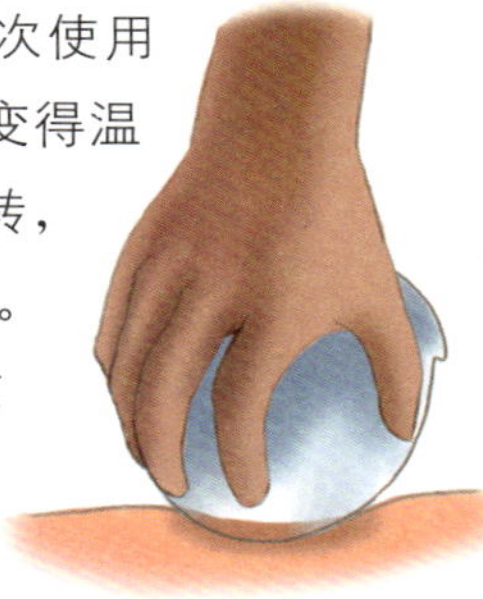

⊙ 将温热的罐体翻转，按摩穴位或经络。

> 走罐法

走罐法又叫做行罐法、推罐法、滑罐法、移罐法等。具体操作时在皮肤表面或者罐口涂抹一层润滑剂，用闪火法将罐具吸附在皮肤上，循着经络或者需要拔罐的线路

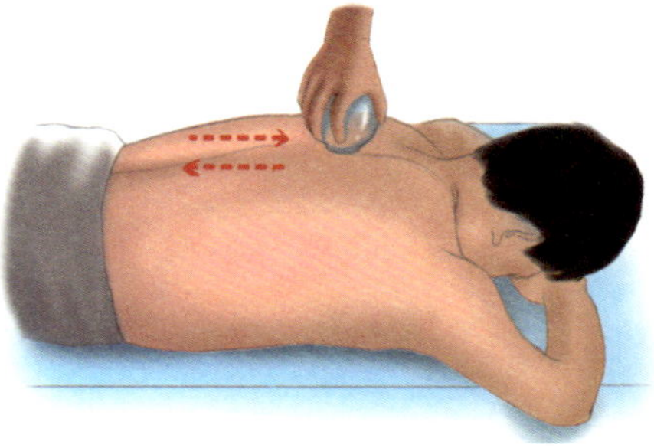

⊙ 罐口或皮肤涂一层润滑油，循着经络拔罐。

来回推罐，直到皮肤出现红、紫、黑色斑为止。走罐法一般用于治疗病变范围较大，肌肉丰厚而平整的部位，或者需要循经络拔罐的病症，常选用玻璃罐或陶瓷罐。

摇罐法、转罐法、提罐法

三者是在留罐法的基础上发展而来的。摇罐法是先将火罐牢固地吸拔在皮肤表面，然后均匀而有节奏地摇动火罐。操作时，手腕要放松，用力要柔和，速度不能太快，摇动的角度要适宜，以患者能耐受为度。这种反复的摇动，增加了对皮肤和穴位的刺激量。凡是可以留罐的地方，都可以视需要而使用摇罐法。

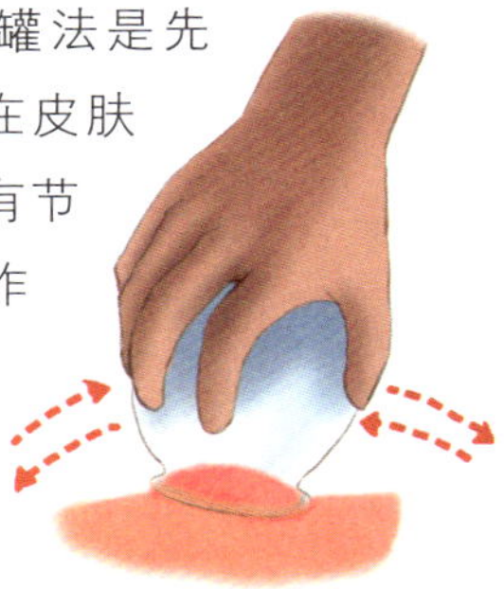

⊙ 拔罐后有节奏地摇动火罐。

转罐法较摇罐法力量大，刺激性强，留罐后使罐体来回转动。手法要轻柔，转动角度要适中，以患者耐受为度。这种方法对皮肤或者穴位可以造成更大的刺激，增强了治疗效果，多用于穴位治疗或局部肌肉的放松。

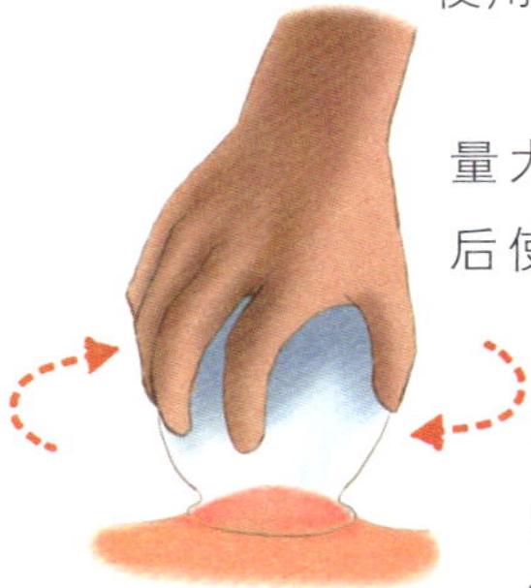

⊙ 留罐后来回移动罐体。

提罐法是在留罐的基础上，为了增强吸拔效果，反复上提罐体30～40次，使肌肤上下移动，对相应的内脏产生调理作用。此法常用于辅助治疗腹部的疾患，如胃痛、腹痛、泄泻、痛经等，效果较好。

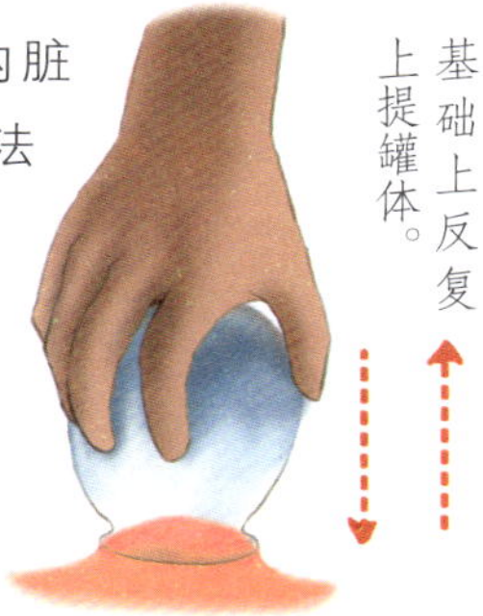

⊙ 在留罐的基础上反复上提罐体。

拔疱法

拔疱法是指在留罐的基础上，使吸拔部位产生水疱的方法。一般20～30分钟后，即有小米粒或者绿豆大小的密集的小水疱出现，既可以达到治疗目的，又有强壮的功能。起罐后不必将水疱刺破，一般在2～5天内即可消失。对于较大的水疱，注意不要用手抓。如果已经弄破，涂抹药水即可，以防感染。注意瘢痕体质者不可用。

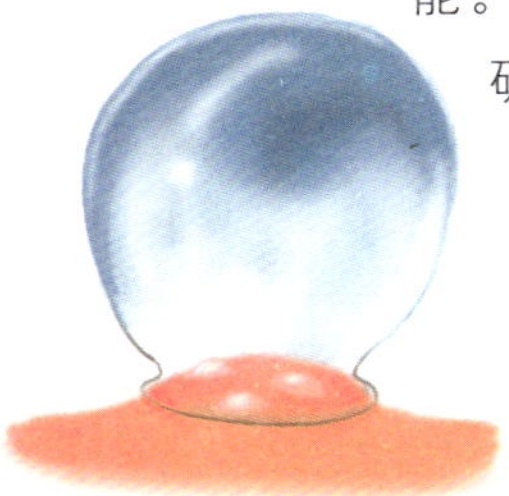

⊙ 在留罐的基础上使吸拔的部位产出水疱。

知识补充站

拔罐器具的选择

实际操作中，要根据患者的年龄、性别、身体状况、病情以及详细的需要拔罐的部位，选用相应型号的罐具。

比如背腰部、臀部、胸腹、大腿及体格强壮、属于实证的患者多选大号罐，而颈肩部、上肢、小腿和体格瘦小、老人的背腰、胸腹可选用中号罐；头面部、关节处、足部和体弱病久者可选用小号罐。

拔罐的适应证、禁忌证

拔罐之宜		
内科病症	呼吸系统疾病	急性上呼吸道感染、支气管扩张、肺炎、肺气肿、肺结核。
	消化系统疾病	急慢性胃炎、胃神经症、胃及十二指肠溃疡、胃下垂、胃肠痉挛、慢性腹泻、肝硬化、肝炎、慢性胆囊炎等。
	循环系统疾病	高血压、低血压、冠心病、风湿性心脏病、病毒性心肌炎、心肌缺血、心肌梗死、心律不齐等。
	运动系统疾病	颈椎关节痛、肩关节及肩胛痛、肘关节痛、背痛、腰椎痛、骶椎痛，髋痛等。
	神经系统疾病	神经性头痛、肋间神经痛、坐骨神经痛。
	泌尿系统疾病	肾小球肾炎、尿路感染、泌尿系统结石等。
拔罐之忌		
内科病症	循环系统疾病	重度心脏病、心力衰竭。
	呼吸系统疾病	活动性肺结核。
	血液系统疾病	凝血机制差、有出血倾向，如血友病、紫癜等、失血症、白血病、恶性肿瘤。
	神经性疾病	重度神经质、狂症、狂躁不安。
	泌尿系统疾病	全身性水肿。
	妇科疾病	月经期间。
	外科疾病	手术局部疝气史、外科骨折、广泛性皮肤病。
	其他疾病	高热、全身剧烈抽搐或痉挛、施术部位溃疡、全身高度浮肿、急性传染病。
禁用部位	大血管通过之处、乳头、心脏搏动处、鼻部、耳部、前后阴部、静脉曲张部、浅显动脉分布处，如腹股沟动脉搏动处、足背动脉搏动处等以及孕妇腹部及腰骶部、敏感穴位、骨骼凸凹不平的部位、毛发过多的部位等。	

拔罐的常见问题及处理方法

晕罐

如果在拔罐过程中，患者自觉头晕、目眩、恶心、心慌、面色苍白、冷汗淋漓、四肢厥逆、血压下降、脉搏微细无力等表现，甚至突然意识丧失，晕厥，即为晕罐。

施术者应及时取下罐具，使患者平卧，采用头低脚高的体位。对于症状比较轻浅的，给患者喝些糖盐水，静卧片刻即可恢复。重者可将卧龙散或通关散吹入其鼻内，连吹2～3管，待患者打几个喷嚏以后，神志即可清醒；也可以针刺百会、人中、内关、中冲、少商、合谷、十宣或者艾灸百会、中极、关元、涌泉等穴位。一般初次接受拔罐治疗的患者、年老体弱者、儿童以及神经紧张、空腹等患者都容易出现这种情况。

气胸

在使用针罐时，要注意拔罐可以使皮肤突起，肌肉收缩，加上底部的撞压，容易使针体弯曲或针尖的深度增加，尤其是胸背部，容易造成气胸，要慎用此法。如果出现这种情况，一定要让患者卧床休息，送入医院治疗。

起罐后，治疗部位可以出现潮红或紫红色疹点，用消毒纱布或者干棉球轻轻擦去罐斑处的水珠、润滑剂、血迹等，如果拔罐部位有痒感，嘱咐患者不能用手抓，以免感染。

烫伤

拔罐容易出现烫伤的情况。造成火罐烫伤的主要原因有酒精过多，滴在皮肤而烫起血泡或者火离罐口太近，烫伤皮肤。对于这种情况可以事前在拔罐的地方涂些水，使局部温度降低，保护皮肤，不致烫伤；酒精棉球的火焰一定要朝向罐底，不能挨着罐口，罐口也不能沾到酒精。

—— 知识补充站 ——

拔罐过程中的正常现象

将拔罐罐具吸附于体表，由于罐具的负压吸引作用，局部软组织可隆起于罐口平面以上，患者即感觉到局部有牵拉发胀感，或有发热、温暖、凉气外出、舒适轻松感等，有的病症立即或渐渐减轻，甚至完全消失。

依患者体质和病情不同，其反应亦不同。留罐时间长短或拔罐操作方法不同，如闪罐、走罐等，其反应程度亦不尽相同。拔罐后，一般在拔罐区的软组织可呈现潮红、紫红色，或出现丹痧，这些变化可能维持一天至数天，保留时间越长越好。这些都属于拔罐方法的治疗效应，是疾病趋向好转的征兆。

第4章

根据体质，选择按摩、刮痧、拔罐法

GENJU TIZHI XUANZE ANMO GUASHA BAGUAN FA

在中医养生中，是否能辨清自己的体质非常关键。而且，不同的体质，要采取不同养生方法，包括按摩、刮痧、拔罐等。本章将教会读者选用最适合自己的保健方法，从而有针对性地养生保健，防范疾病。

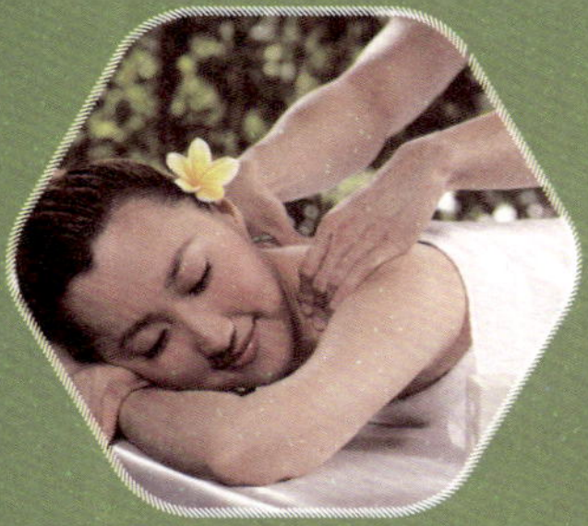

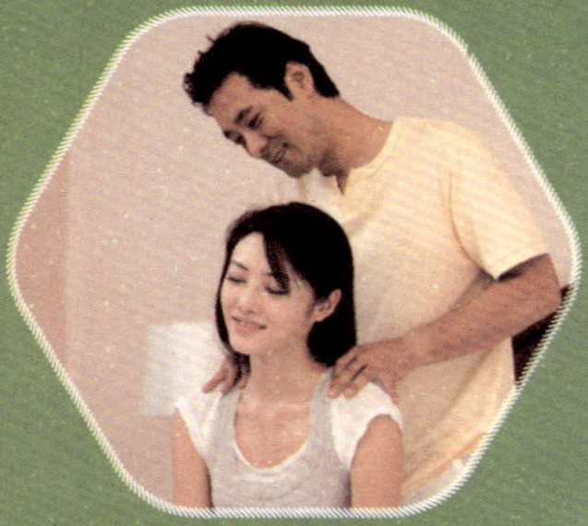

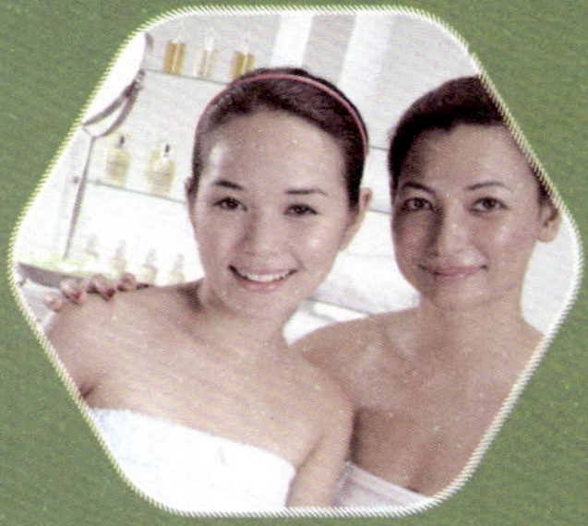

现代中医体质的九种分类方法

体质分类	主要特征	常见表现	心理特征
气虚体质	元气不足，以疲乏、气短、自汗等气虚表现为主要特征。	语音低弱、气短懒言、容易疲乏、精神不振、易出汗、舌淡红、舌边有齿痕、脉弱。	性格内向、不喜冒险。
阳虚体质	阳气不足，以畏寒怕冷、手足不温等虚寒表现为主要特征。	畏冷、手足不温、喜热饮食、精神不振、舌淡胖嫩、脉沉迟。	沉静、内向。
阴虚体质	阴液亏少，以口燥咽干、手足心热等虚热表现为主要特征。	手足心热、口燥咽干、喜冷饮、大便干燥、舌红少津、脉细数。	性情急躁、外向、好动。
湿热体质	湿热内蕴，以面垢油光、口苦、苔黄腻等湿热表现为主要特征。	面垢油光、易生痤疮、口苦口干、身重困倦、大便黏滞不畅、小便短黄以及男科和妇科其他病症。	容易心烦、急躁。
痰湿体质	痰湿凝聚，以形体肥胖、腹部肥满、口黏苔腻等表现为主。	面部皮肤油脂较多、多汗且黏、胸闷、痰多、喜食肥甘、苔腻、脉滑。	性格温和、稳重、善于忍耐。
血淤体质	血行不畅，以肤色晦黯、舌质紫黯等血淤表现为主要特征。	肤色晦暗、易出现淤斑、口唇暗淡、舌黯或有淤点、舌下络脉紫黯或增粗、脉涩。	健忘、容易烦躁。
特禀体质	先天失常，以生理缺陷、过敏反应等为主要特征。	常见哮喘、荨麻疹、鼻塞；打喷嚏；具有垂直遗传性、先天性、家族性特征的遗传疾病。	随禀性不同而各有不同。
气郁体质	气机郁滞，以神情抑郁、忧虑脆弱等气郁表现为主要特征。	神情抑郁、感情脆弱、烦闷不乐、舌淡红、苔薄白、脉弦。	内向、敏感多虑。
平和体质	阴阳气血调和，以体态适中、面色红润等为主要特征。	头发稠密有光泽、目光有神、精力充沛、耐受寒热、睡眠良好、二便正常、苔薄白、脉和缓有力。	性格随和、开朗。

虚证最适合按摩

在运用按摩疗法之前，我们首先要了解什么是虚证，什么是实证。正气不足的时候，人体本身的抵抗力和免疫力低下时，身体出现的各种不适，就叫虚证。如果正气比较足，但是病邪太强大，正气不能够抵御病邪，这就属于实证。在九种体质里，阳虚、阴虚、气虚都属于虚证，而痰湿、湿热、血淤体质，有些是实证，也有些是虚实夹杂证。

虚证首选的保健方式是按摩，也就是说，气虚、阳虚体质的人最适宜采用按摩疗法。刮痧的效果虽好，但毕竟毛孔张开，有痧出现，属于宣泄疗法，所以刮痧要求有间隔期。而且如果一味地宣泄，还会导致身体消耗过大，变得更虚弱。因此，虽然按摩的效果相对于刮痧、拔罐来说显得缓慢一些，但同样可以舒筋活络、缓解肌肉紧张僵硬等等，而且不受时间、地点的限制，可以天天做、随时随地做，非常方便。

不同体质的人，按摩穴位不同

气虚体质——足三里

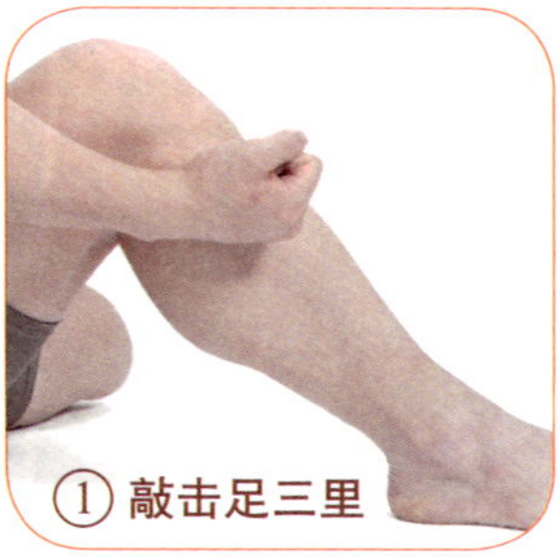

①敲击足三里

足三里和脾胃有着非常密切的联系。它是胃经的要穴，经常按摩这个穴位可以补脾健胃，增强免疫功能。不仅是气虚体质的人适合用这个穴位来进行保健，平时没事的时候多敲击足三里（图①），一样可以强身健体、消除疲劳、延年益寿。

血淤体质——三阴交

三阴交是足太阴脾经的穴位，常按摩三阴交可以改善血淤体质，打通淤阻；关元为任脉上的要穴，经常按灸可以增补元气；

常按太冲、曲池、委中等穴位，可以活血行气，有效地改善血淤体质。

特禀体质——迎香穴

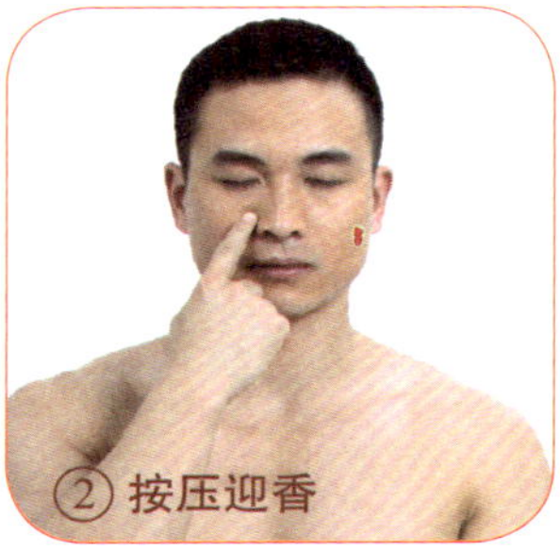
②按压迎香

常言道“不闻香臭取迎香”，意思就是说鼻子不通气、鼻塞、分辨不出气味的时候，就来找这个跟鼻子有关的穴位。每天按压1～3分钟迎香穴（图②），每次按揉100下，你就能感觉鼻子通畅许多。常按摩迎香穴还可以调节脏腑功能，改善特禀体质。

气郁体质——阳陵泉穴

气郁在先、郁滞为本，故疏通气机为气郁体质者的养生原则。经常按摩阳陵泉穴能让人降肝火，肝火小了，人自然就不生气了，心情身体都会好起来的。

阳虚体质——神阙、关元、气海穴

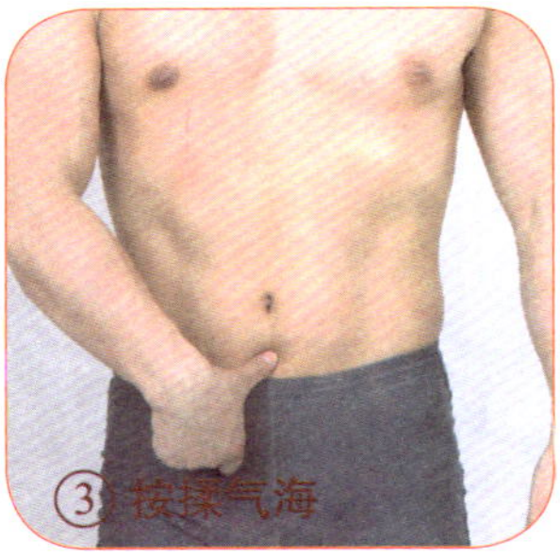
③按揉气海

经常按摩神阙、关元穴位具有温中回阳的功效。气海穴有调整全身虚弱状态，增强免疫力的作用。气海穴在肚脐下1.5寸（约二指宽）的地方（图③），但是按摩这个穴位时有些特别，要用拇指或中指的指端来揉，揉的力量要适中，每天揉一次，每次1～3分钟。

阴虚体质——太冲穴

每晚临睡前花10分钟按摩太冲穴，可以补肾益阴、改善阴虚体质。那些平时容易发急，火气特旺的人，常常点点这个穴，就能消火气，尤其是那些爱生闷气，有泪往肚子里咽的人，按一按太冲穴，几分钟后心情就会舒畅一些，也就能安然入睡了。

湿热体质——曲池穴

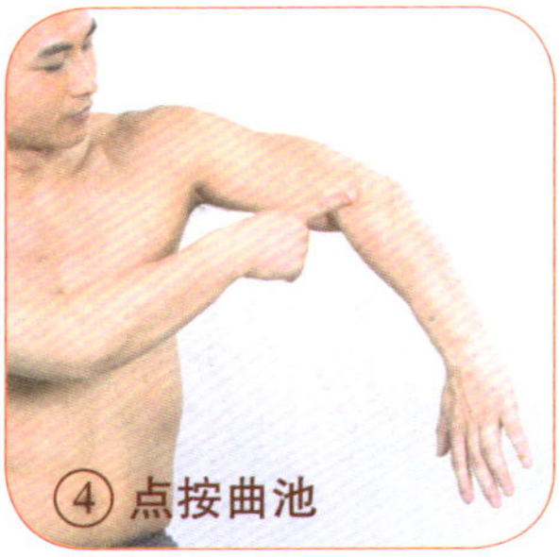
④点按曲池

经常点按曲池穴（图④）可以起到疏风解表、清热利湿的作用。按压的时候可以用拇指或者是中指指端来按揉，每次1～3分钟，每日按摩1～2次。这样做有助于改善湿热体质。

痰湿体质——丰隆穴

痰湿体质往往是由于脾的失调而引起的，因为痰的产生主要就是由于各种原因导致脾的运化功能失调，造成营养不能被人体充分利用而是转化成了半成品——痰湿，所以有“脾为生痰之源”的说法。丰隆穴不仅可以祛湿，还能减肥，每天按压1～3分钟这个穴位能够把脾胃上的浊湿像打雷下雨一样排出去。

分清虚实再刮痧

在运用刮痧疗法之前，首先得先分清病情虚实，这是选择保健技法的重要前提，也是决定刮痧手法的重要因素。一般来说，实证最适宜刮痧。

刮痧的补泻手法是由按压力的大小和速度的快慢这两个因素决定的，一般速度快、按压力大的刮拭手法为泻；速度慢、按压力小的为补；速度适中、按压力适中为平补平泻。体质的虚实寒热不同，刮痧的补泻手法也有所差异。例如，实证体质的人多采用按压力大、速度慢的平补平泻手法刮拭。一般实证体质会出痧，血脉淤滞以出痧的形式迅速化解，因此保健效果比较快。无论出痧与否，都应刮至毛孔开张，才能达到宣泄病邪的目的。

身体部位不同，刮痧方法也不同

头部经穴

鉴于有头发覆盖，头部经穴需要用面刮法进行刮拭，不需要涂刮痧油。

◎**太阳穴：**太阳穴用刮板棱角部从前向后刮拭。

◎**头部两侧：**将刮板放在头维穴至下鬓角处，沿耳后发际处刮至风池穴。

◎**头顶部：**以百会穴开始向前刮至前头发际处（下页图①）。

◎**后头部：**以百会穴为起点开始向后刮至后发际处。

◎**全头部：**以百会为中心，向四周呈放射状的方式进行刮拭。

面部经穴

面部经穴用面刮法，沿着肌肉的走向由内向外进行刮拭。面部刮痧以疏通经络气血为目的，不必出痧，因此手法要轻柔，切忌用重力大面积刮拭。面部刮痧不需要涂抹刮痧油，并以补刮为主（下页图②）。

颈部经穴

按照从颈部正中线到颈部两侧、肩上的方向进行刮拭。刮拭两侧到肩上时，一般应尽量延长刮拭的过程，中途不要停顿。颈部到肩上的肌肉较丰富，用力可以稍重（图③）。

背部经穴

背部经穴用面刮法由上向下刮拭，一般是先刮后背正中线的督脉，再刮拭足太阳膀胱经在背部的循行路线，即脊椎旁开1.5寸和3寸的位置（图④）。

胸部经穴

胸部正中线是任脉的所在位置，从上到下刮拭天突到膻中到鸠尾穴（图⑤）。刮拭胸部两侧，以身体前正中线为界，由内向外沿着肋骨走向刮拭，注意隔过乳头部位。

腹部经穴

用刮板的边缘，按照由上到下、自左向右的顺序依次刮拭（图⑥）。如有内脏下垂者，应由下向上刮拭。脐中即神阙穴禁止涂油和刮痧。

四肢经穴

用面刮法由近端向远端刮拭，如有下肢静脉曲张或者水肿者，应从肢体远端向近端刮拭。四肢刮拭应尽量延长，对于关节、骨骼等突起部位应顺势减轻力度（图⑦、图⑧）。

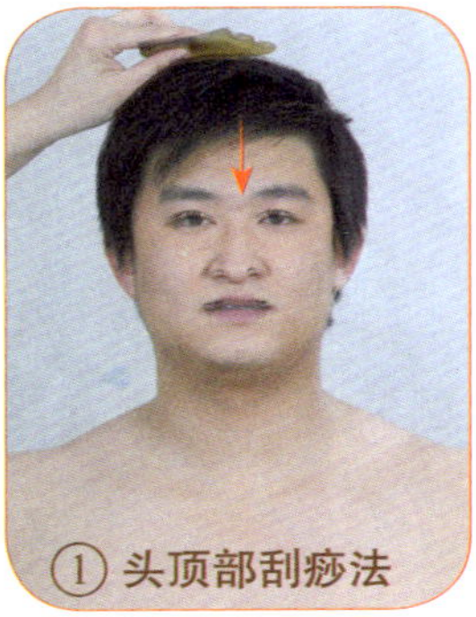
① 头顶部刮痧法

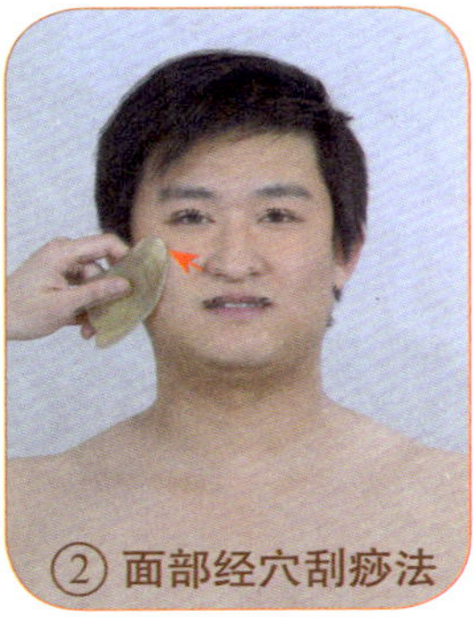
② 面部经穴刮痧法

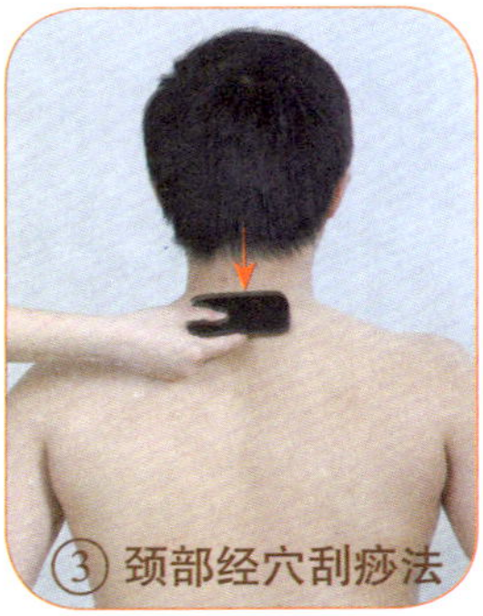
③ 颈部经穴刮痧法

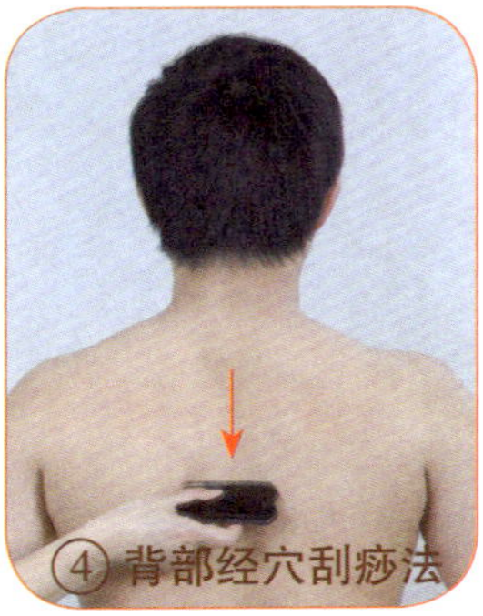
④ 背部经穴刮痧法

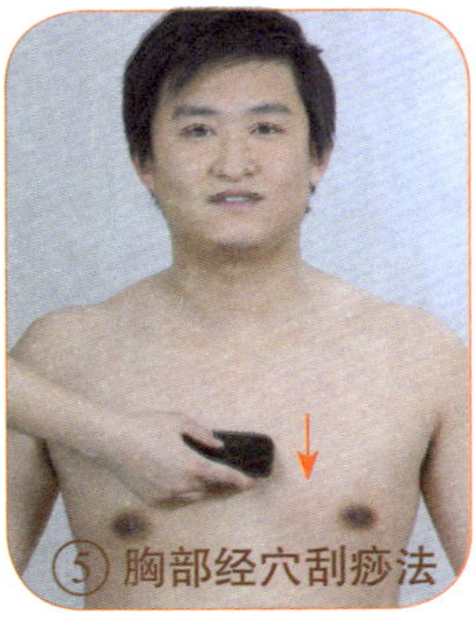
⑤ 胸部经穴刮痧法

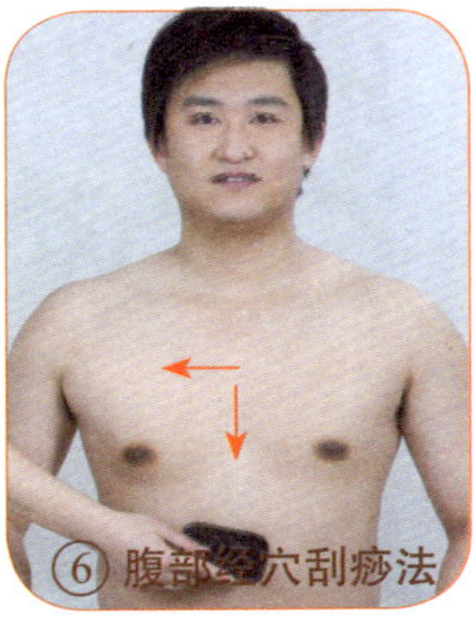
⑥ 腹部经穴刮痧法

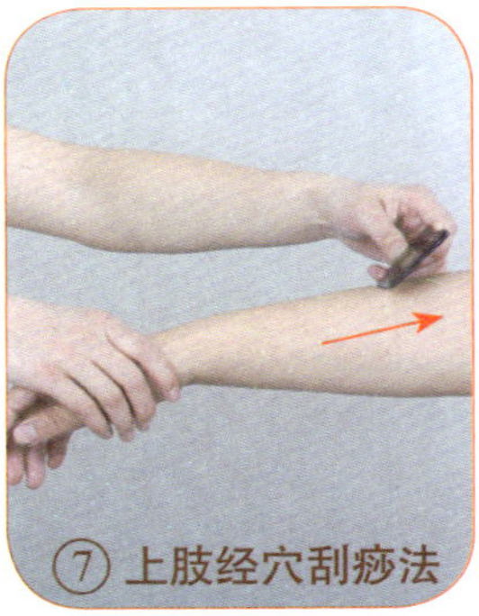
⑦ 上肢经穴刮痧法

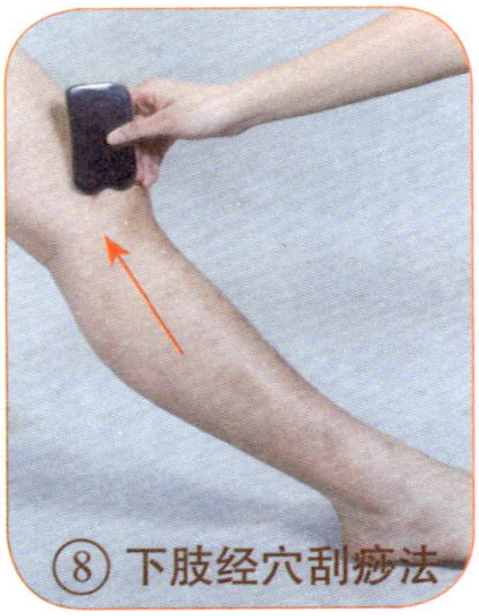
⑧ 下肢经穴刮痧法

根据体质选择适合的拔罐方式

选择拔罐方式保健，首先要弄清个人体质是否适合。

拔罐最适宜的体质有以下几类：

◎**痰湿、湿热体质：**拔罐是身体的“除湿器”，特别适合于痰湿、湿热体质。

◎**血淤体质：**刮痧、拔罐一般适合经脉不通畅的人，如气滞血淤者，可通过刮痧或拔罐来疏通经络。

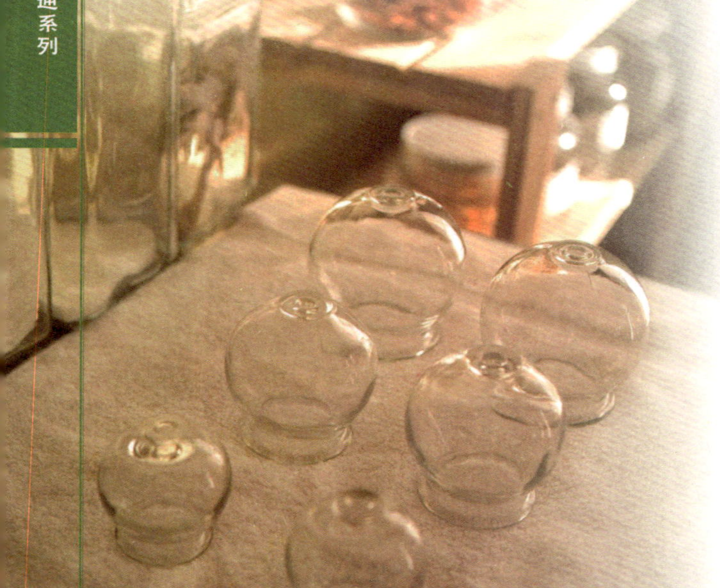

⊙ 拔罐前，应先根据患部的面积大小、患者体质强弱以及病情而选用大小适宜的玻璃罐、竹罐及其他罐具等。

火罐的特点是能温补，特别适合于虚寒体质，或者又有寒又有血淤的体质，能用火罐的热量促进血液循环，进而达到温补的作用。而如果是单纯的血淤，用真空负压罐拔就可以了。

气血两虚者一般不宜刮痧或拔罐；否则，这类人群原本就气血不足，刮痧或拔罐后往往因为出血、出痧，进而加剧气血不足。因此，平常容易疲乏、时常感觉乏力的人、爱出虚汗的人、面色苍白的人，都属于气血不足，一般都不适宜刮痧或拔罐。

但是，在对阳虚、气虚体质实施拔罐时，可采取特殊的操作手法——走罐法，循着经络或者需要拔罐的线路来回推罐，直到皮肤出现红、紫、黑色斑为止，可驱寒，适用于阳虚、气虚体质。气虚体质推拉至皮肤呈潮红，阳虚伴有淤血者可至深红或出现痧点。负压越大，痛感越重，应以能承受为准。

不同体质的人在拔罐时的取穴和操作手法也有所不同。在为湿热体质者拔罐时，可选取肝俞、胆俞、三焦俞、肾俞、志室各穴，如拔罐背俞穴，这些背俞穴与相应脏腑位置的高低基本上是一致的，在背俞穴拔罐，相当于一个吸淤的过程，把背俞穴对应的五脏六腑的湿热给吸出来，达到祛风除湿、清热泻火、行气通络的功效。

在为痰湿、湿热、血淤体质者拔罐时，最好采取留罐法，将罐具吸附于皮肤上并停留一段时间，可有效除湿化淤。如果患有风寒证，可以采用闪罐法，以达到祛风的功效。

通过痧斑看体质

拔罐会引起皮肤充血，并出现痧斑，其颜色越深说明淤毒越重。如果皮肤温暖红润，提示没什么病气；如果没有痧斑，但有寒凉之气外泄，说明体内风寒邪气较重，或者是身体太虚弱，没有力量把淤毒浊气给逼出来。

◎一般说来无病者多无明显的罐斑变化。

◎罐斑如出现微痒或出现皮变，患者多患有风症。

◎罐斑无皮色变化，触之不温，患者多有虚寒症。

◎拔罐后水疱色呈血红或黑红，表明久病湿夹血淤的病理反应。

◎罐斑出现紫红或紫黑色，无痧斑和发热现象，表明患者为血淤体质。

◎罐斑出现深红、紫黑或丹痧现象，触之微痛，兼见身体发热者，表明患者有热毒证。

◎一般拔罐后罐体内壁形成一层水雾甚至是小水珠，皮肤出现水疱，是痰湿体质或湿热体质的特点。寒湿体质为白色水疱，湿热体质水疱内为淡黄色液体。

知识补充站

根据患者的具体情况进行拔罐

拔罐过程中，要不断地询问患者的感觉，如果用的是玻璃罐，还要随时观察罐内皮肤的情况。如果罐子吸力过大，使患者产生疼痛，应用左手握住罐体稍稍倾斜，右手指按压住对侧的皮肤，形成一条微小的空隙，使少量空气进入，到了一定程度停止，重新扣好。

大罐吸力较强，拔罐时间一般为5～10分钟；小罐吸力弱，每次可以保持10～15分钟。拔罐次数一般每日或隔日1次，10次为1个疗程，间隔3～5日。此外，还要根据患者的年龄、性别、体质、病情、病程以及施术部位灵活掌握拔罐时间和次数。对于病情轻，慢性发作者，治疗时间宜短；病情重，急性发作者，治疗时间宜长。年龄大、体质差的患者治疗时间宜短，间隔时间宜长；而年轻、体质好的患者治疗时间可稍长，间隔治疗时间要短些。

第5章

听身体的话，给五脏六腑做保健

TING SHENTI DE HUA GEI WUZANG LIUFU ZUO BAOJIAN

按摩、刮痧、拔罐是中医学中最精华的部分之一，有行血气、营阴阳、决死生、除百病的功效，每个人都可以通过这一古老的治病养生方法调理自己的身体，提高身体各项机能的健康指标。

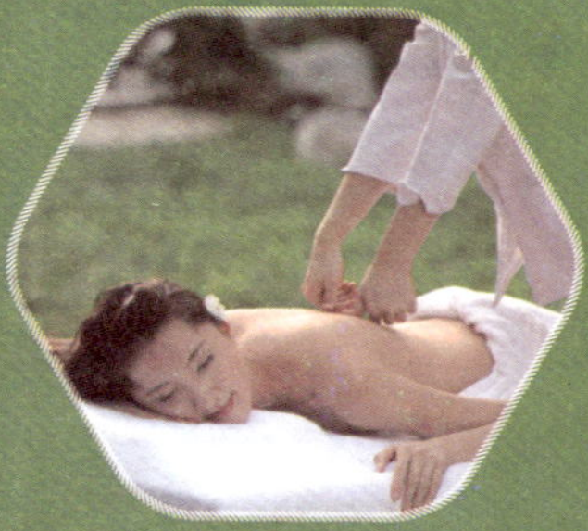

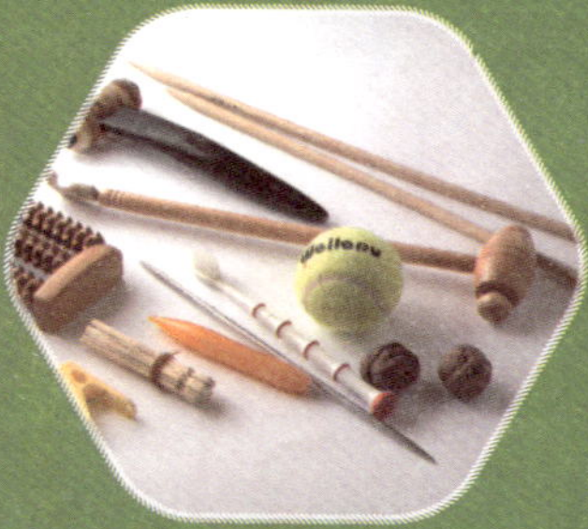

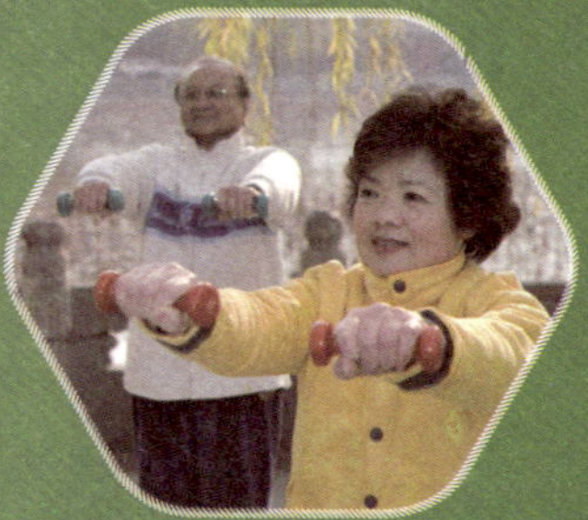

按摩、刮痧、拔罐带来的美丽

乌发养发

大多数人都希望自己拥有一头乌黑发亮的头发，然而因环境、营养、基因等各种原因的影响，导致许多人的头发出现了问题，原先乌黑的头发失去了往日的光泽，看上去比实际年龄老了许多。按摩可以刺激皮肤，促进血液循环，有助于滋养头发，保持头皮健康，对预防和改善头皮的多种病症很有效。

【按摩疗法】

> 特效穴位

百会、风府、风池、四神聪、太阳、太溪。

> 操作手法

1. 温柔地按摩头皮，以拇指指腹作用于百会穴处（图①），稍微用点力捻动，也可以轻轻揉动，力度要适中，以不觉头晕为宜，用力按揉1分钟左右。

2. 采用点揉法，施术者以拇指指端沿顺时针方向点揉风府穴（图②）5次，注意力度要适中，在进行点揉时应向上用力，以自己感觉稍微酸胀为佳。

3. 用中指或食指慢慢地、轻轻地向内侧推揉太阳穴（图③），稍用力压1分钟。

4. 小手指屈曲，其余四指着力于四神聪穴（图④），稍用力按揉，1～2分钟即可。

5. 双手捏拿整个头皮1～2分钟，力度适中，然后重点按摩风池穴、太溪穴等刺激头发再生的穴位。

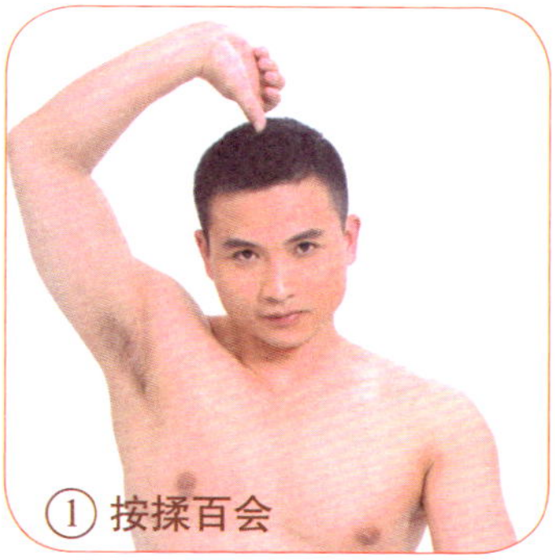
① 按揉百会

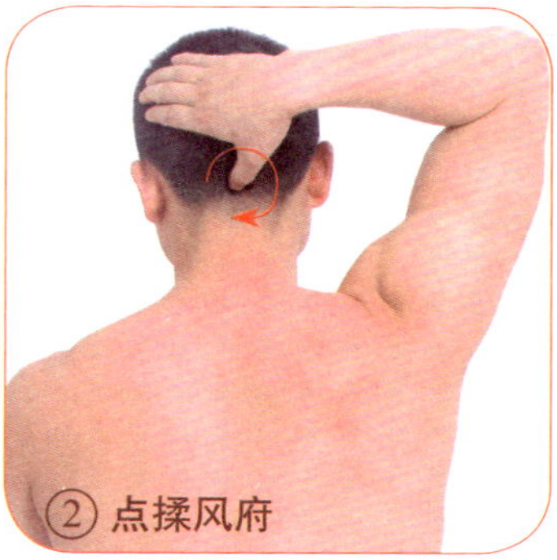
② 点揉风府

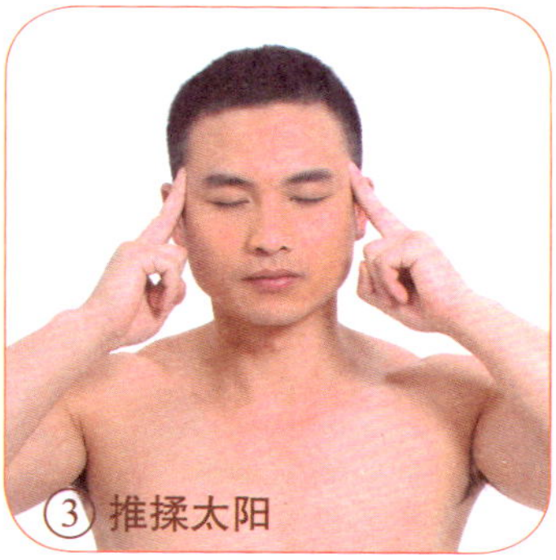
③ 推揉太阳

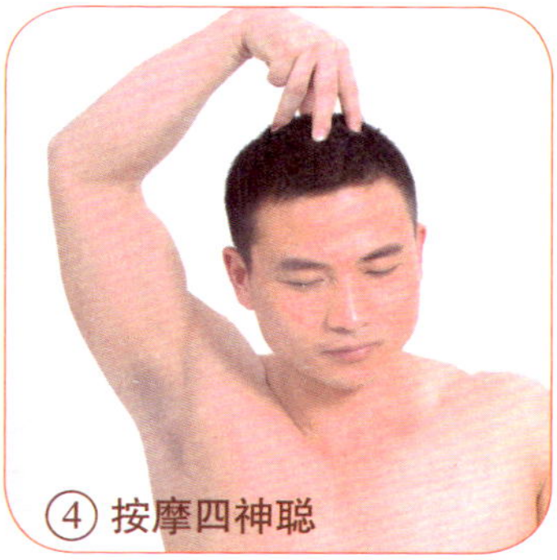
④ 按摩四神聪

祛斑

黄褐斑主要由女性内分泌失调、精神压力大、体内缺少维生素及外用化学药物刺激等原因引起。对于黄褐斑，应遵循预防与调治结合的方法。除了专门针对消除斑点的药物治疗以外，按摩、刮痧、拔罐是一种安全、有效、无不良反应的健康绿色方法。

【按摩疗法】

> 特效穴位

肝俞、脾俞、肾俞、三焦俞、合谷、膻中、气海、关元、阴陵泉、地机、三阴交、足三里、束骨、血海。

> 操作手法

1. 受术者取俯卧位，施术者用软毛刷分别沿脊背中线及脊背两旁由上而下刷擦（图①），反复各5次，至受术者感觉温热为宜。

2. 用拇指指腹按揉受术者的肝俞（图②）、肾俞、脾俞、三焦俞穴，按揉时力度要适中，每穴每次各2分钟。

3. 在腰背以脊柱为中线，用手掌分别向左右两旁推擦10次（图③），至受术者感觉温热为宜。

4. 受术者改为仰卧位，施术者按揉膻中（图④）、关元、气海、合谷、地机、阴陵泉、足三里、三阴交、束骨穴，按揉时力度要适中，每穴每次各2分钟。

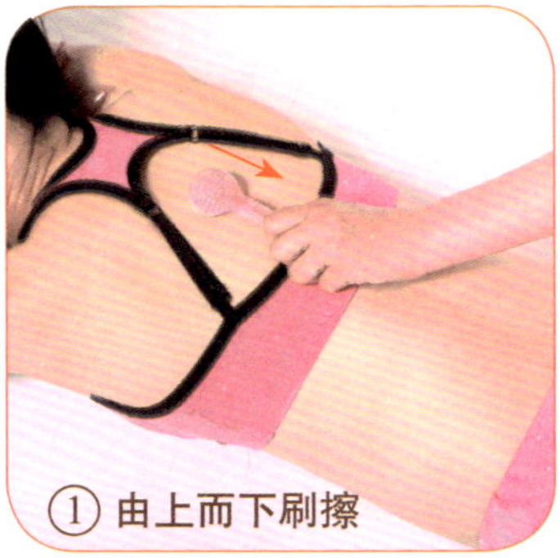

① 由上而下刷擦

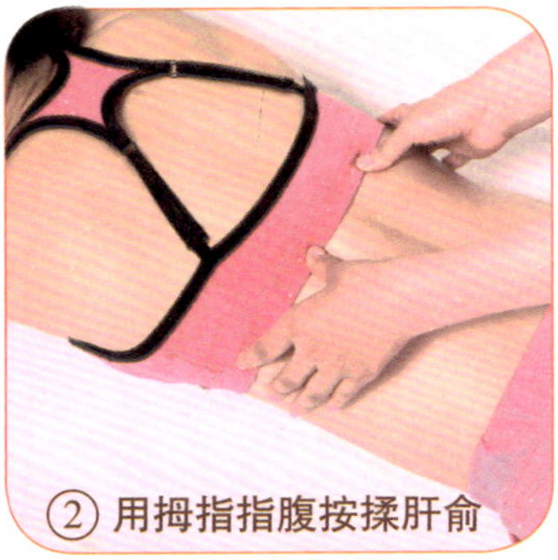

② 用拇指指腹按揉肝俞

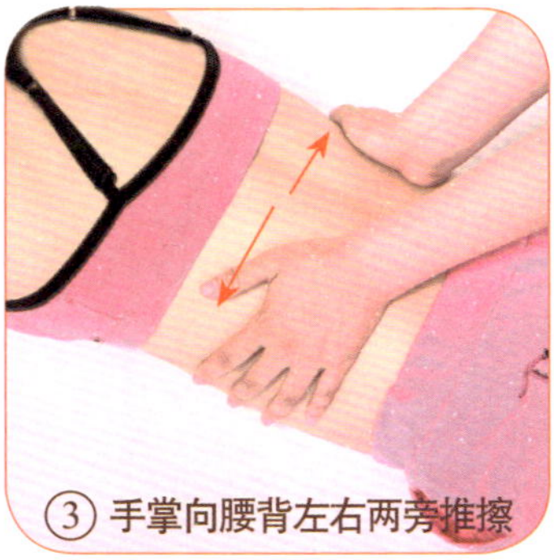

③ 手掌向腰背左右两旁推擦

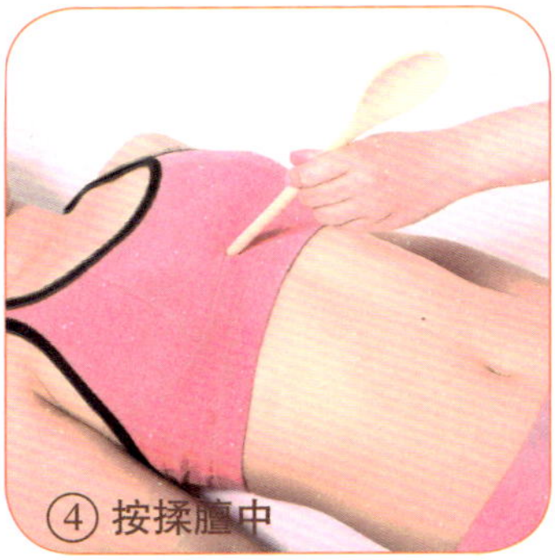

④ 按揉膻中

5. 受术者屈膝，施术者以左手掌心按于受术者右膝髌骨上缘，拇指呈45°角斜置按下，用指端按揉血海穴20次，至有酸胀感为宜。

【刮痧疗法】

> 特效穴位

气海至关元、双侧中注至气海、双侧肝俞、脾俞至肾俞、双侧神门、双侧内关、双侧足三里、双侧三阴交至血海。兼有肝气郁滞者，加胆俞、期门；兼有痰浊者，加丰隆。

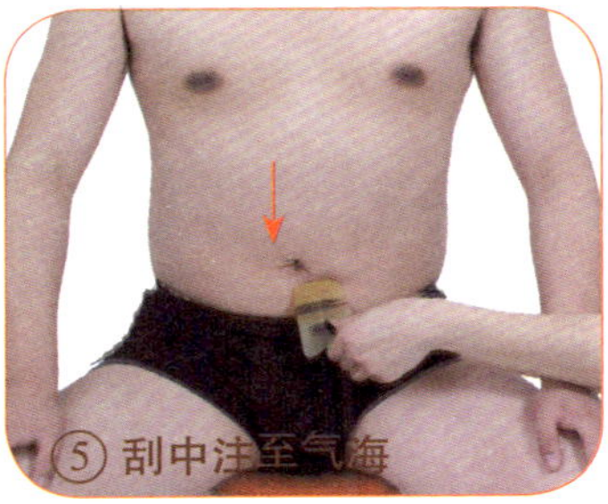

⑤ 刮中注至气海

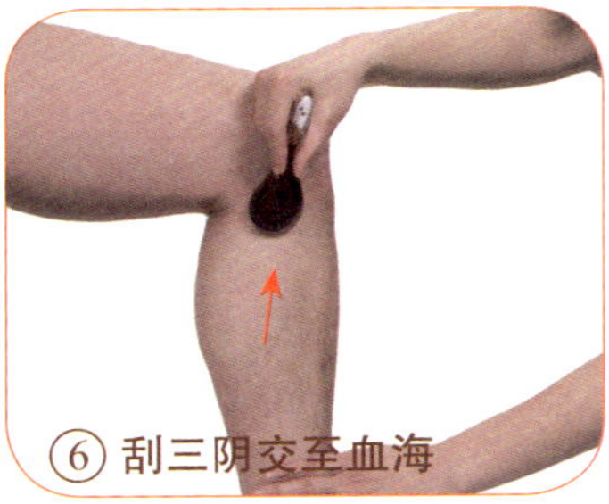

⑥ 刮三阴交至血海

> 操作手法

用刮痧板的后缘沿着由上至下的顺序刮拭中注至气海（图⑤），沿着从下到上的顺序刮拭三阴交至血海（图⑥）。

【拔罐疗法】

> 特效穴位

膈俞、气海、关元、肾俞、血海、足三里、太冲。肝郁型，加肝俞；脾虚型，加胃俞、脾俞；肾虚型，加照海。

> 操作手法

1. 首先选用主穴进行操作，用闪火法吸拔穴位，然后留罐10～15分钟，以皮肤变成紫红色或者罐内有水汽为度。
2. 对于血海、太冲、足三里可以用排罐的方法（图⑦），血海、足三里用中号火罐进行吸拔。

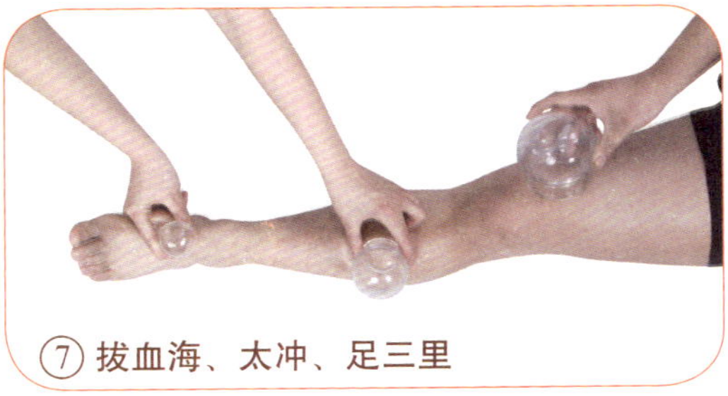

⑦ 拔血海、太冲、足三里

—— 辅助治疗小贴士 ——

取当归50克，先用冷水浸泡20～30分钟，大火煮沸后，改用小火煎煮 15 ～ 30 分钟，共煎煮两次，将两次的药液混匀后，过滤。洗净面部，用脱脂棉蘸少许当归液，涂擦面部色素沉着处，能够抑制黑色素的形成。

祛黑头

黑头是硬化的油脂阻塞物，通常出现在额头、鼻子等部位。当皮脂腺受到过强刺激，毛孔充满多余的油脂而造成阻塞时，在鼻头及其周围部分，经常会有油腻的感觉。这些油脂最终会硬化，经氧化后成为黑色的小点，即被称作“黑头”。祛除黑头最廉价、最简单的方法就是穴位按摩和拔罐，你不妨试一试。

【按摩疗法】

> 特效穴位

承浆、听宫、颧髎、天容、天窗、颊车、迎香、太阳、膈俞。

> 操作手法

1. 施术者以按摩棒放在受术者膈俞穴处（图①），点揉1分钟，也可用双手拇指指腹笔端点按此穴。

2. 将脸洗净，趁皮肤没有干透，将适量盐涂在鼻子上，用手由下向上进行打圈按摩（图②）。

3. 用中指与无名指的指腹按以下层次推擦揉摩，并同时向外上方打圈：第一层是承浆—颊车（图③）；第二层是听宫—颧髎—天容—天窗；第三层是迎香—太阳（图④），并在每一层的起止穴位停留点按揉。

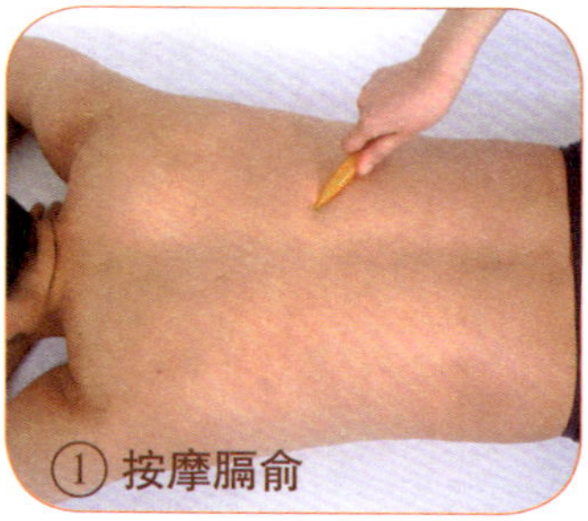

① 按摩膈俞

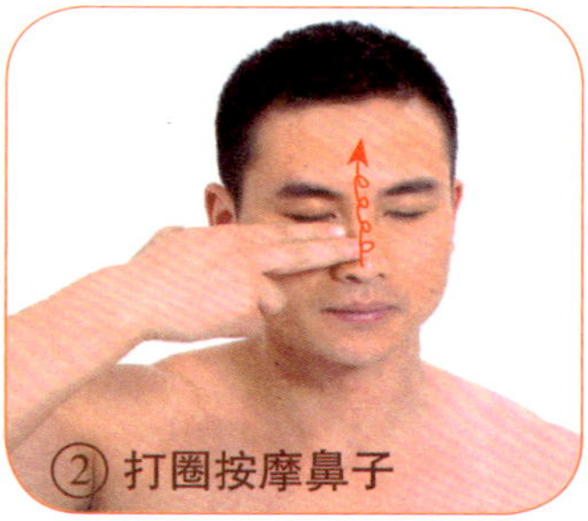

② 打圈按摩鼻子

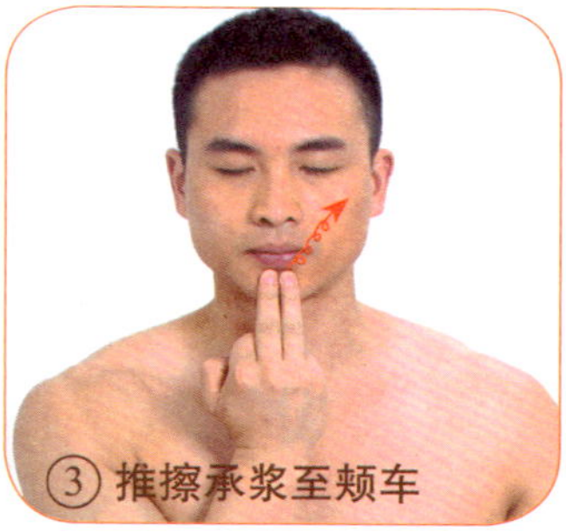

③ 推擦承浆至颊车

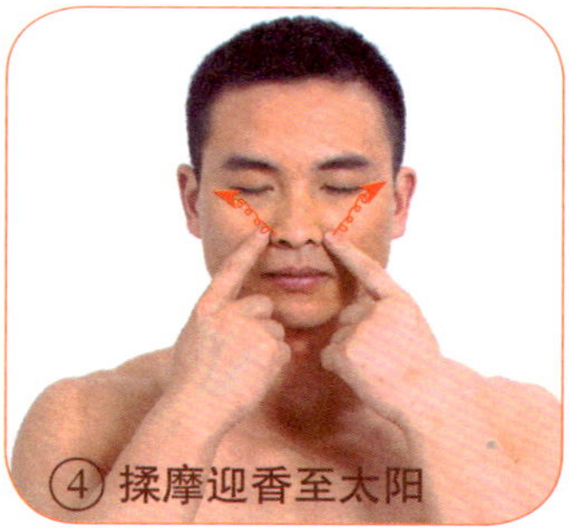

④ 揉摩迎香至太阳

【拔罐疗法】

> 特效穴位

膈俞。

> 操作手法

选择任脉上的膈俞，用大号拔火罐，在该穴位进行操作，留罐15分钟，每日1次。

祛眼袋

由于眼睑皮肤很薄，皮下组织薄而松弛，很容易出现水肿，从而造成眼袋的产生。眼袋的形成有诸多因素，遗传是重要因素，而且随着年龄的增长愈加明显。一般来讲，女性在25～30岁之间就会生出眼袋，通过按摩做眼部护理是一种辅助祛眼袋的方法。

【按摩疗法】

特效穴位

印堂、神庭、命门、百会、中脘、气海、关元、中极、三阴交、睛明、瞳子髎、承泣、足三里、鱼腰。

操作手法

1. 受术者取坐位，施术者将掌根置于受术者头部，然后用食指勾点睛明穴（图①），点按1～2分钟，以酸胀为度。

2. 受术者取仰卧位，施术者双手叠加，沿逆时针方向按摩其腹部30～50圈。

3. 受术者取坐位，施术者用双手食指指腹分按其两侧瞳子髎（图②），每次2分钟，以酸胀为度。

4. 食指、中指并拢点按印堂，沿前正中线依次向上点按至百会，着重点按百会2分钟，反复操作3遍。

5. 患者取坐位，用食指指腹按揉鱼腰穴（图③），每次1～2分钟，以感觉发热为宜。

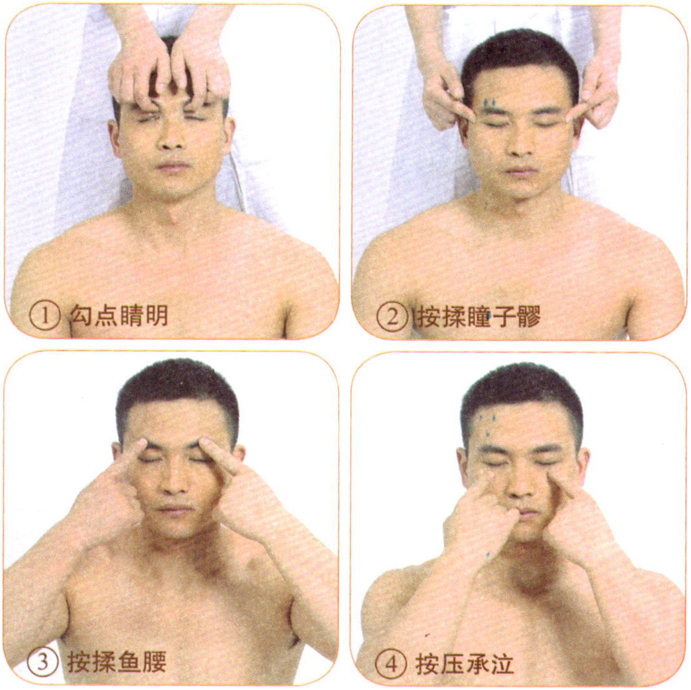

①勾点睛明 ②按揉瞳子髎 ③按揉鱼腰 ④按压承泣

6. 用拇指指腹（或按摩棒尖端）点按足三里、三阴交穴，每穴每次2分钟。

7. 患者取坐位，用食指指腹按压承泣穴（图④），以感觉温热为宜。

祛黑眼圈

黑眼圈是一种连锁反应，由于年龄的增长，睡眠不足、生活无规律、饮食不当，加上电脑、电视对眼睛的辐射，眼部新陈代谢变慢，血液循环不畅，毛细血管堵塞，从而导致色素沉着形成黑眼圈。祛除黑眼圈最好的方式，就是通过穴位按摩，打通血脉，使得血液循环流畅，从而减轻黑眼圈。

【按摩疗法】

特效穴位

四白、鱼腰、球后、迎香、丝竹空、瞳子髎、攒竹、睛明、三阴交、太溪。

操作手法

1. 施术者拇指指腹按揉受术者攒竹（图①），用力适中，不可过轻，以受术者可承受为度，按揉2分钟。也可用圆珠笔端点按此穴。
2. 用双手食指指腹轻轻按压鼻旁的迎香穴（图②）约3分钟。
3. 用中指或食指慢慢地、轻轻地向内侧经鱼腰（图③）推揉丝竹空穴（图④），按摩的力度要适中，以局部产生酸痛感为宜。
4. 用中指和无名指（中指放在上眼睑，无名指放在下眼睑）轻轻地由内眦向外眦轻拉按摩，连续10次。
5. 用食指、中指、无名指指尖轻弹眼周，每次3～5圈。
6. 用无名指按压瞳子髎、球后、四白、睛明、鱼腰，每个穴位按压3～5秒后放松，连续做10次。
7. 用拇指或按摩器反复按揉两侧三阴交3分钟。
8. 用手指指端用力按揉太溪2分钟，以有酸胀感为宜。

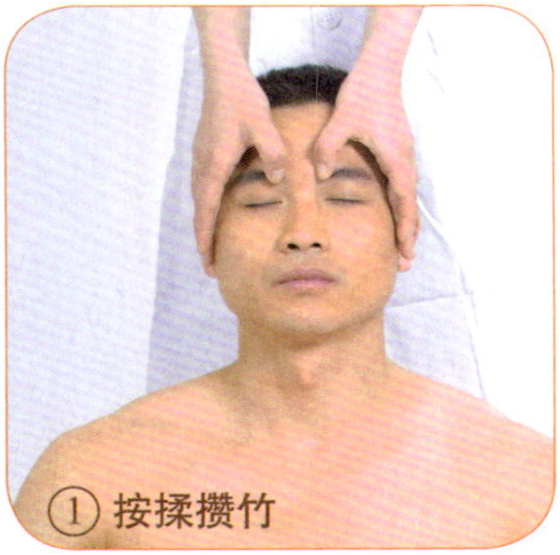
① 按揉攒竹

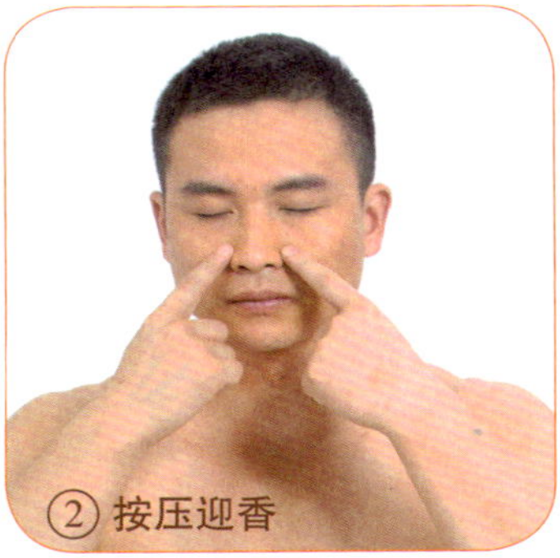
② 按压迎香

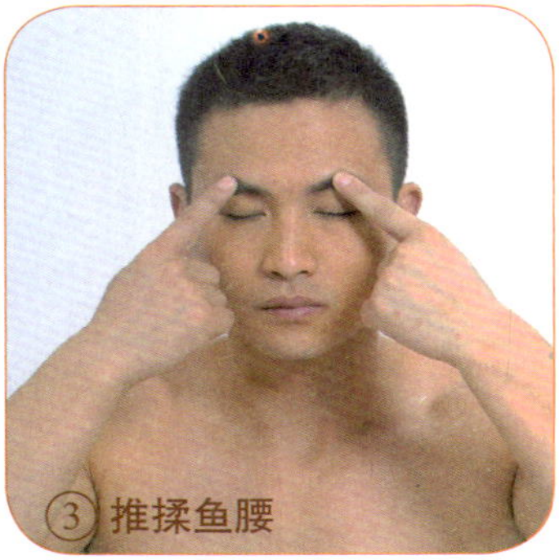
③ 推揉鱼腰

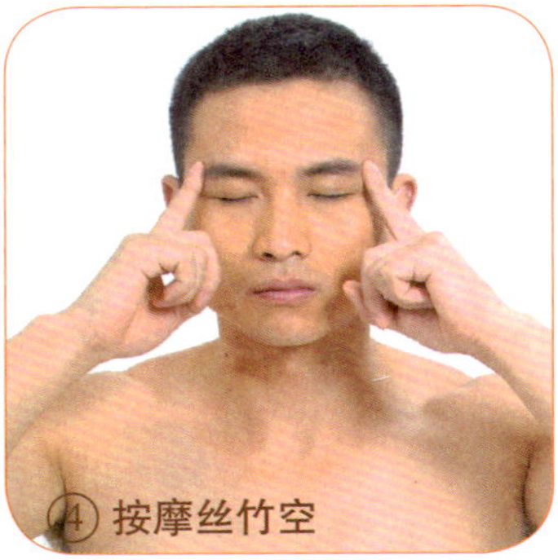
④ 按摩丝竹空

唇部干裂改善

嘴唇总是发干脱皮，有时还干裂出血，喉咙也常常“发火”，老觉得渴，水没少喝，肚子都喝撑了，还是发干。这是阴虚火旺的表现，嘴唇先是发干，然后起皮，最后龟裂，严重的还会导致嘴唇周围出现小细纹。现在教你一个护唇防干的小窍门——嘴部按摩。

【按摩疗法】

特效穴位

兑端、水沟、地仓、承浆。

操作手法

1. 在唇上涂抹护唇膏适量，然后嘟起嘴唇，再将两颊肌肉内吸（图①），反复8～10次，将上唇尽量向前突出，收回，反复8～10次，口腔做充气和吹气的动作，反复8～10次。

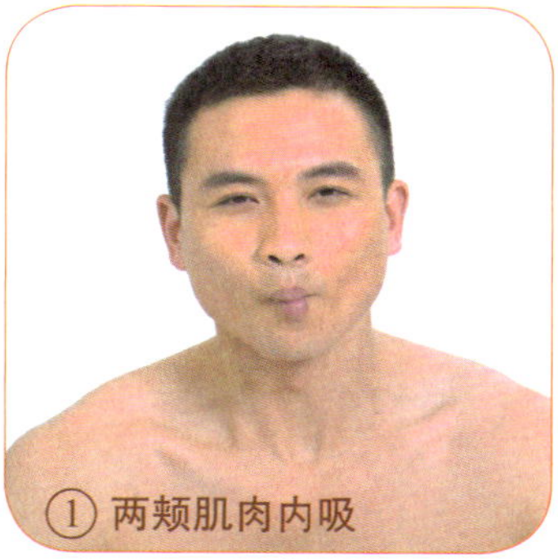

①两颊肌肉内吸

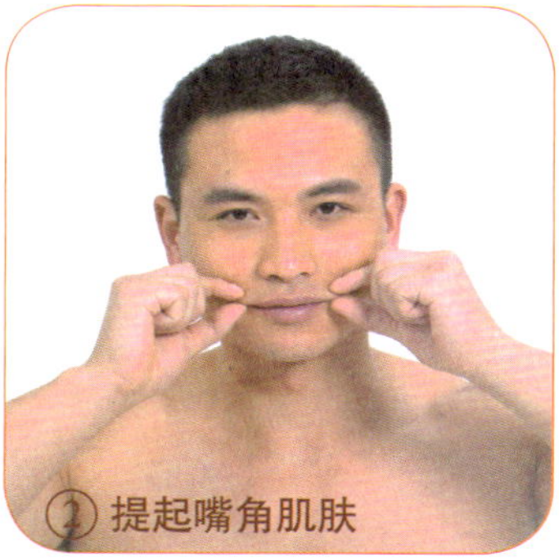

②提起嘴角肌肤

2. 用双手拇指和食指指腹轻轻提起嘴角肌肤，再放下，反复8～10次（图②）。

3. 用一手食指指尖按揉兑端、水沟、地仓、承浆等穴（图③），并做环状运动，每穴每次3分钟。用拇指、食指指腹分别沿下唇和上唇从唇部中央向嘴角进行拿捏（图④）。揉作时要注意需与细纹相同的角度捏压，捏压时力度要适中，反复5次。

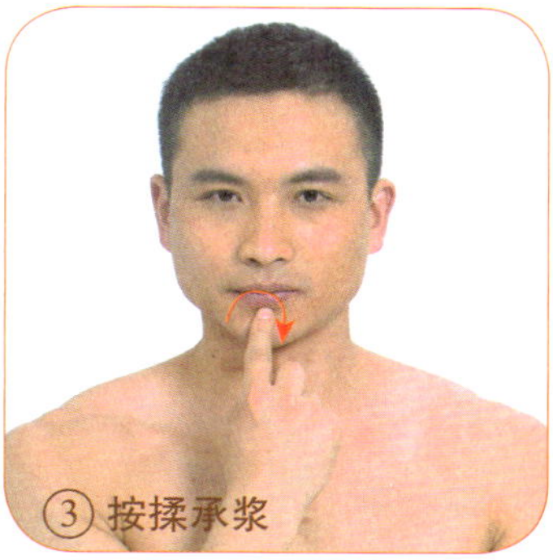

③按揉承浆

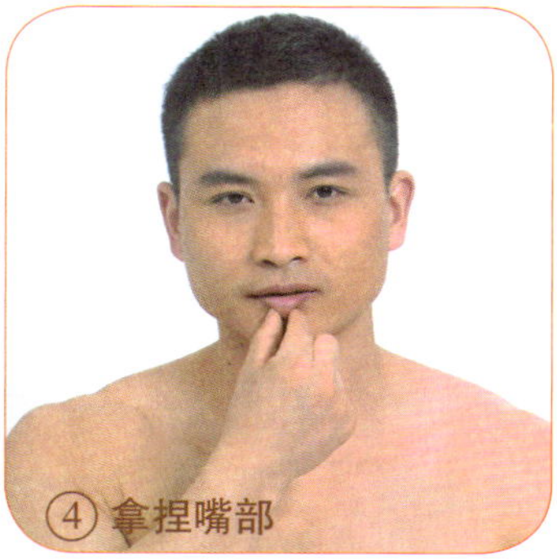

④拿捏嘴部

4. 对人中的肌肉进行深捏。重复5次。

5. 以拇指和食指的指腹，沿着下唇进行深捏，接着在上唇重复相同动作，自唇部中央向嘴角朝外按摩。重复5次。

祛除痤疮

痤疮是发生在毛囊皮脂腺的慢性皮肤病，最直接的致病原因就是毛孔堵塞。可发展为炎性丘疹、脓疱、结节、囊肿等，导致毛孔粗大，甚至留下瘢痕等皮肤损害。按摩、刮痧、拔罐可以调理内分泌，疏通被堵塞的毛孔，改善痤疮的症状。

【按摩疗法】

特效穴位

百会、印堂、阳白、攒竹、风池、太阳、天柱、桥弓。

操作手法

1. 用拇指揉按印堂20次（图①）。

2. 用双手拇指螺纹面分推攒竹，经阳白至两侧太阳30次。

3. 用拇指螺纹面向下直推桥弓，先左后右，每侧10次。

4. 用手指腹点压百会20下（图②），点压时吸气，还原时呼气，以能耐受为宜。然后用右手指腹叩击百会20下。

5. 用拇指桡侧缘直推血管舒缩区、生殖区、足运感区、安宁区、安神区各100次。

6. 用中指指端叩击血管舒缩区、生殖区各50次。

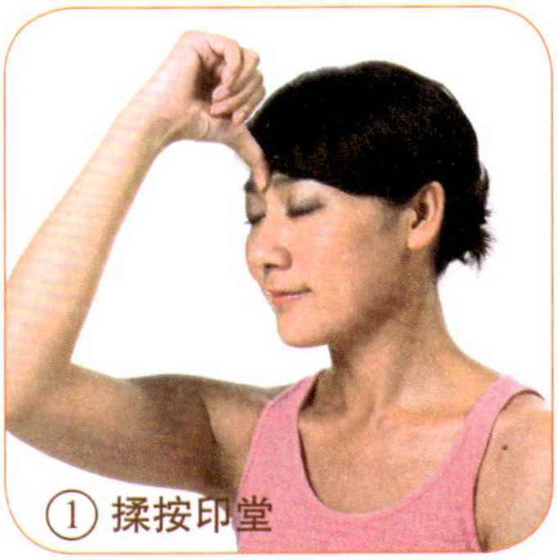
① 揉按印堂

7. 用双手大鱼际按揉太阳30次，按揉时的旋转方向均向前。

8. 施术者右手置于受术者前额固定头部，用左手拇指按揉风池（图③）、天柱等穴，以有轻微的酸胀感为佳。

9. 由前向后用五指拿头顶，至后头部改为三指拿，顺势从上向下拿捏项肌3～5次。重复操作5～10遍即可。

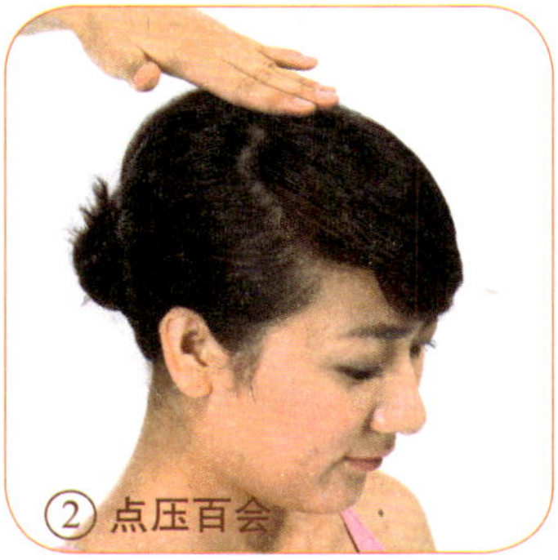
② 点压百会

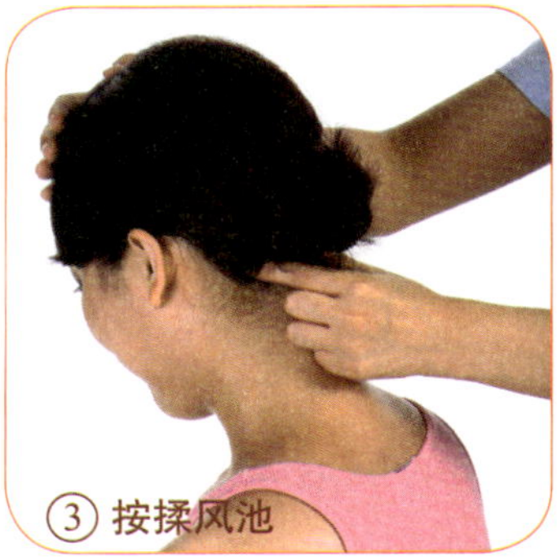
③ 按揉风池

10. 用双手大鱼际从前额正中线抹向两侧，在太阳处按揉3～5次，再推向耳后，并顺势向下推至颈部。做3～5遍。

【刮痧疗法】

> 特效穴位

大椎、大杼、膏肓、神堂、肺俞、肾俞、曲池至合谷、丰隆至足三里、三阴交。痰淤而皮肤痤疮反复发作，经久不消者，加丰隆、血海、地机。

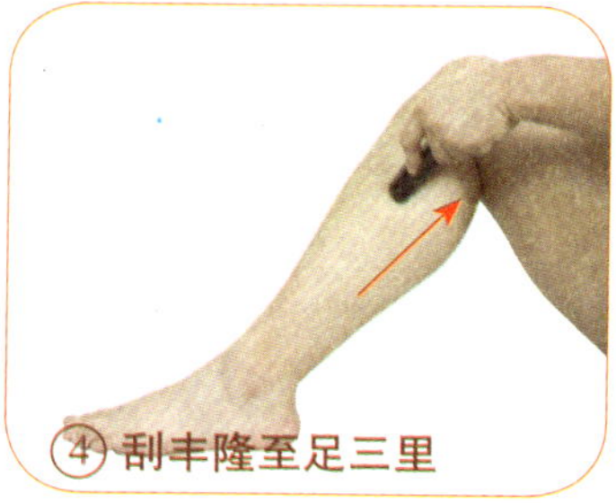

④ 刮丰隆至足三里

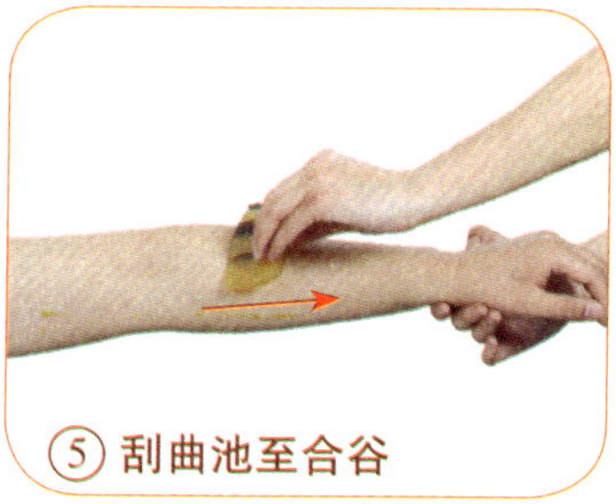

⑤ 刮曲池至合谷

> 操作手法

刮拭肺俞、肾俞，以皮肤出现痧痕为度，然后从膏肓刮至神堂。刮拭丰隆至足三里是逆着足阳明胃经的循行进行的，以皮肤发红为度（图④）。从曲池至合谷用刮痧板的薄缘进行，用力可重（图⑤）。

【拔罐疗法】

> 特效穴位

灵台、委中、大椎、三阴交、足三里。肺经风热者，配身柱、肺俞、风门。

> 操作手法

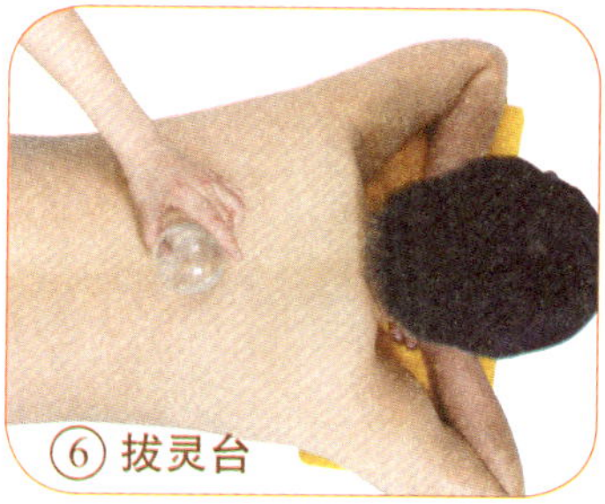

⑥ 拔灵台

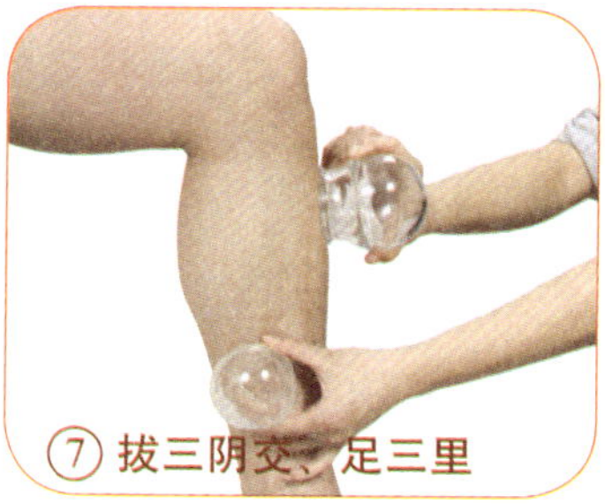

⑦ 拔三阴交、足三里

1. 采用刺络拔罐法或三棱针叩刺后拔罐法拔灵台等主穴（图⑥），以微出血为度，然后留罐15～20分钟。隔日1次，10次为1个疗程。
2. 采用排罐法拔三阴交、足三里（图⑦）。

—— 辅助治疗小贴士 ——

◎调节胃肠功能，保持大便通畅，不饮酒，少食辛辣食品，少吃甜食，多吃蔬菜、水果。
◎保持被子、床单、枕头之类经常与脸部接触的物品的干净、卫生。

丰胸

胸部的大小及线条很大程度上是由先天因素决定的，但是在发育期摄取的营养以及对其进行按摩也会大大影响成年以后胸部的形态。因此，除了日常注意摄入可以丰胸的食物以外，进行胸部按摩无疑是一种理想的丰胸方法。

【按摩疗法】

> 特效穴位

膻中、乳中、乳根、大包。

> 操作手法

1. 以手指指面向下按压，并以打圈的方式按摩大包（图①）。

2. 四指并拢，拇指分开。先由颈、肩向腋窝下按摩，再由胸下向上向外推擦（图②），然后由乳中向四周摩擦至腋下淋巴结处。先轻擦一遍，再重一点，最后轻轻按摩。然后以揉为主，由颈、肩及胸侧至乳根（图③）；接着以捏为主，沿淋巴走向进行揉捏、提捏、抓捏，最后归至腋下淋巴结处。

3. 用食指、中指由下向上有力推揉膻中穴1分钟，然后用按摩棒点按此穴50下（图④）。

4. 先用右手掌面在左侧乳房上部，即锁骨下方着力，均匀柔和地向下直推至乳房根部，再向上沿原路线推回，做20～50次后，换左手按摩右乳房20～50次。

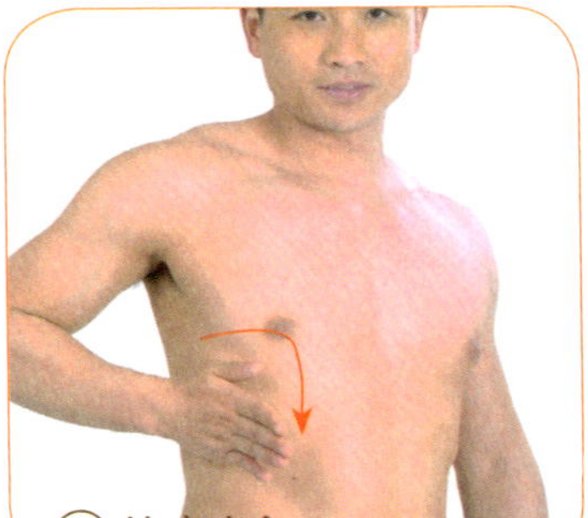
① 按摩大包

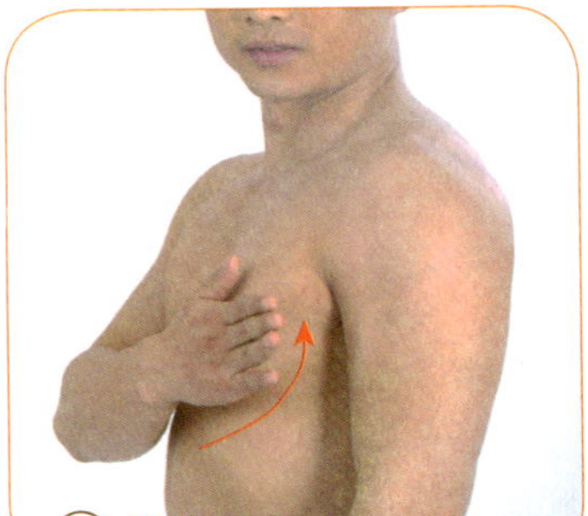
② 推擦乳中

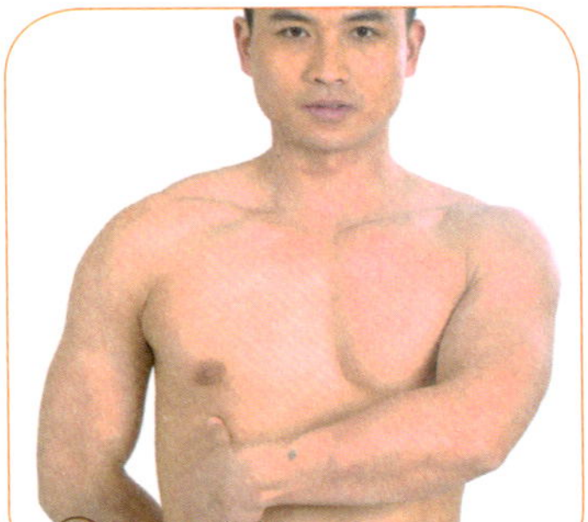
③ 揉按乳根

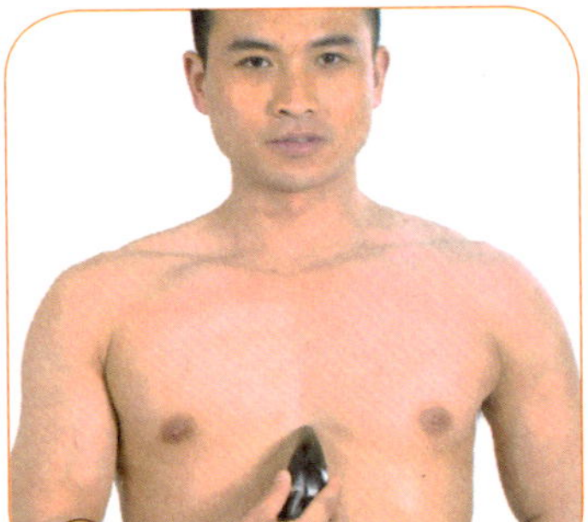
④ 点按膻中

—— 辅助治疗小贴士 ——

◎多吃有丰胸功效的食物，如木瓜、猪脚、豆浆、腰果、牛奶、牛肉、黄豆等。

◎忌穿戴过紧的内衣。

祛皱

皱纹是指皮肤表面因收缩而形成的条纹，皱纹出现的顺序一般是前额、上下眼睑、眼外眦、耳前区、面颊、颈部、下颏和口唇周围。皱纹的出现给爱美的女性带来诸多的烦恼，现在通过按摩特定部位可以有效缓解这种症状，帮助爱美的你远离皱纹，拥抱美丽青春。

【按摩疗法】

> 特效穴位

攒竹、印堂、睛明、承浆、鱼腰、承泣、四白、巨髎、地仓、迎香、百会、太阳、听宫、翳风、颊车。

> 操作手法

1. 洁面后，将润肤膏均匀涂抹于脸和脖子，用中指和无名指指腹轻轻按揉面部1分钟，至产生微热感为宜（图①）。

2. 用双手拇指指腹按揉太阳穴，按揉时力度要适中，每次2分钟，然后上下摩擦，反复10次。

3. 用双手无名指从嘴角向上至面颊颧骨处滑动（图②），然后从颧骨经上颌角至耳垂滑动，以减少面部皱纹。

4. 用双手无名指按压眉毛离鼻子最近的部位，同时用中指按压鱼腰穴（图③），然后用中指指腹摩擦鼻尖，以减少鼻根部和鼻上的皱纹。

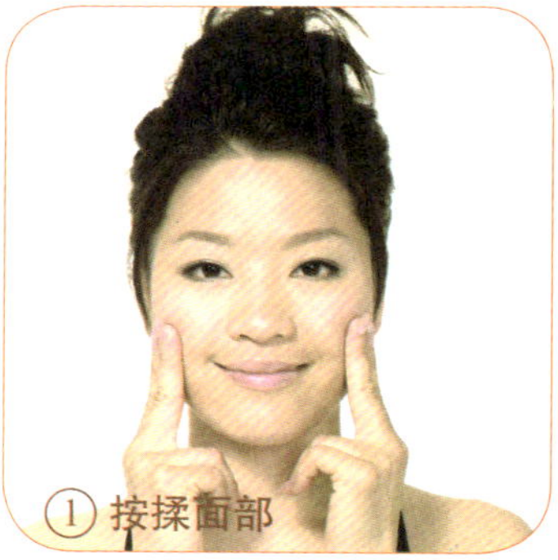

① 按揉面部

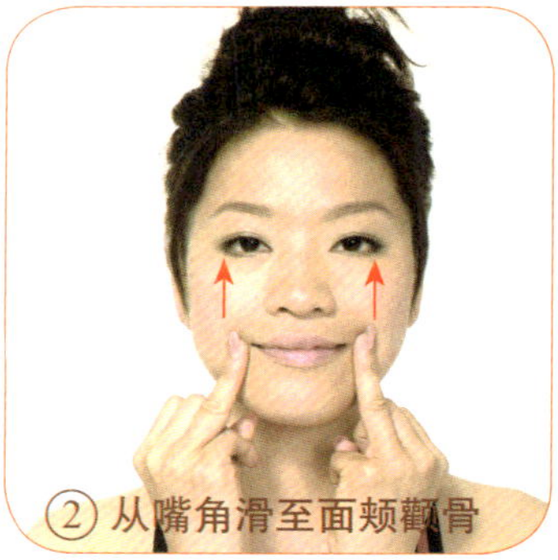

② 从嘴角滑至面颊颧骨

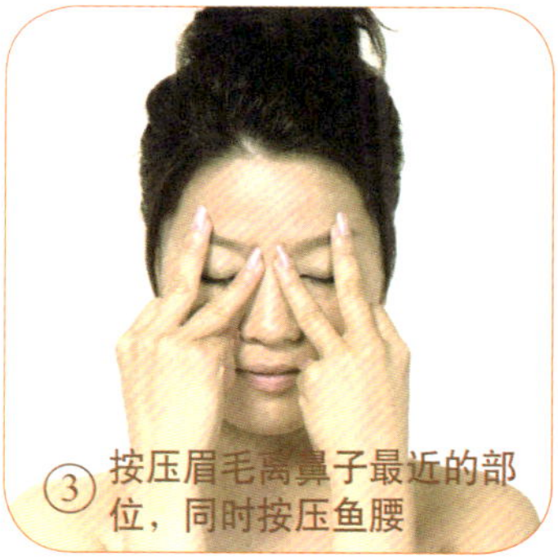

③ 按压眉毛离鼻子最近的部位，同时按压鱼腰

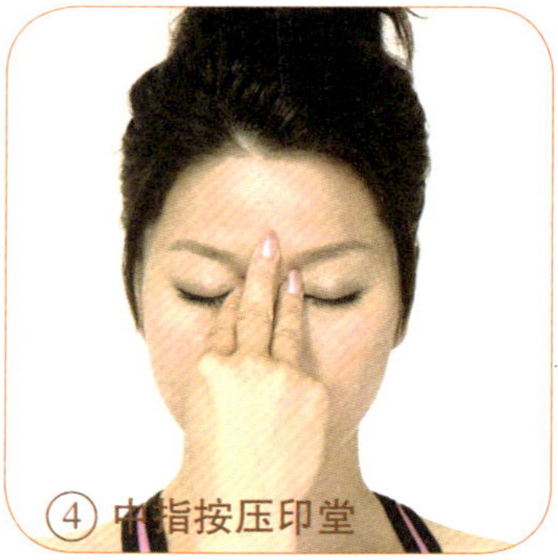

④ 中指按压印堂

5. 用食指、无名指并拢分别放在两眉中间鼻根处，中指放在额中部印堂穴（图④），按压10次，然后由上而下，再由下而上按揉眉心2分钟，以减少鼻根部和额上的皱纹。

6. 用中指指腹按压面部十二大美容穴位：百会、攒竹、听宫、颊车、睛明、迎香、承泣、四白、巨髎、地仓、翳风、承浆穴，每穴每次各2分钟，按压时力度要适中。

减肥

肥胖是人体内脂肪堆积过多造成的。轻度肥胖仅需控制饮食，使摄入的总热量低于消耗量，少吃一些碳水化合物类的食物，多吃瓜果蔬菜，并多做锻炼，一般不必用药物治疗。辅以按摩、刮痧和拔罐，以改善肠胃功能，则能起到更好的瘦身效果。重度肥胖者则需采用综合方式进行减肥。

【按摩疗法】

> 特效穴位

梁门、期门、章门、涌泉、风市、丘墟、脾俞、肝俞、大肠俞、肾俞。

> 操作手法

1. 受术者取俯卧位，施术者用手掌掌面沿腰背部足太阳膀胱经推摩，推摩时力度要适中，反复10次，以皮肤发红发热为宜。
2. 施术者用拇指指腹点按受术者的脾俞、肝俞、大肠俞、肾俞穴，每穴每次1分钟。每穴每次1分钟。
3. 施术者将手掌置于受术者的腰骶部（图①），横擦10次，以皮肤发红发热为宜。
4. 施术者双手手掌重叠放于受术者的臀部最高处，向四周做放射状推搓（图②），反复5～10分钟。
5. 施术者自下而上捏拿受术者的足跟至大腿的筋肉（图③），反复20次。

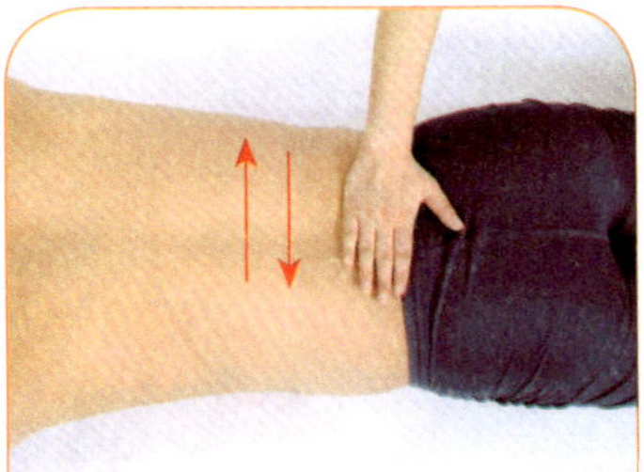
① 横擦腰骶部

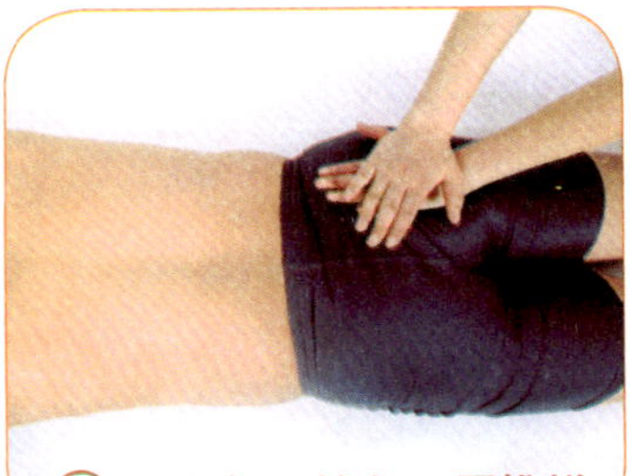
② 由臀部开始向四周推搓

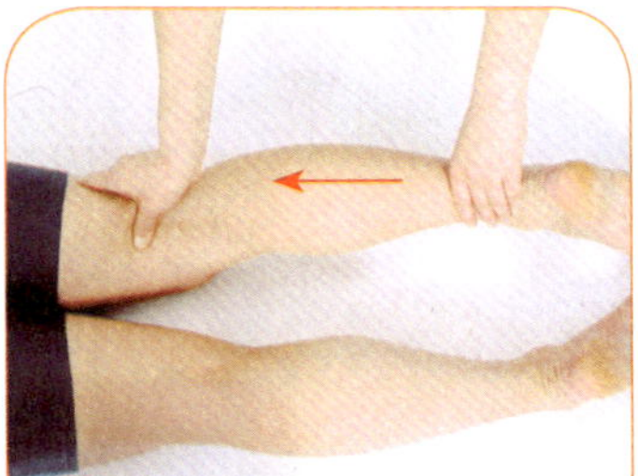
③ 捏拿足跟至大腿的筋肉

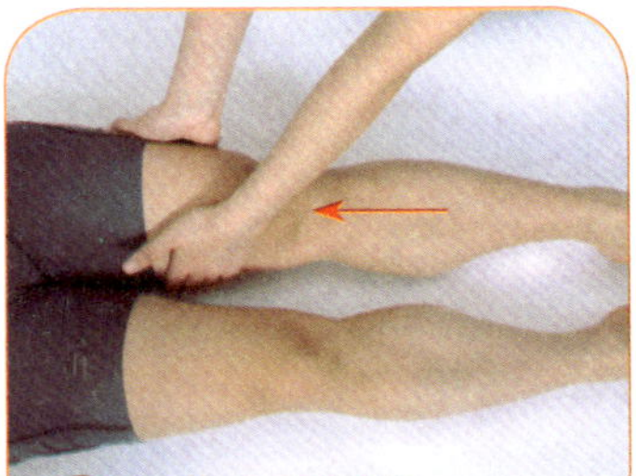
④ 搓摩大腿根部

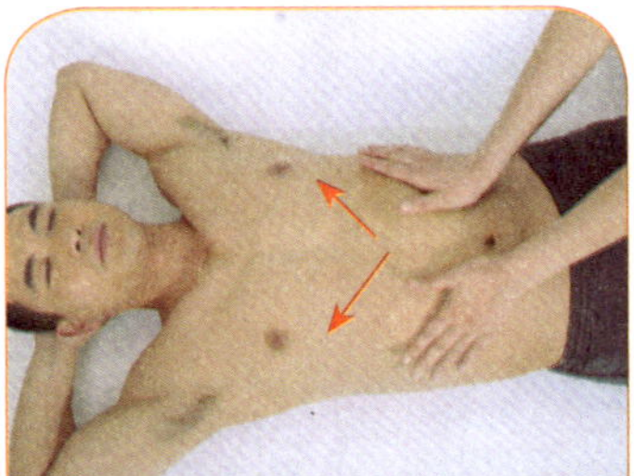
⑤ 推摩腹部正中线两侧

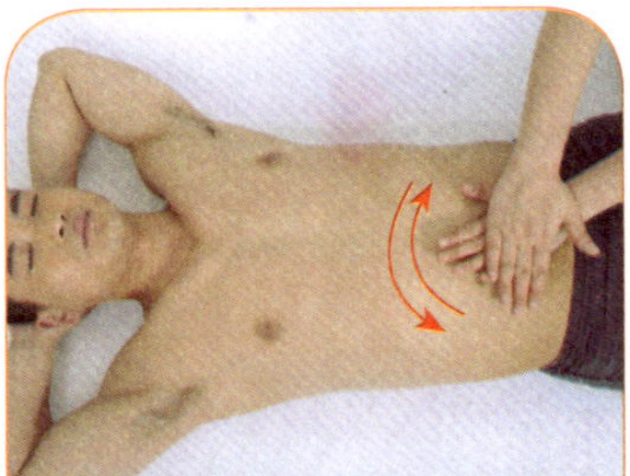
⑥ 推摩脐周

6. 受术者改为仰卧位，施术者由下而上从踝部搓摩至大腿根部（图④），从大腿根部再至腹股沟部，各反复10次。

7. 施术者用双手手掌同时置于受术者的腹部前正中线两侧（上页图⑤），缓慢向两侧推摩至腋中线，推摩时用力要稍重，腹部推摩后再推摩胸部，以皮肤发红发热为宜。

8. 施术者双手重叠放于受术者脐上，按顺时针、逆时针方向推摩脐周，范围逐渐增大，用力逐渐增重，以受术者感觉腹部松动，有肠鸣或排气感为宜（上页图⑥）。

9. 施术者用拇指按揉受术者的期门、章门、梁门、涌泉、风市、丘墟穴，按揉时力度适中，每穴每次按摩1分钟。

【刮痧疗法】

> 特效穴位

脾俞、肾俞、膻中、中脘、孔最至列缺、曲池、丰隆、三阴交、足三里。兼有脾胃虚弱者，加胃俞。

> 操作手法

在后背的穴位沿着足太阳膀胱经的循行由下至上进行刮拭，采用泻法。沿着肺经的方向由近端至远端刮拭孔最至列缺（图⑦）。而足三里可以用刮痧板的角端进行点按（图⑧）。

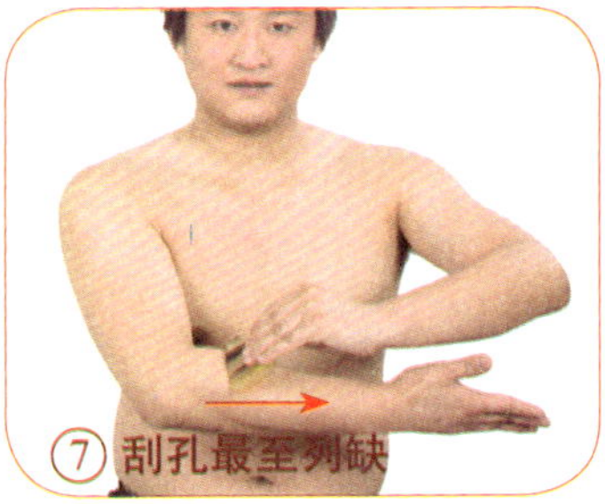
⑦ 刮孔最至列缺

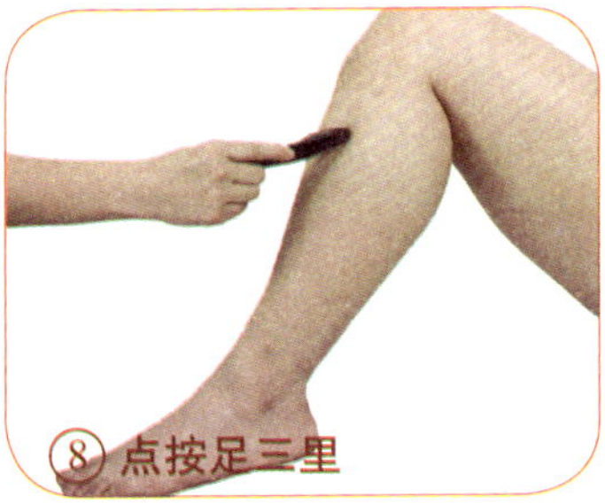
⑧ 点按足三里

【拔罐疗法】

> 特效穴位

耳穴饥饿点、胃俞、肺俞、阳池、三焦俞。

> 操作手法

胃俞、阳池等穴位（饥饿点除外），用单纯拔罐法（图⑨、图⑩）。减肥宜将拔罐与耳压结合的方法综合进行。耳压饥饿点（耳屏前面中点，外鼻穴下方）可使食欲减低，是减肥的经验效穴。

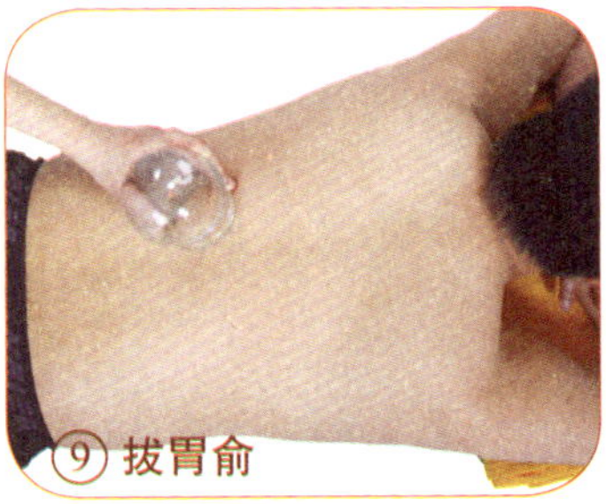
⑨ 拔胃俞

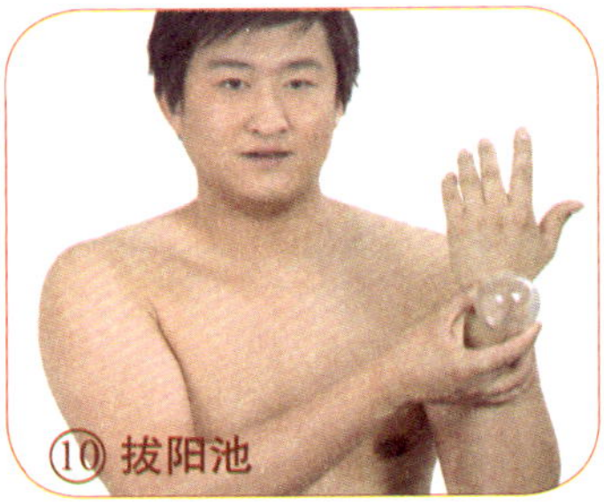
⑩ 拔阳池

健脑、养心、安神，提高机体免疫力

缓解压力

工作压力过大或情绪不稳定等因素，很容易造成心理紧张。长此以往，会使人体处于负面状态，从而影响工作、生活、学习的质量。按摩可消除受术者紧张心理和急躁情绪，使之气血平和、心绪平静，还可改善相应脏器的微循环。

【按摩疗法】

> 特效穴位

百会、厥阴俞、气海、神门、大陵、劳宫、郄门、乳根、膻中、巨阙、气海、合谷。

> 操作手法

1. 施术者一手握住受术者的手腕，用另一只手的拇指指尖点按受术者合谷、神门、大陵、劳宫等穴，对因压力过大导致的情绪问题疗效显著。神门为手少阴心经的首穴，合谷的内外侧是心脏治疗区，应重点按摩（图①）。

2. 受术者取坐位背对施术者，施术者用单手拇指指腹按揉受术者厥阴俞（图②）。

3. 用手掌平推前胸部及分推胁肋部，以温热为度，然后在心前区做快速揉搓按摩5～10分钟，再以手指指腹点按膻中、巨阙、乳根等穴各2～3分钟，手法须轻柔缓和，频率一致（图③）。

4. 气短胸闷者，加点按气海、郄门各约2分钟（图④）；失眠多梦者，加按揉百会2分钟。

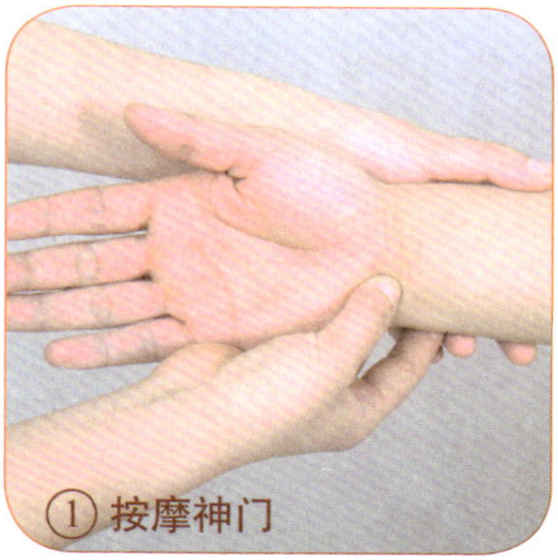
① 按摩神门

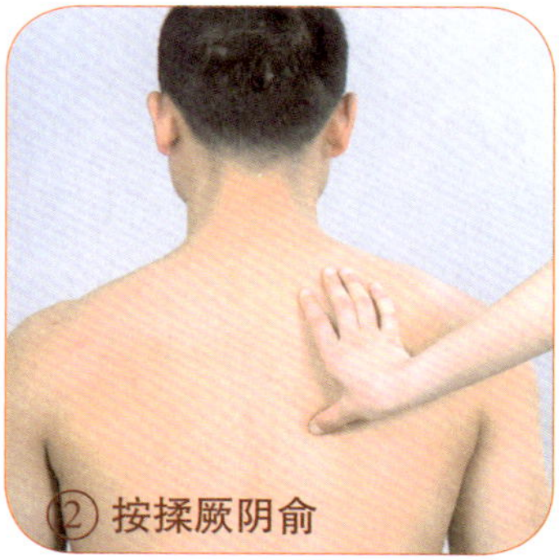
② 按揉厥阴俞

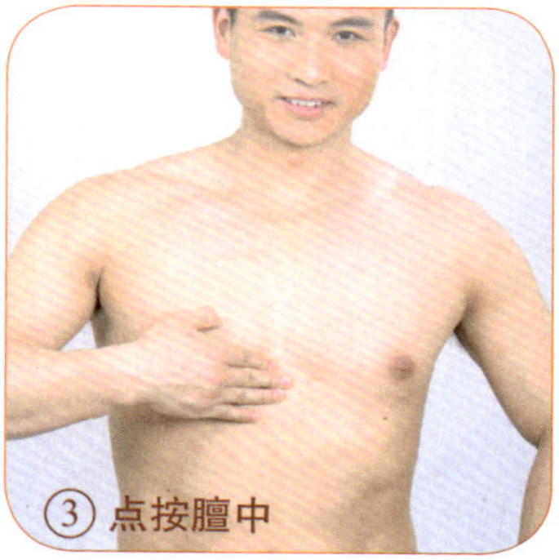
③ 点按膻中

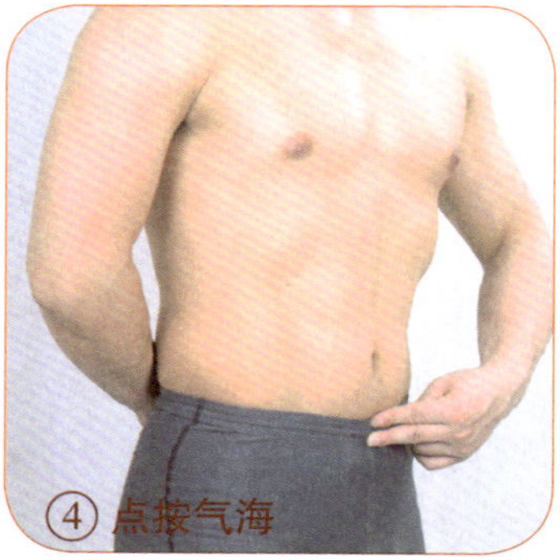
④ 点按气海

防衰健脑

儿童因先天不足而记忆力减退、注意力不集中、失眠多梦，或因髓海不足而出现思维能力下降、反应迟钝等现象；老年人因肾精不足、髓海亏虚造成一系列衰退症状。通过按摩健脑益智的特效穴位，可以使人头脑灵敏，消除脑部疲劳，排除紧张压力，安神息怒，使人心情开朗、有朝气、有活力。

【按摩疗法】

> 特效穴位

三阴交、大椎、太溪、涌泉、足三里、后溪、阳陵泉、悬钟、心俞、肾俞、脾俞、昆仑。

> 操作手法

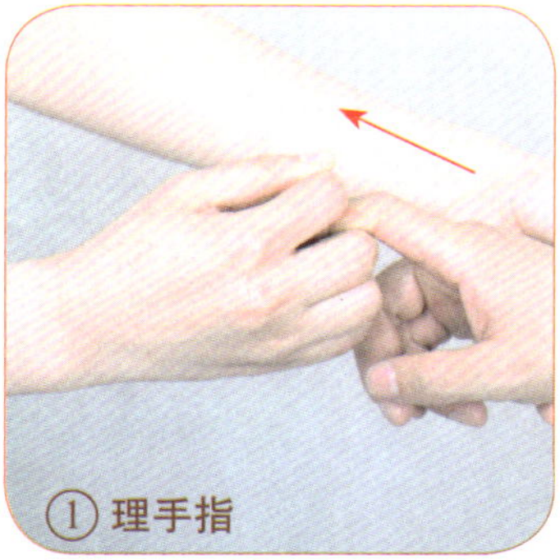
① 理手指

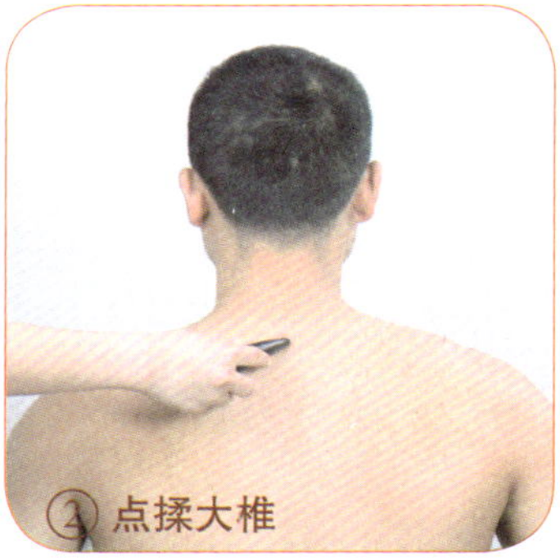
② 点揉大椎

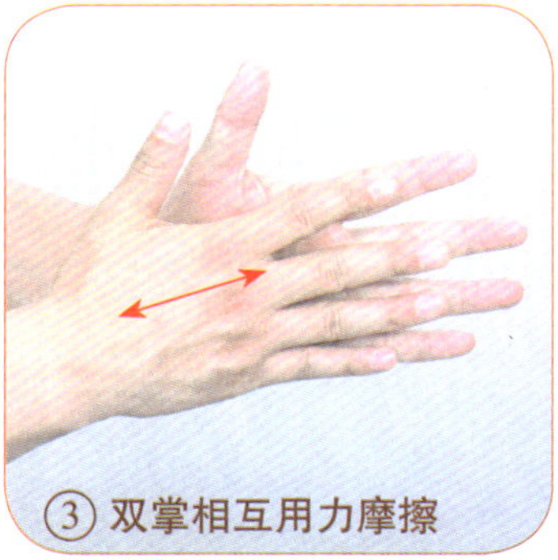
③ 双掌相互用力摩擦

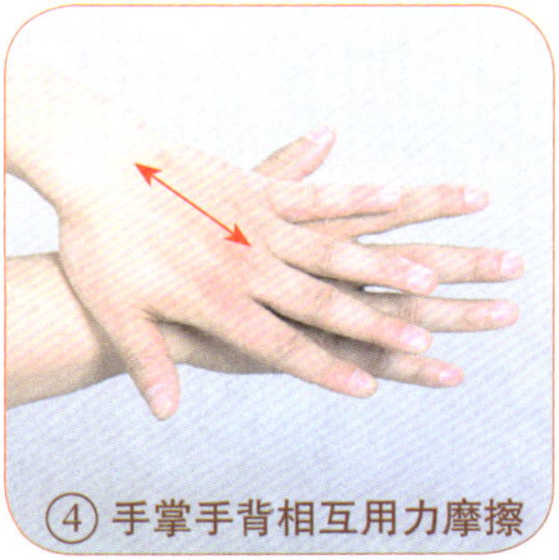
④ 手掌手背相互用力摩擦

1. 受术者取坐位，施术者双手用拇指指腹点揉足三里、阳陵泉、后溪穴，点揉时力度要适中，每穴每次1分钟，至感觉酸胀为宜。

2. 施术者对受术者施手指理法（图①），十指各5次。

3. 受术者取坐位或俯卧位，施术者用拇指指腹或可做点按的按摩器点揉受术者大椎（图②）、心俞、肾俞、脾俞穴，点揉时用力要稍重，每穴每次2分钟。

4. 施术者用单手食指、中指、无名指并拢摩擦受术者的涌泉穴，顺时针、逆时针方向各30次，至脚心发热为宜。

5. 双手手掌相对用力摩擦，由慢至快，搓热为止（图③）；然后一手手掌贴着另一手手背相互用力摩擦（图④），由慢至快，搓热为止。

6. 患者自己用拇指指腹按揉三阴交、悬钟、太溪、昆仑穴，每穴每次1分钟，至感觉酸胀为宜。

晨起醒脑

对于学生和上班族来说，每天早上起床后都可能出现身体萎软乏力、精神不振、注意力涣散等现象，弄不好会影响一天的情绪。拥有一个快乐、神清气爽的早晨是每一个学生和上班族的梦想。下面介绍的简单自我按摩操有助于提神醒脑，让你神采奕奕地迎接新的一天。

【按摩疗法】

> 特效穴位

攒竹、迎香、颊车、百会、涌泉、太阳。

> 操作手法

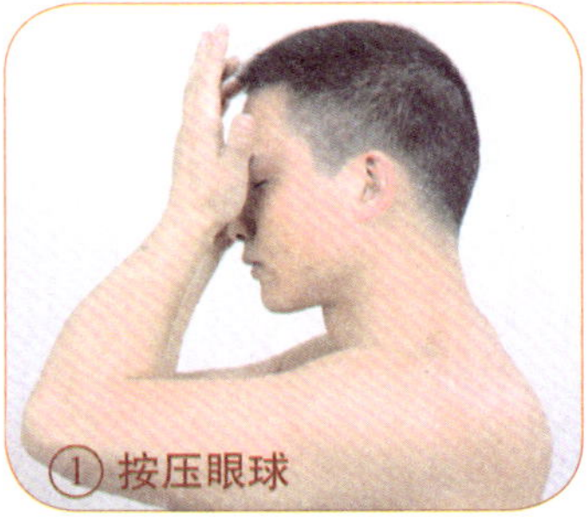
①按压眼球

1. 每日清晨醒后，闭目养神，双手一放一握，反复20次。
2. 双手掌心贴于面部推擦，方向从口角，至鼻旁，至前额，至太阳穴，再至面颊，返回口角，上下反复10次。

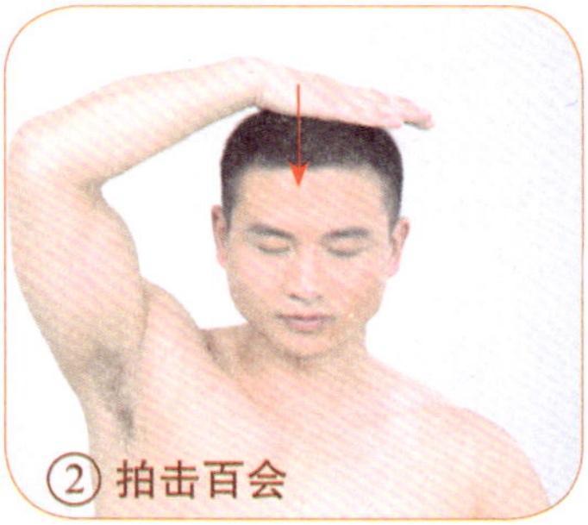
②拍击百会

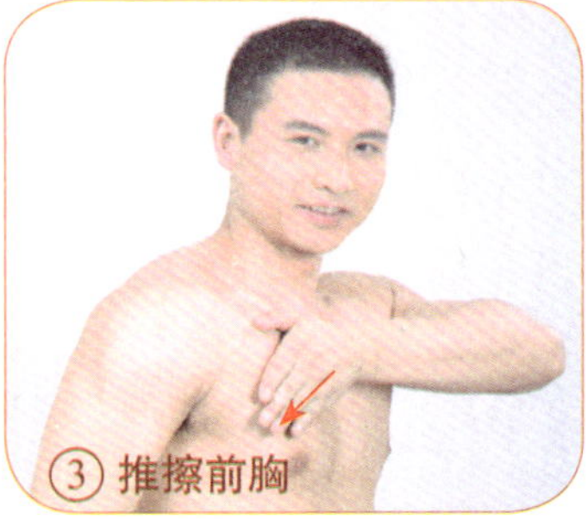
③推擦前胸

3. 双手摩擦发热，将手掌置于双眼，轻轻按压眼球（图①），反复3次。
4. 用中指指腹点压攒竹、迎香、太阳、颊车穴，每穴每次20秒。
5. 牙齿咬紧，用手掌掌心拍击百会穴（图②）10次。
6. 用左手在右侧胸前从上到下推擦，反复5次，用右手在左侧胸前推擦（图③），反复5次，至感觉温热为宜。

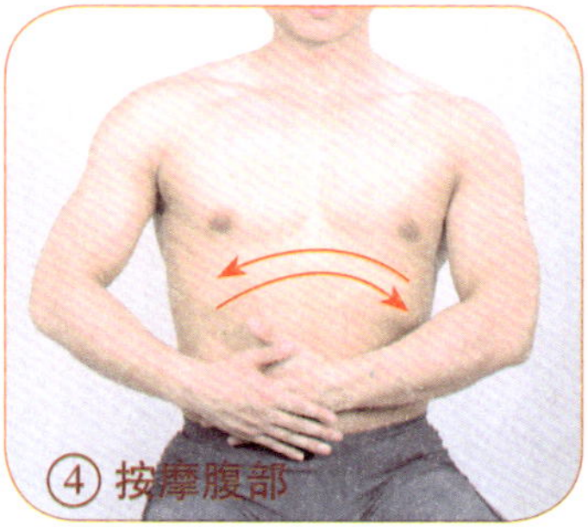
④按摩腹部

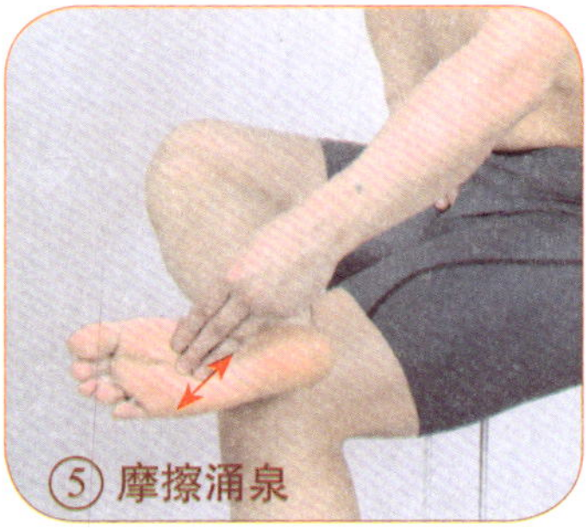
⑤摩擦涌泉

7. 双手重叠放在腹部，从腹中央开始，顺时针环转摩腹20圈，由内向外逐渐增大按摩范围，再以逆时针方向摩腹（图④）20圈，至感觉温热为宜。
8. 用单手食指、中指、无名指并拢摩擦涌泉穴（图⑤），至脚心发热为宜。

睡前保健

睡前按摩可以改善由于神经紧张和亢奋引起的睡眠障碍，对于脑力工作者来说尤为重要。现在很多人工作压力大，出现失眠等现象，按摩可有效改善这种状况。通过按摩进行睡前保健是一种无不良反应的良性保健方法，如长期坚持，可促进身体代谢，对防病益寿有积极的促进作用。

【按摩疗法】

> 特效穴位

印堂、太阳、风池、百会、神门、涌泉。

> 操作手法

1. 取坐位，双手食指屈曲，以食指第2节桡侧面紧贴印堂穴上方向左右两边抹前额（图①），分抹时力度要适中，由内向外50 次。

2. 双手拇指指腹紧按两侧鬓发处推抹太阳穴，推摩时用力要稍重，由前向后50次。

3. 双手拇指指腹按揉风池穴，并做环状运动，用力稍重，每次2分钟。

4. 双手掌心紧按两耳（图②），然后做快速有节律地按压50次。

5. 双眼平视前方，牙齿紧咬，用一手掌心在百会穴处做有节律地拍击动作10次。

6. 用双手拇指点按太阳、神门穴，每穴每次1分钟。

7. 将双手搓热，掌心紧贴前额，从上向下擦至下颌（图③），抹擦时力度要适中，反复10次。再将双手搓热，掌心紧贴肚脐周围，上下往返摩擦小腹。

8. 单手拇指指腹或用按摩器摩擦涌泉穴（图④），至脚心发热为宜。

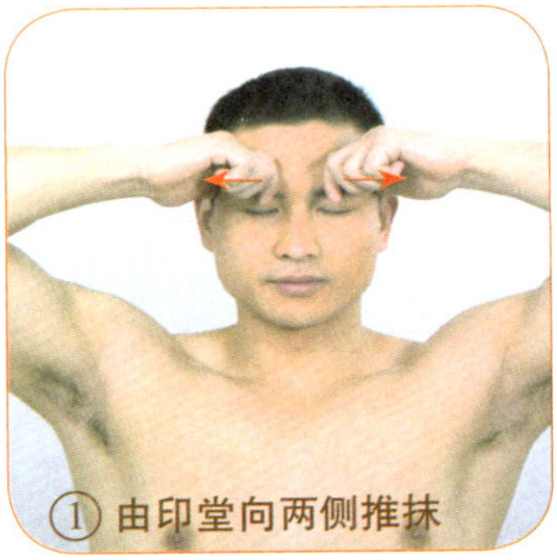

① 由印堂向两侧推抹

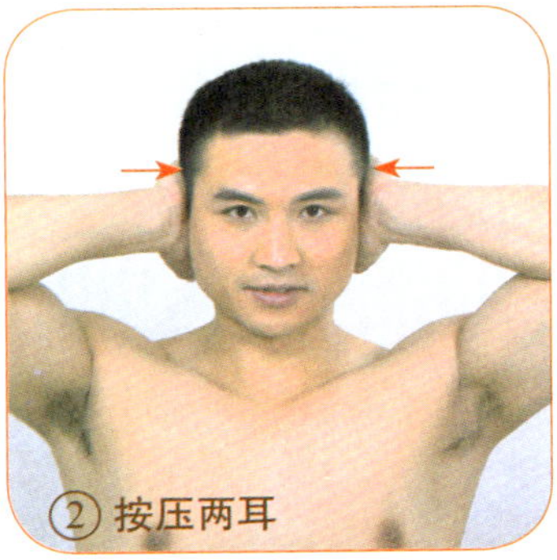

② 按压两耳

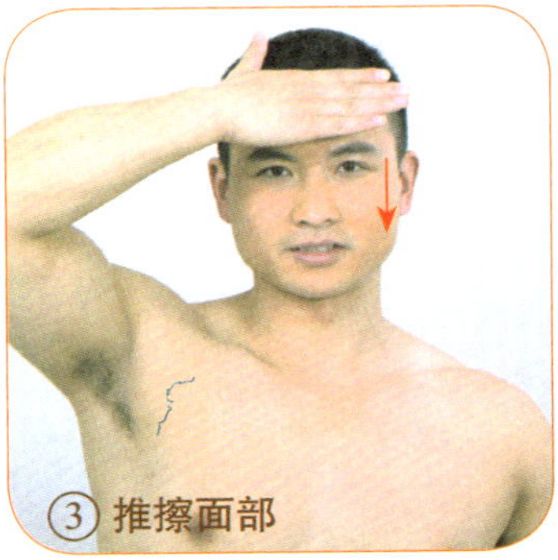

③ 推擦面部

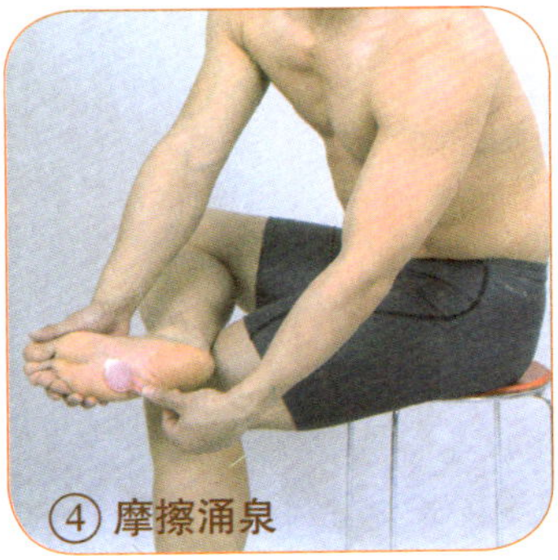

④ 摩擦涌泉

安神养心

心控制着精神、意识、思维活动，虽然这些都是大脑对外界事物的反映，但是以心为主宰；另外，心还主血脉，养神安心可以使心脏有节律地搏动、促进血液循环。集中精神进行自我按摩，有利于气血运行，集中精力，最终达到安神养心的效果。

【按摩疗法】

特效穴位

神门、少冲、百会、少商、劳宫、内关。

操作手法

1. 用左手拿按摩器具在右侧前胸从上到下或从左到右按摩5次，换用右手在左侧前胸重复同样的操作（图①）。然后用拇指从胸骨柄上端向下直推到心口窝处，反复推摩10次。

2. 将右手拇指置于左侧胸大肌外侧，其余四指置于腋窝内，提捏20次，换左手在右侧腋窝做同样操作。

3. 用右手拇指置于左侧腋窝下，其余四指置于上臂内上侧，以拿捏和按揉手法，从上向下操作至神门处，反复10次，换左手在右臂做同样的操作。

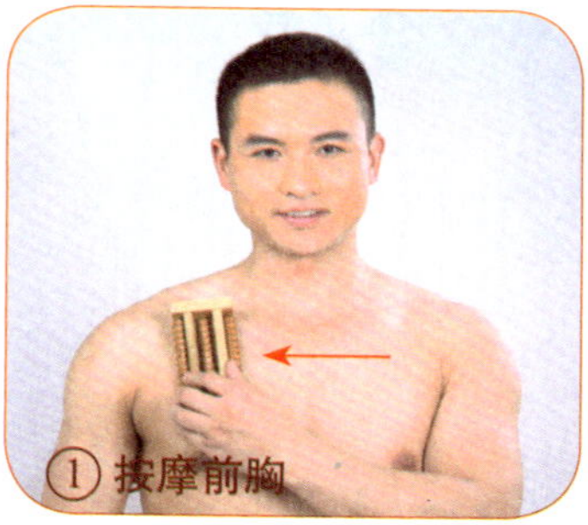
① 按摩前胸

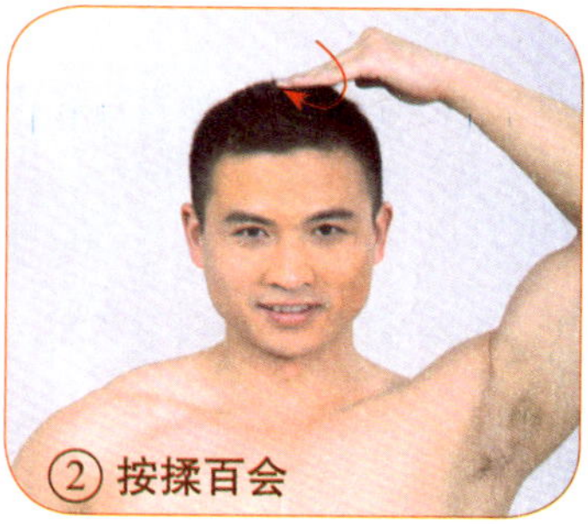
② 按揉百会

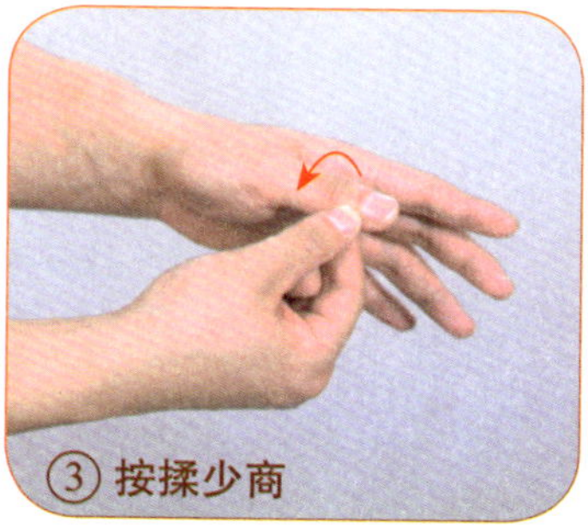
③ 按揉少商

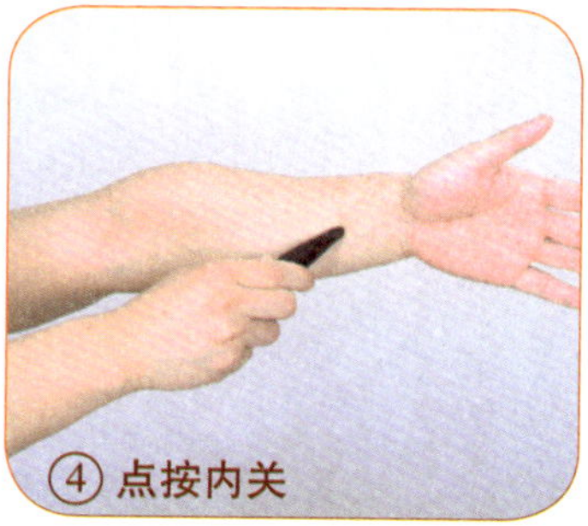
④ 点按内关

4. 用左手食指、中指、无名指指腹按揉百会穴（图②）1分钟。

5. 用拇指按揉手部少商（图③）、少冲、劳宫三个穴位，力度适中，每个穴位连续按揉1分钟以上。

6. 自己可以对着镜子操作，一手取按摩棒依次对准耳部的心、皮质下等反射区，每穴按摩1～2分钟。

7. 用牛角按摩棒点按神门、内关（图④）。

考前学生保健

家长最关心的问题就是孩子的升学考试，皆以上学深造为最好的求知途径，在这么多艰苦的考试中，如何才能保证考生在考场上发挥出最好的水平是最为重要的。适当地进行保健按摩有助于缓解疲劳、减轻压力、提神醒脑，是考生考前一种很好的保健方式。

【按摩疗法】

> 特效穴位

百会、印堂、太阳。

> 操作手法

1. 施术者双手手指分开，沿受术者肋骨走向左右摩擦40次，摩擦时力度要适中，以受术者感到微热为宜（图①）。
2. 施术者双手手指并拢，叠放在受术者的脐部，按顺时针方向、逆时针方向各推摩脐周20圈，以受术者感到微热为宜（图②）。
3. 施术者双手摩擦发热，然后擦摩受术者的掌心（图③）、脚心，以受术者感到微热为宜。
4. 施术者用手掌摩受术者的眼、面、耳、颈部，以受术者感到微热为宜。
5. 施术者用拇指和食指指腹提按受术者的鼻梁（图④）10次，梳头100次。
6. 施术者注意受术者的呼吸节律，用拇指指腹点压百会穴20次，吸气时点压，呼气时松开，然后用指腹叩击20次。
7. 施术者双手拇指指腹按揉受术者的印堂、太阳穴，每次5分钟。

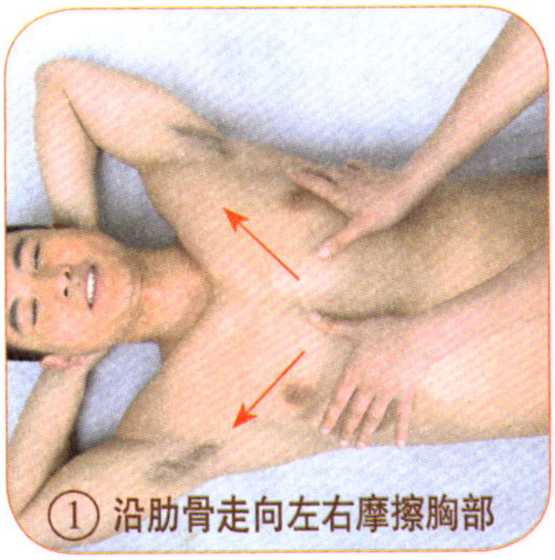
①沿肋骨走向左右摩擦胸部

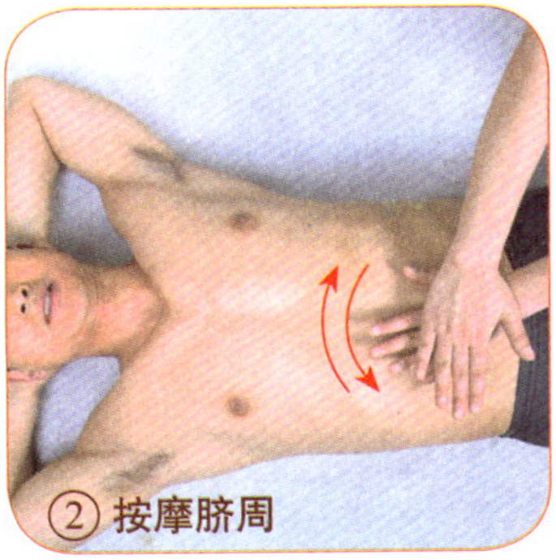
②按摩脐周

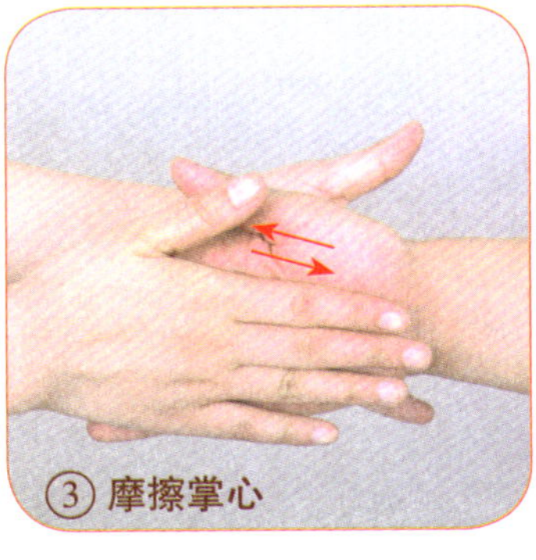
③摩擦掌心

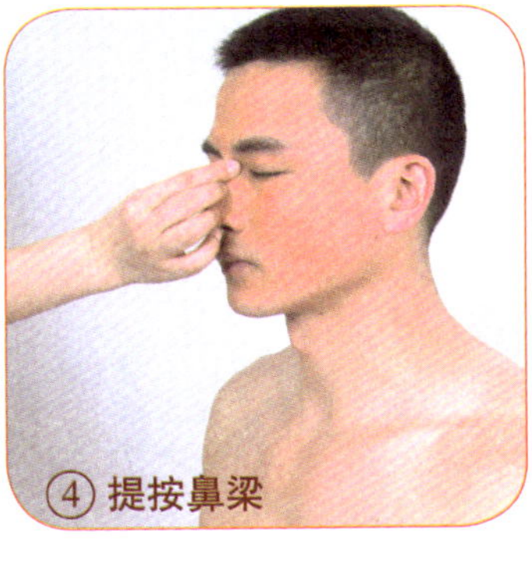
④提按鼻梁

消化功能 增强

消化不良者大多是食物停聚中焦，积而不化，气滞不行，从而形成胃肠疾病。中医认为，脾胃是后天之本，是气血生化之源。但如果饮食过量，或者吃了难以消化的食物，就会增加胃的负担，影响胃正常的消化功能。因此，饭后适当做促进消化的按摩有助于身体健康。

【按摩疗法】

> 特效穴位

膻中、中脘、脾俞、胃俞。

> 操作手法

1. 受术者取仰卧位，施术者双手摩擦发热，然后用拇指指腹从膻中向两侧乳中分推，并沿肋间向外平推至胸侧，然后下移一个肋间隙，再从内向外分推（图①），依次向下至腹部，反复3次。

2. 施术者用双手从受术者的一侧腹部向对侧腹部拿捏，要求拿捏时提起腹部肌肉（图②），轻轻提起并稍停片刻，再松开前移，上下腹各1次，反复3次。

3. 受术者改为俯卧位，施术者用双手拇指指腹点揉脾俞、胃俞穴各100次。

4. 双臂胸前交叉，用双手拇指贴于胸前，其余四指贴于对侧腋下，提拿胸部肌肉（图③），同时由内向外移动，反复3次。

5. 顺时针方向按摩中脘穴（图④）。

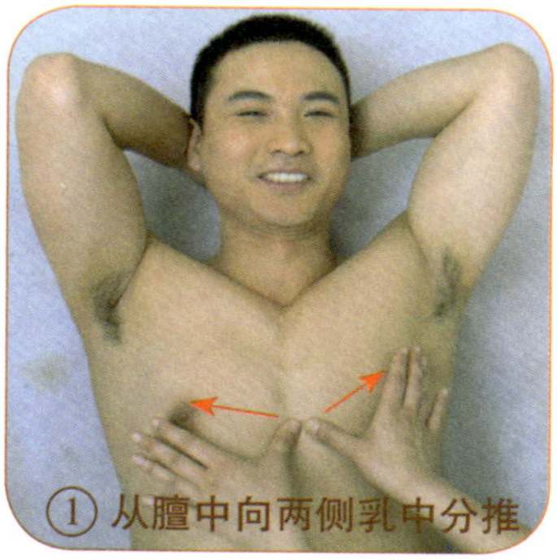
① 从膻中向两侧乳中分推

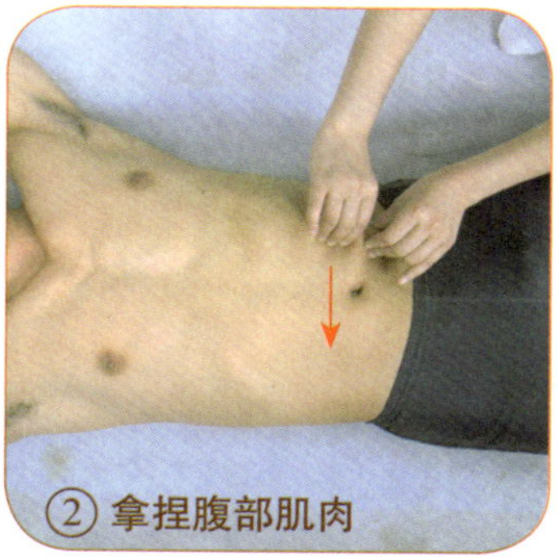
② 拿捏腹部肌肉

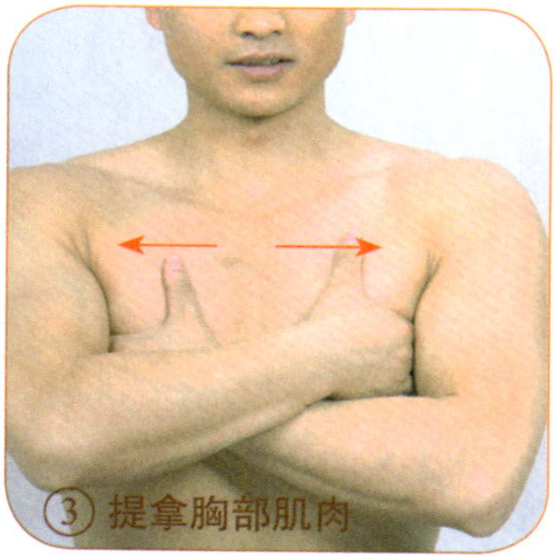
③ 提拿胸部肌肉

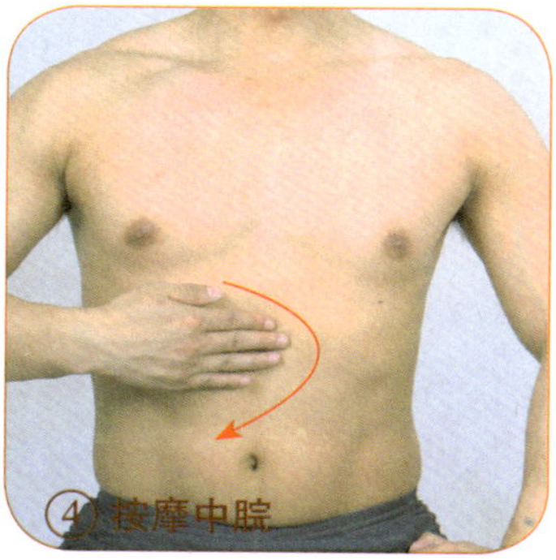
④ 按摩中脘

清肺补肺

中医认为，肺主气，司呼吸。因肺叶娇嫩，易被邪侵，而我们并非生活在真空环境中，空气中时刻都有细菌在飞扬，身体抵抗力差的人群就必然会因此而感染细菌性疾病。通过按摩可增强肺部的功能并改善受术者的症状，提高免疫力较差人群的抗病能力，有助于祛病健身。

【按摩疗法】

> 特效穴位

俞府、尺泽、不容。

> 操作手法

1. 取坐位，一手食指或中指按压对侧俞府穴，同时呼气并默念“1、2、3”，用力由轻渐重，然后吸气并默念“4、5、6”，用力由重渐轻，反复5次。

2. 除拇指外其余四指并拢，用指腹按揉不容穴及其周围，并做环状运动，同时呼气并默念“1、2、3”，用力由轻渐重，然后吸气并默念“4、5、6”，用力由重渐轻，反复5次（图①）。

3. 将一侧手臂伸开，用另一只手拇指指腹或牛角按摩棒按压尺泽穴（图②、图③），并以穴位为中心从肘向肩的方向平推5次。

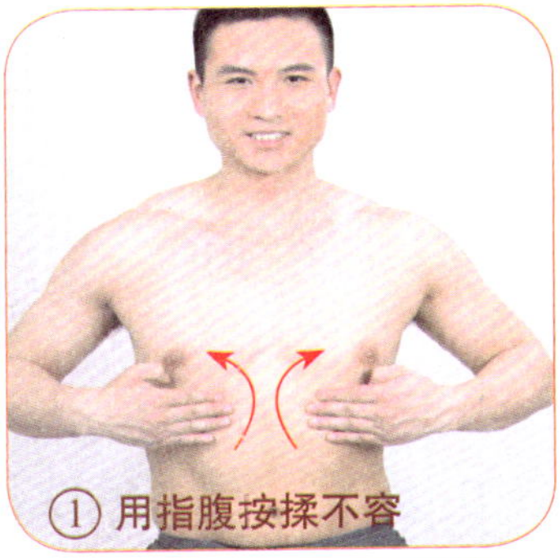

① 用指腹按揉不容

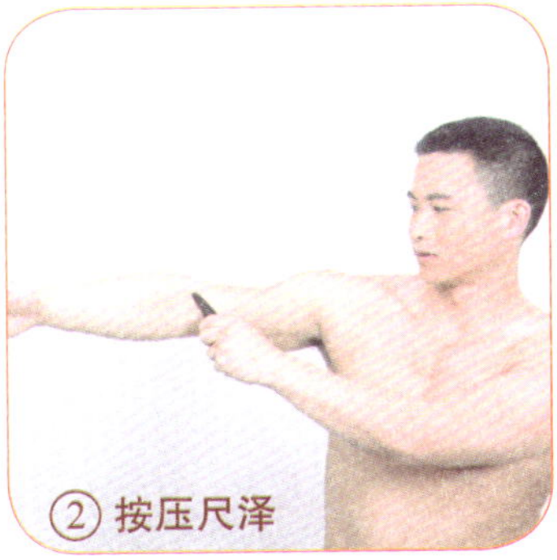

② 按压尺泽

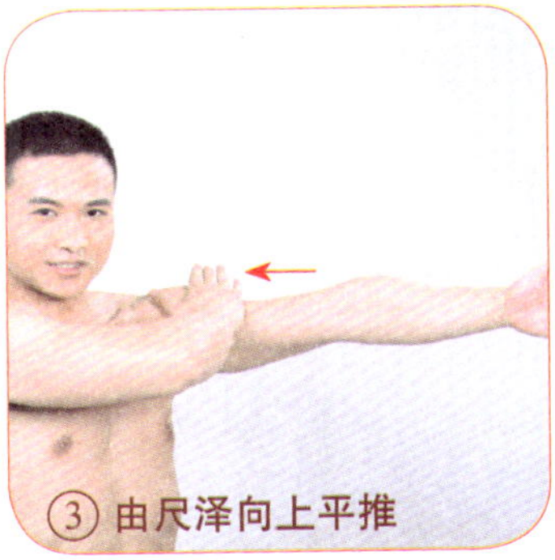

③ 由尺泽向上平推

辅助治疗小贴士

中医使用的清肺保健的食物中，有很多都是非常常见的，如银耳、百合、鲜藕、山药、猪肺、柿饼、枇杷、荸荠、无花果等。这些食物有些可以当作零食吃，有些可以做成美味的药膳，如莲子百合银耳汤、山药柿饼粥等，不但色泽诱人，味道更是甜润可口，是清肺、补肺的佳品。

健脾开胃

脾胃虚弱是因素体脾虚或饮食不节、情志、劳逸失调等原因引起脾的功能虚衰、不足的病证。因为脾对食物的消化和吸收起着十分重要的作用，因此几乎所有的胃肠道疾病都可出现或伴有脾虚证。运用按摩、刮痧、拔罐疗法可有效缓解脾虚症状。

【按摩疗法】

特效穴位

中泉、少商、少泽、商阳、中冲。

操作手法

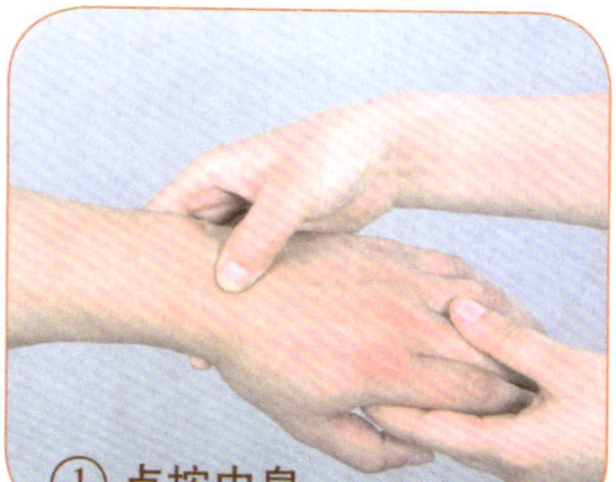

①点按中泉

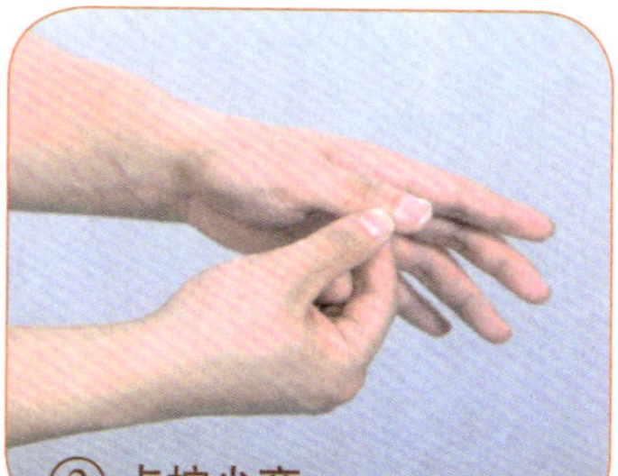

②点按少商

1. 施术者用大拇指指端点按受术者的手部中泉穴（图①），以局部有酸胀感为度。
2. 按压牵引手指尖部的中冲、商阳、少商（图②）、少泽，以局部有酸胀感为度。
3. 取仰卧位、双膝弯曲，全身放松，左手按在腹部，手心对着肚脐，右手叠放在左手上，先顺时针方向揉腹30～50次，再逆时针方向揉腹30～50次。按揉时，用力要适度，由轻到重，缓慢进行，精力要集中，呼吸自然。如果腹内出现温热感、饥饿感，或产生排气、肠鸣音等，属于正常反应，不必担心。
4. 每天敲脾胃经200下，以疏通经络，健脾强胃，排除水湿。

【刮痧疗法】

特效穴位

足三里、合谷、中脘、梁门、四缝。食积严重者，加脾俞、上脘。

操作手法

首先对主穴进行操作，用刮痧板的厚缘刮拭足三里，需逆着足阳明胃经的方向由四肢远端刮向近端。合谷用刮痧板的角端点按即可，以局部感觉到酸痛为度。而中脘、梁门采用常规刮痧的方法；中脘要顺着任脉循行的方向由下至上进行刮拭，梁门需逆着足阳明胃经的方向进行操作（图③）。四缝穴可用针刺（图④），然后挤出一些黄色的液体。

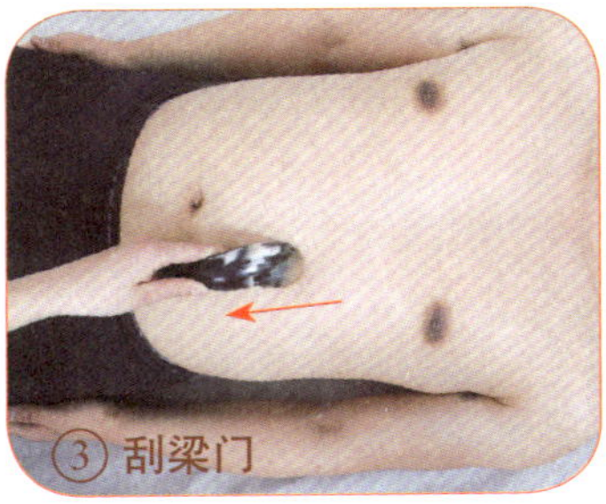
③ 刮梁门

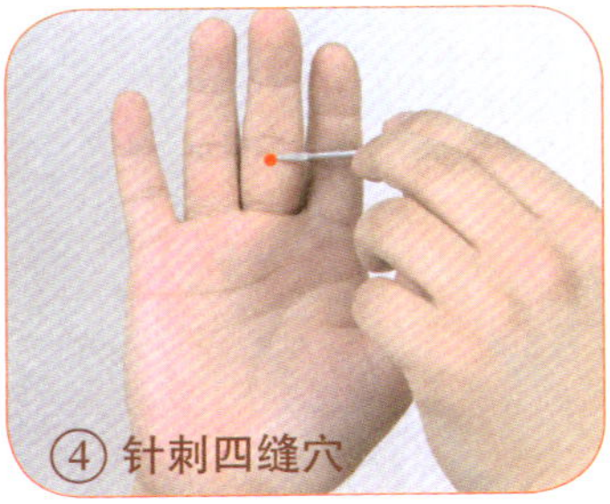
④ 针刺四缝穴

【拔罐疗法】

> 特效穴位

上脘、天枢、气海、胃俞、脾俞、四缝、建里；背部胸椎第8～12椎，夹脊穴、脾俞、胃俞、中脘、关元、足三里。兼有肝肾不适者，加膈俞、肝俞。

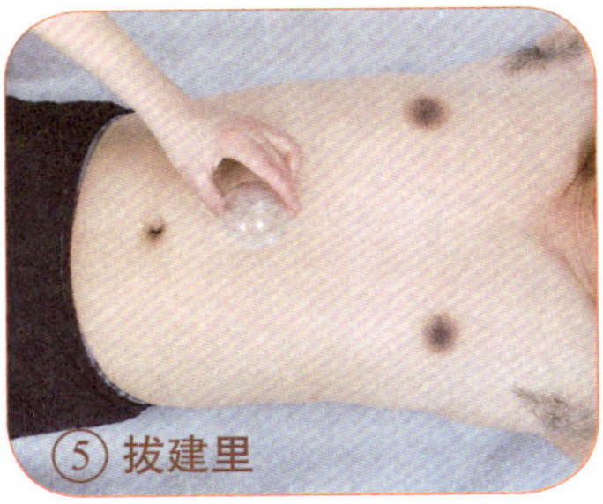
⑤ 拔建里

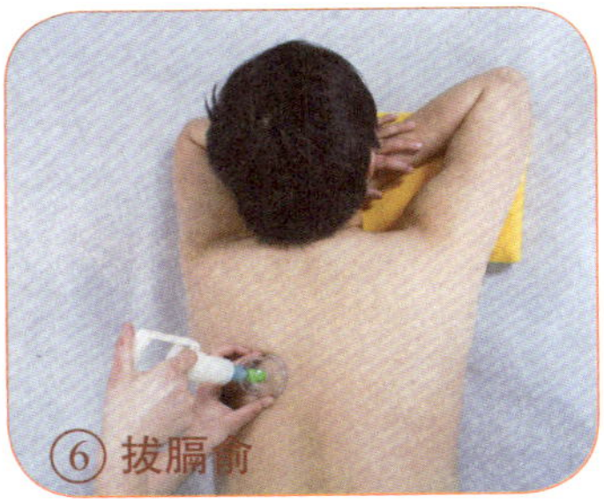
⑥ 拔膈俞

> 操作手法

先用闪火法拔罐，于上脘、建里穴（图⑤）留置10分钟，然后用七星针叩刺脊柱两旁出血，并在膈俞（图⑥）、肝俞、胃俞穴拔罐10分钟，可配合三棱针点刺四缝、足三里出血，隔日1次。

辅助治疗小贴士

◎养成不挑食、不偏食的习惯，食物品种应该多样化。
◎不吃反季食品，少吃寒凉食品，避免损伤脾胃。
◎多吃小米、南瓜、红薯、山药、芋头等黄色食品和地下生长的食物。
◎可到美容院或养生馆，疏通脾胃经络，去除淤滞。
◎红枣莲子粥：红枣20枚，莲子15克，大米100克。将红枣、莲子、大米洗净后加入适量清水，大火煮沸，再改用小火熬煮成粥食用。具有益气健脾、补虚健身的功效，特别适合于中老年人脾胃虚弱、食欲不振、消化不良、体倦乏力、大便溏泄等症状者食用。
◎薏米山药粥：薏米10克，山药50克，大米100克。做法同红枣莲子粥。具有健脾渗湿、滋补肺肾的功效。

填精固肾

益肾固本

肾脏精气、阴阳不足可能会出现腰酸、四肢发冷、畏寒等病症，甚至还会出现水肿，也就是说表现为“寒”的症状，肾阳虚也会导致性功能不好；肾阴虚的症状为“热”，主要有腰酸、燥热、盗汗、虚汗、头晕、耳鸣等。长期坚持进行简易的按摩、刮痧与拔罐，可以益肾固本，造就强健的体魄。

【按摩疗法】

> 特效穴位

涌泉、然谷、太溪、大钟、水泉、照海、复溜、交信、筑宾。

> 操作手法

1. 取站位，双脚距离与肩同宽，两臂自然下垂，脚跟提起，连续呼吸9次不落地（图①）。

2. 双手对搓至手心发热，手掌放至腰部，上下摩擦（图②），反复100～200次，至感觉发热为宜。

3. 双手握拳，用拳眼或拳背按揉腰眼处（图③），按揉时力度要适中，每次5分钟。

4. 双手掌根从腰两侧向中间用力挤压20次（图④），以产生酸胀感为宜。

5. 双手握拳，用拳眼交替轻叩腰眼部双侧，叩击时力度要适中，每次5分钟。

6. 每天晚上睡前温水洗脚，用单手食指、中指、无名指并拢摩擦涌泉穴，至脚心发热为宜。

7. 取坐位，左腿翘于右腿之上

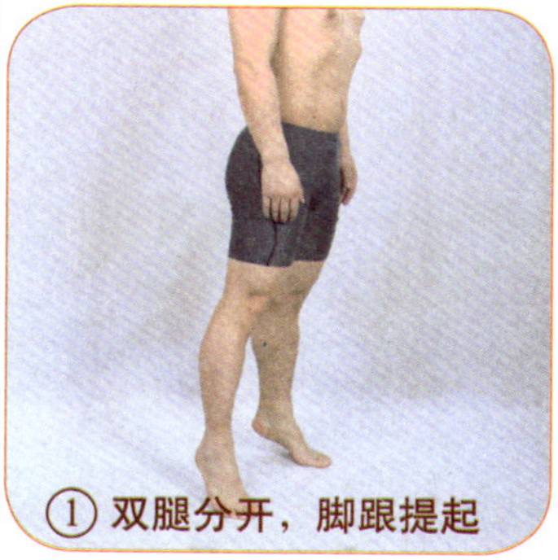
① 双腿分开，脚跟提起

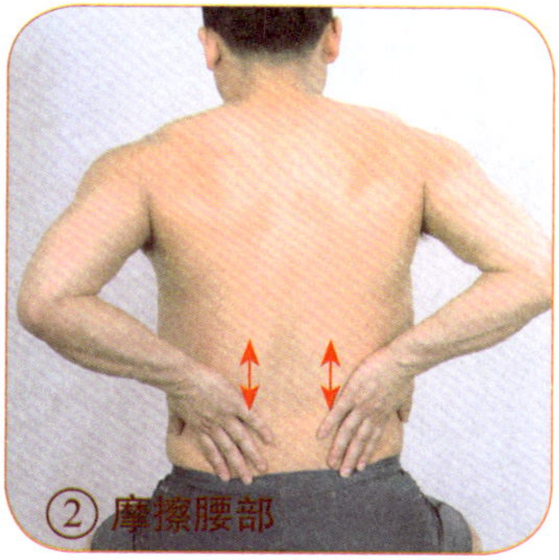
② 摩擦腰部

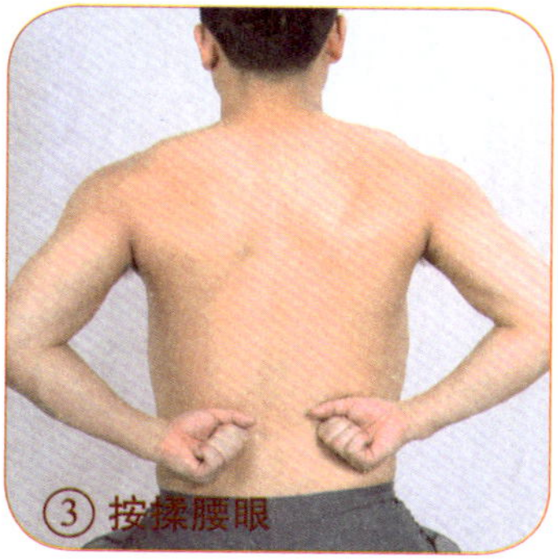
③ 按揉腰眼

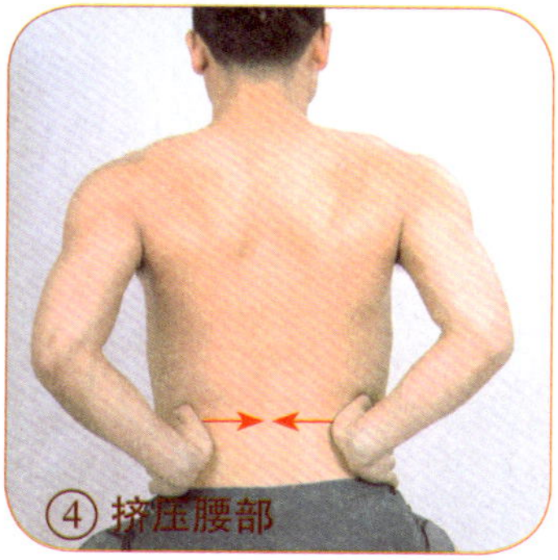
④ 挤压腰部

（图⑤）。右手握空拳，用适当力度从下向上捶打腿部肾经（图⑥）。在小腿部用拳面捶打，在大腿部用拳背部捶打（图⑦），交换右腿，以同样方式捶打。每侧捶打3～5遍或每侧5分钟。

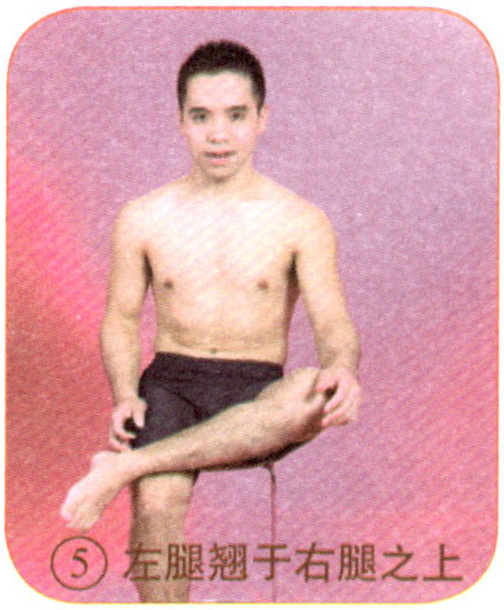

⑤ 左腿翘于右腿之上

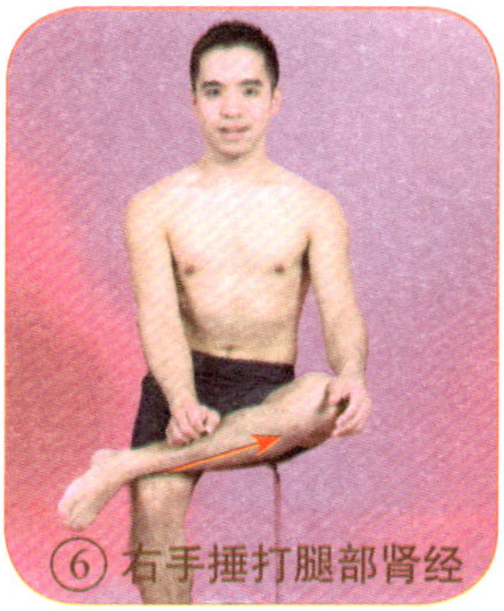

⑥ 右手捶打腿部肾经

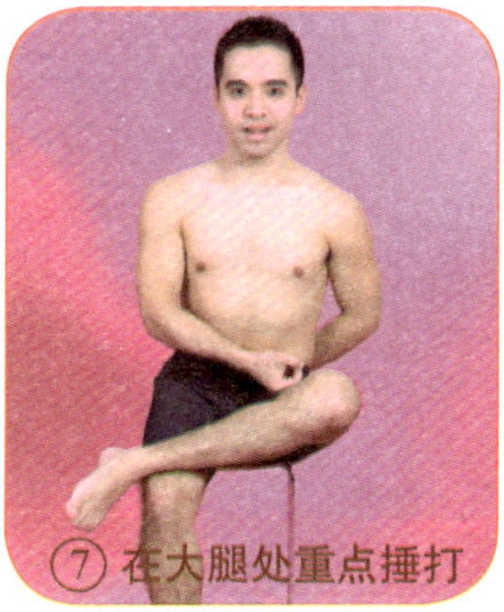

⑦ 在大腿处重点捶打

【刮痧疗法】

> 特效穴位

患侧的腰眼、肾俞至关元俞、脾俞至大肠俞、阿是穴。

> 操作手法

刮拭双侧脾俞至大肠俞（图⑧）、肾俞至关元俞（图⑨）时用力要轻柔。阿是穴可用刮痧板的角端点按。

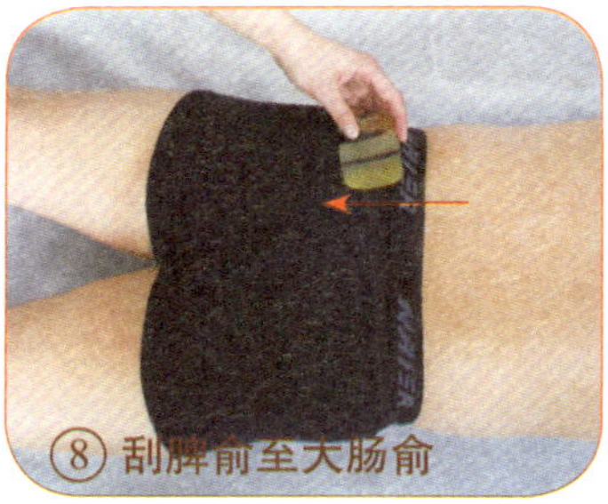

⑧ 刮脾俞至大肠俞

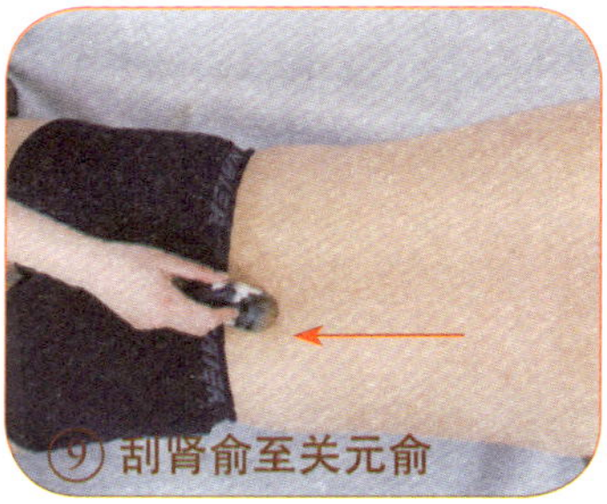

⑨ 刮肾俞至关元俞

【拔罐疗法】

> 特效穴位

肾俞、关元俞。

> 操作手法

按常规方法拔罐肾俞及关元俞后，留罐10～15分钟，每日1次，7次为1个疗程。关元俞（图⑩）留罐时间可稍长。环跳（图⑪）可使用大口径的火罐，以增强其吸拔的力量。

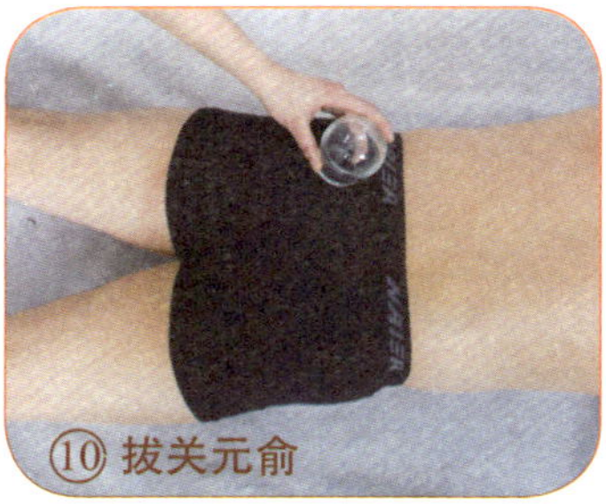

⑩ 拔关元俞

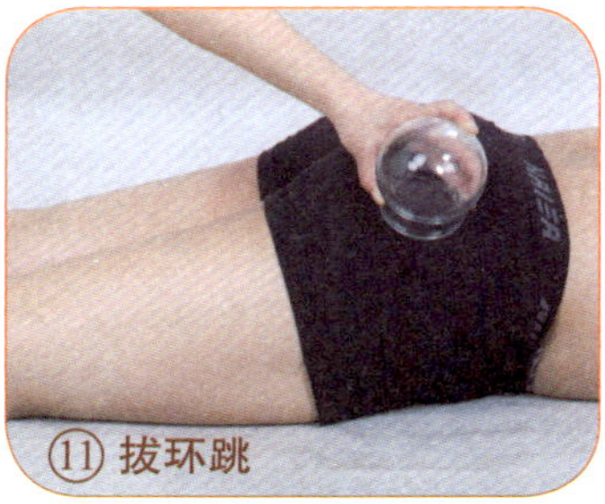

⑪ 拔环跳

益肾强腰

中医基础理论认为，肾主骨，腰为肾之府，肾虚则见腰酸、骨软无力、行走艰难，治疗宜补肾强腰健骨。可通过按摩、刮痧来舒筋通络，促进腰部气血循环，消除腰肌疲劳，缓解腰肌痉挛与腰部疼痛，使腰部活动灵活、健壮有力，是一种值得提倡而又切实可行的辅助疗法。

【按摩疗法】

> 特效穴位

太溪、命门。

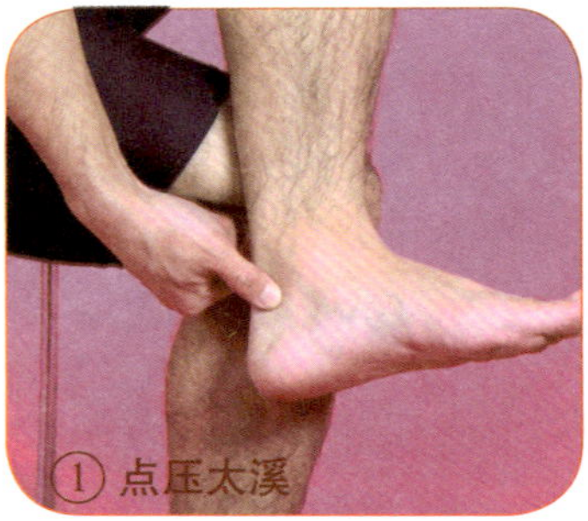
① 点压太溪

> 操作手法

1. 以拇指指尖点压太溪、命门，每侧点压3～5分钟（图①）。

2. 右手或左手握拳，以食指掌指关节突起部（拳尖）置于命门穴上，先顺时针方向压揉9次，再逆时针方向压揉9次，如此重复操作36次。意守命门穴。每天按揉此穴，具有温肾阳、利腰脊等作用。

【刮痧疗法】

> 特效穴位

以肾经穴位为主。太溪、肾俞、命门、腰阳关、神庭、水沟、大椎、大杼、膏肓、夹脊、养老、委中、飞扬等穴位。

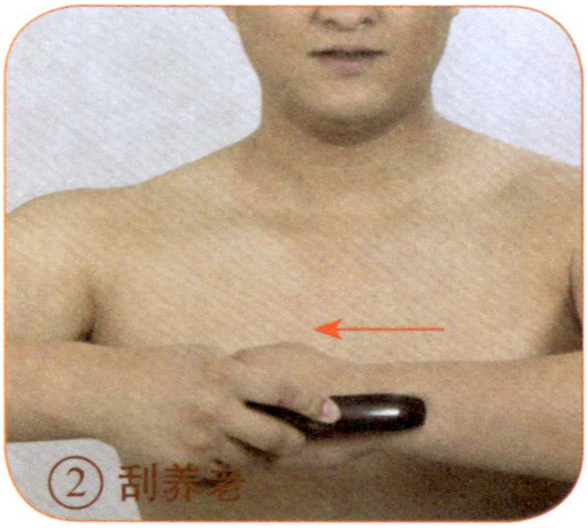
② 刮养老

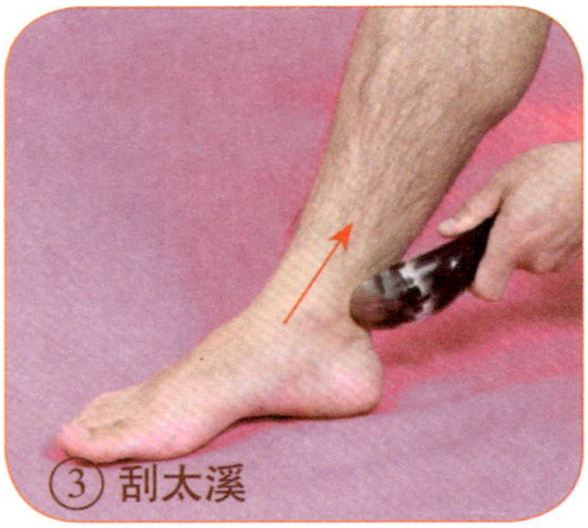
③ 刮太溪

> 操作手法

1. **头面部**：以刮痧板刮神庭、水沟穴，以皮肤发红为度。

2. **背部**：以刮痧板刮大椎、大杼、膏肓、夹脊、肾俞、命门、腰阳关穴，从上到下，至出现痧痕为止。

3. **上肢部**：以刮痧板刮养老穴（图②），至出现痧痕为止。

4. **下肢部**：以刮痧板刮委中、太溪（图③）、飞扬等穴，至出现痧痕为止。以上操作每日1次，10次为1个疗程。

体内毒素 排除

人体内毒素的存积是导致人体患病的一个重要原因。如果能经常性对体内进行大扫除，及时清除淤积的毒素，就可以营造一个健康的内环境，从而达到排毒强身的目的。操作简单的家庭按摩，是排除体内毒素的便捷途径，可以为家人的健康保驾护航。

【按摩疗法】

> 特效穴位

商阳、少泽、漏谷、关元俞。

> 操作手法

1. 施术者用一只手固受施术者的腕部，用另一只手按揉受术者的商阳（图①）、少泽（图②）等穴位，对排除体内毒素效果显著。

2. 施术者用牙签束刺激受术者的胃（图③）及大肠反射区（图④），2～3分钟即可，不可用力过大，以免刺破受术者的皮肤。

3. 盘腿坐下，立起一侧膝盖。竖起食指按压漏谷。呼气时默念“1、2、3”，用力按压穴位；吸气时默念“4、5、6”，放松。做5～6次。换另一侧也按照相同方法进行操作。

4. 仰卧，屈膝。两手中指叠放在关元上，立起手指垂直下压。呼气时默念“1、2、3”，用力按压穴位；吸气时默念“4、5、6”，放松。做5～6次。

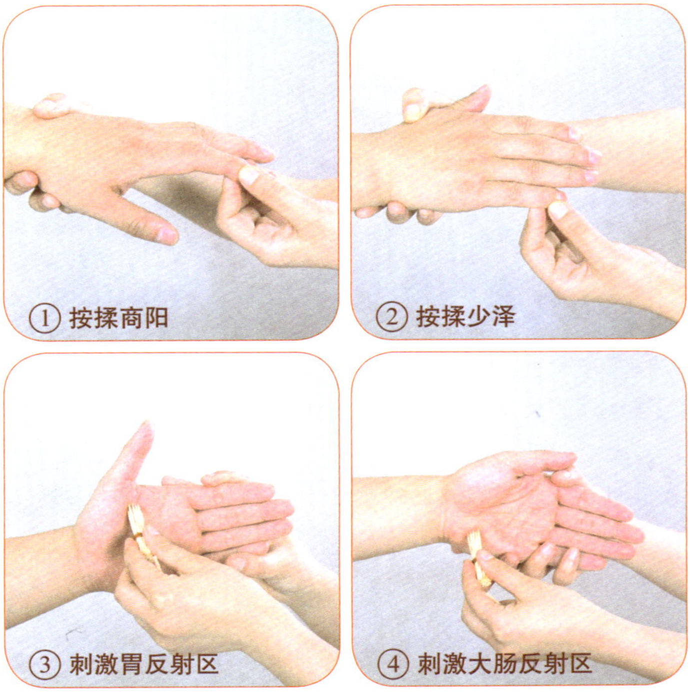

① 按揉商阳

② 按揉少泽

③ 刺激胃反射区

④ 刺激大肠反射区

眼睛疲劳 缓解

眼睛疲劳一般多是由于用眼过度，如长时间看电视、电脑屏幕等，或由一定辐射性的物体导致的。眼睛疲劳的症状多种多样，常见的有近距离工作不能持久，眼及眼眶周围疼痛、视物模糊、眼睛干涩、流泪等症状。按摩、刮痧、拔罐可有效缓解这些不适症状。

【按摩疗法】

> 特效穴位

印堂、太阳、攒竹、阳白、睛明、承泣、四白、肝俞、肾俞、瞳子髎、阳陵泉。

> 操作手法

1. 用拇指、食指自内向外分别按摩上下眼眶；用食指、中指并拢或分别按顺时针与逆时针方向按压眼周，环转三周，轻重适宜；拇指或食指分别揉上下眼眶（图①）。

2. 施术者两手食指轻揉两侧睛明；指尖轻轻按压此穴，并向上、下、左、右推按。

3. 用双手食指尖左右轻拨阳白，指下有筋脉滚动，眼球可出现胀感。注意此法隔日拨一次，不可多用。

4. 在食指轻按眼球的基础上，用食指、中指、无名指轻轻捏拿眼球（图②），并行按颤动作；亦可用多指或大鱼际轻按眼球。用力适宜。

5. 以食指、中指分别捏拿上下眼睑，快拿快放；用中指背面滑拨上下眼眶。

6. 在双拇指揉、压两侧颈肌（图③）的基础上，两手分托下颌与后枕拔伸，以及微微向上提伸（图④）。

7. 单手拇指分别揉压两侧肝俞、肾俞、阳陵泉各1分钟。

8. 采取坐式或仰卧式均可，将两

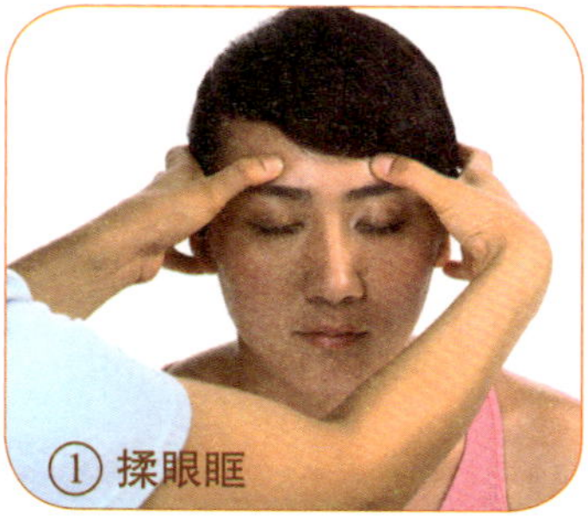
① 揉眼眶

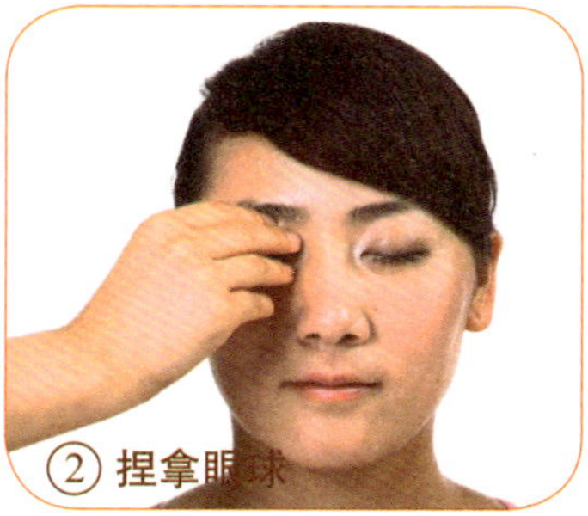
② 捏拿眼球

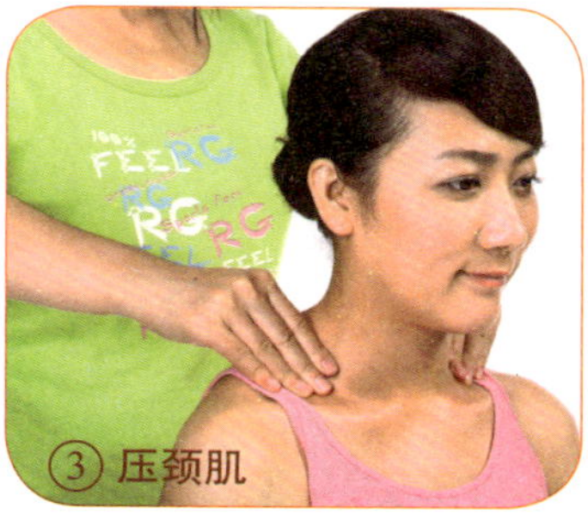
③ 压颈肌

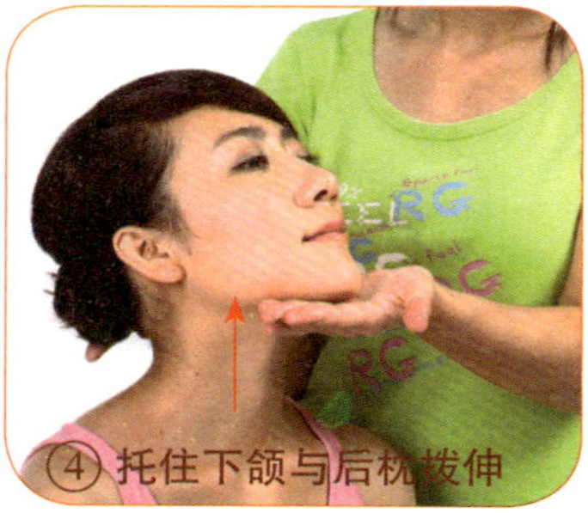
④ 托住下颌与后枕拔伸

眼自然闭合（图⑤），然后依次按摩眼睛周围的睛明、攒竹、太阳、瞳子髎、四白（图⑥）、印堂、承泣各3分钟。手法轻缓，以局部有酸胀感为度。

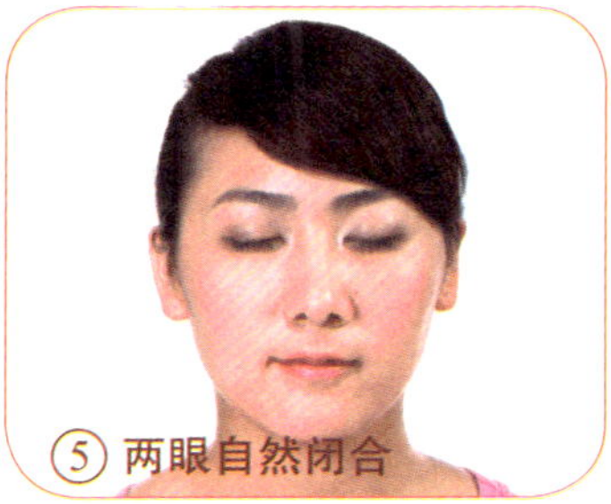
⑤ 两眼自然闭合

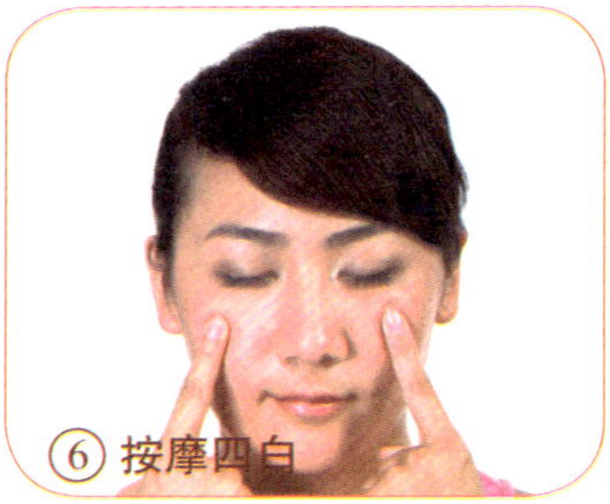
⑥ 按摩四白

【刮痧疗法】

> 特效穴位

攒竹、睛明、瞳子髎、承泣、风池、光明。

> 操作手法

首先对主穴进行定位，用刮痧板刮拭瞳子髎和承泣，瞳子髎沿着由前向后的方向进行（图⑦），而承泣沿着由上至下的方向进行（图⑧），皆属于顺着经络的循行方向进行，用力宜轻。然后用刮痧板的角端点按面部的攒竹、睛明，再刮后头部的风池，最后刮拭下肢外侧的光明。

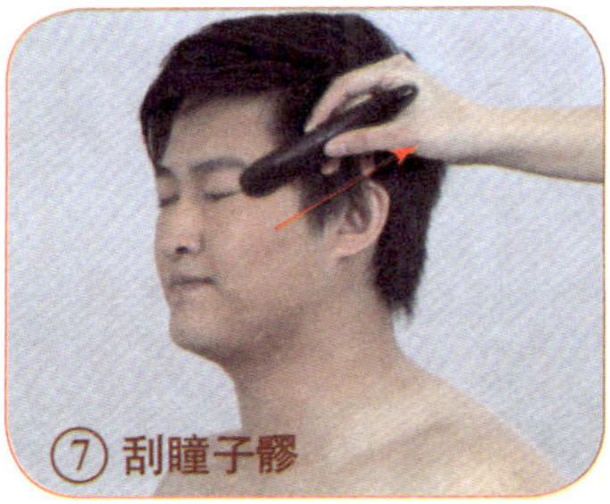
⑦ 刮瞳子髎

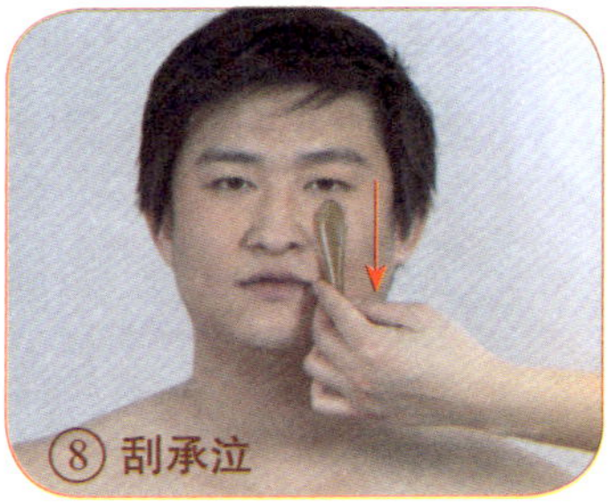
⑧ 刮承泣

【拔罐疗法】

> 特效穴位

夹脊穴、攒竹、太阳、丝竹空、鱼腰、承泣、肝俞、肾俞。

> 操作手法

首先对夹脊穴进行操作，用走罐法进行拔罐治疗（图⑨），并配合对颈侧软组织的推拿按摩。然后选用太阳、丝竹空、攒竹、承泣进行拔罐，宜用小号的抽气罐进行，注意吸拔力度不能太大。鱼腰可用刮痧板的角端进行点按，也可配合按摩或点按的手法，每次3分钟左右。

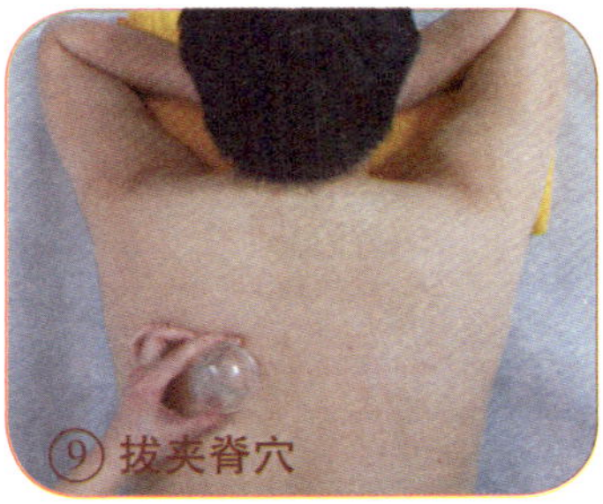
⑨ 拔夹脊穴

第 6 章

手到病除的按摩、刮痧、拔罐疗法

SHOUDAO BINGCHU DE ANMO GUASHA BAGUAN LIAOFA

如果能掌握按摩、刮痧和拔罐的基本操作方法，就可以达到缓解疼痛、强身健体的目的，而且在缓解疾病的同时还能节省很多医药费。本章详细地为读者介绍常见病症的按摩、刮痧、拔罐疗法。

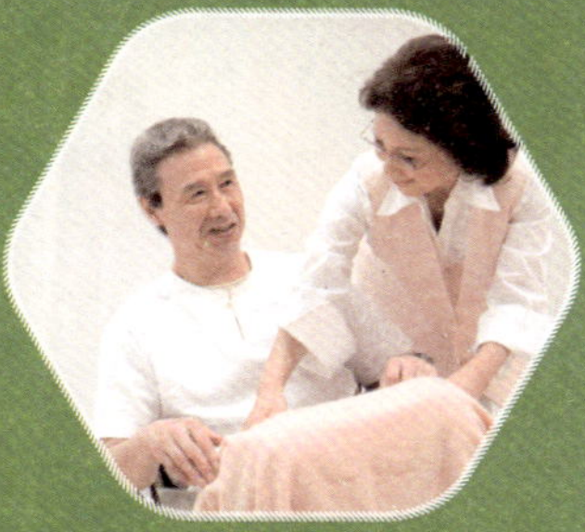

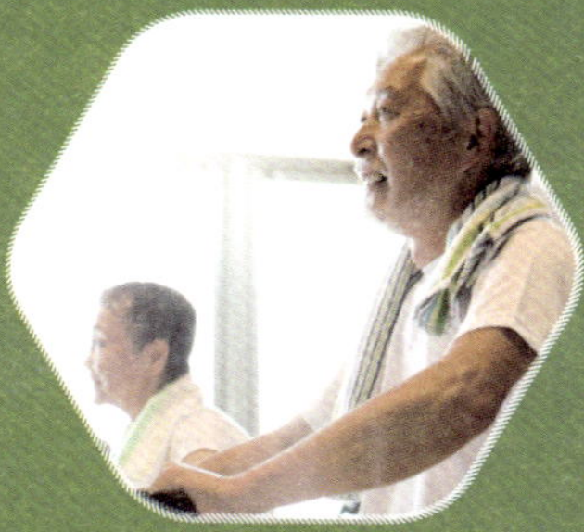

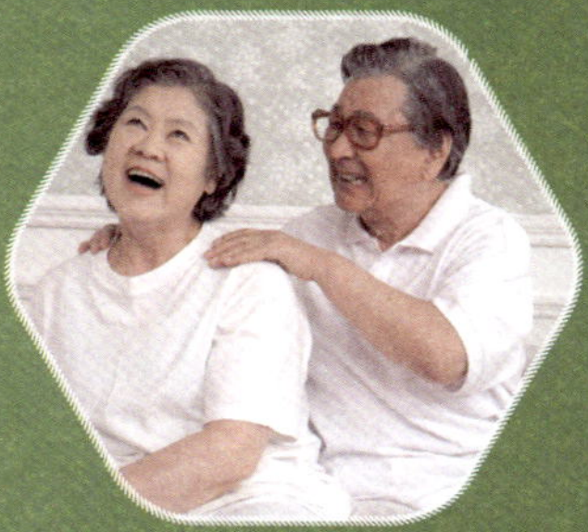

坐骨神经痛

坐骨神经痛主要指坐骨神经通路及其分布区的疼痛。其发病年龄常在20～60岁，以40岁左右最为多见，近些年来尤其常见于从事办公室工作和使用电脑时间过长的人群。按摩、刮痧有疏通经络的作用，对本病有很好的缓解作用。

【典型症状】

臀部、下肢后侧及外侧、足背外侧出现放射性疼痛。

【按摩疗法】

> 特效穴位

肾俞、环跳、委中、昆仑、太溪。

> 操作手法

1. 取站位，用按摩槌叩击腰部及大腿后侧（图①），从肾俞至委中，亦可用按摩工具按压。
2. 取坐位，拇指和食指相对用力捏拿昆仑、太溪（图②）。

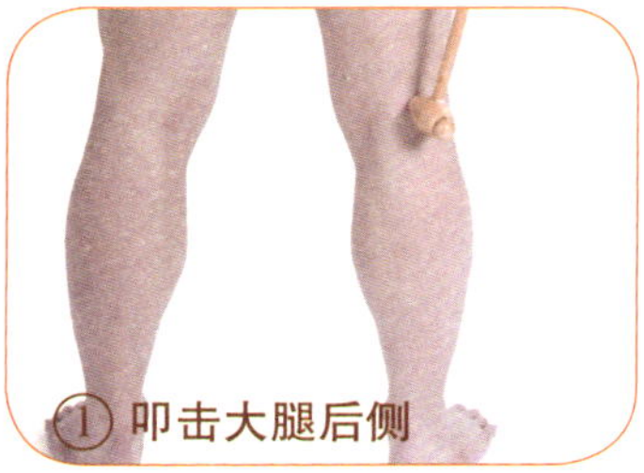
①叩击大腿后侧

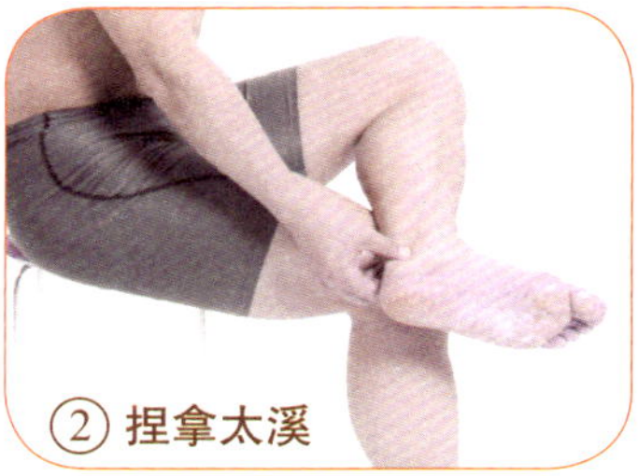
②捏拿太溪

【刮痧疗法】

> 特效穴位

阿是穴、肾俞、气海俞、腰3～5夹脊、秩边。

> 操作手法

由上至下刮拭阿是穴，然后刮拭腰部的肾俞、气海俞、腰3～5夹脊（图③）。最后结合症状刮拭秩边穴（图④）。

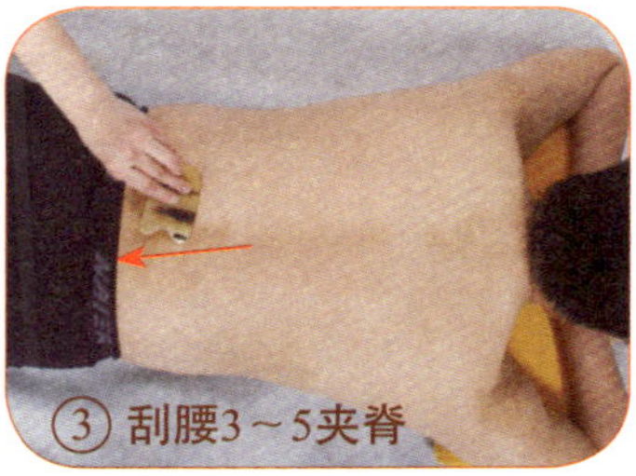
③刮腰3～5夹脊

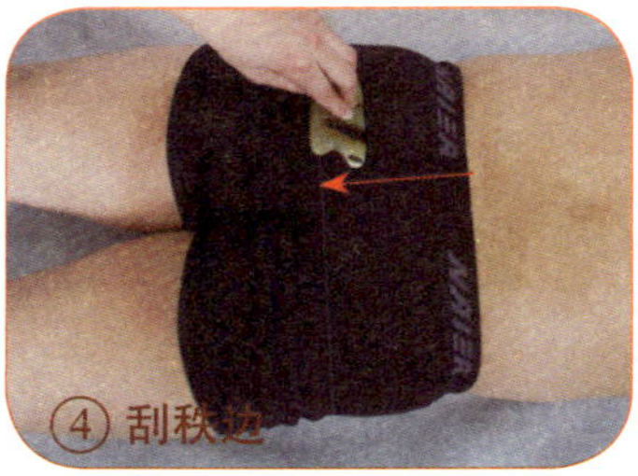
④刮秩边

肋间神经痛

肋间神经痛又叫肋间神经炎，是指由于不同原因，如胸椎退变、胸椎结核、胸椎损伤、强直性脊柱炎等使肋间神经受到压迫、刺激，出现的肋间或腹部呈带状疼痛的综合征。按摩、刮痧能有效地缓解肋间神经痛。

【典型症状】

一根或几根肋间神经支配区的疼痛。

【按摩疗法】

> 特效穴位

大椎、肩井。

> 操作手法

1. 取坐位，除右手除拇指外其余四指并拢，紧贴在大椎穴上以擦法进行按摩（图①）。
2. 取坐位，将一手中指指腹或按摩器放在对侧肩部肩井穴上，按揉1分钟，按揉时力度要适中（图②）。双肩交替进行。

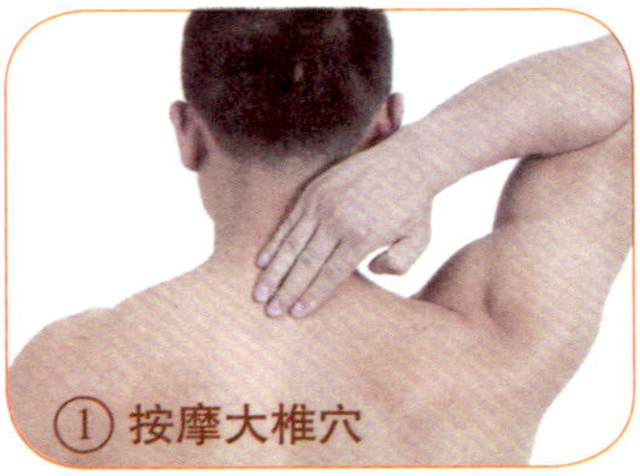
①按摩大椎穴

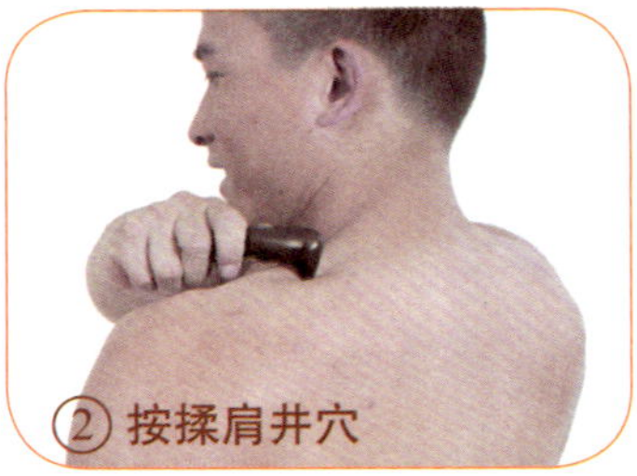
②按揉肩井穴

【刮痧疗法】

> 特效穴位

肝俞至胆俞、尺泽。兼有淤血者，加血海、膈俞。

> 操作手法

首先刮拭肝俞至胆俞（图③），用力应轻。刮拭尺泽（图④）时应该顺着手太阴肺经的循行方向进行操作，用力宜重，然后用三棱针点刺放血1～2毫升。

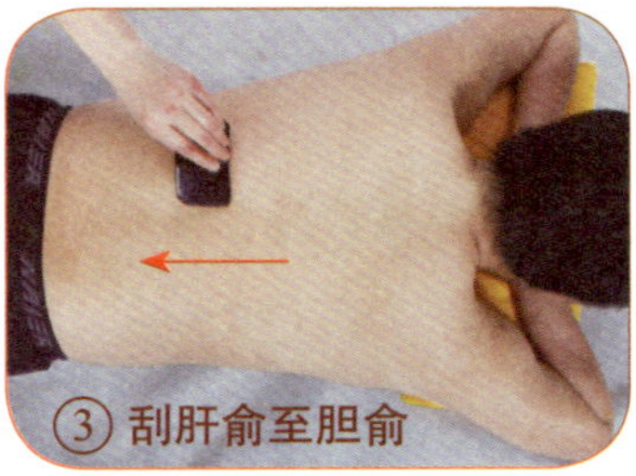
③刮肝俞至胆俞

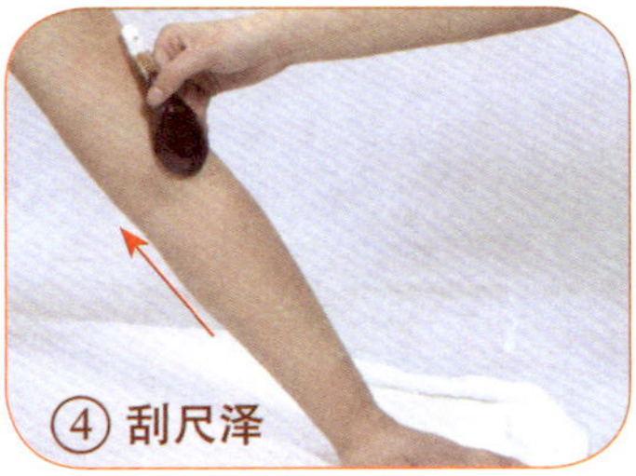
④刮尺泽

三叉神经痛

三叉神经痛是面部三叉神经分布区内反复发作的阵发性神经痛，是神经外科、神经内科常见病之一。此病症多于40岁起病，多发生于中老年人，女性尤多，其发病右侧多于左侧。刮痧、拔罐能有效地缓解该疼痛。

【典型症状】

三叉神经分布区内出现刀割样、灼烧样、顽固性的剧烈疼痛。

【刮痧疗法】

> 特效穴位

阳白、攒竹、太阳、列缺、四白、巨髎、合谷、下关、颊车、大迎、承浆。

> 操作手法

三叉神经第Ⅰ支痛：先刮阳白，再刮攒竹、太阳、颊车（图①），最后刮列缺穴。三叉神经第Ⅱ支痛：先点揉四白，再点揉巨髎，最后刮合谷。三叉神经第Ⅲ支痛：揉下关、颊车、大迎、承浆，然后刮下关穴（图②）。

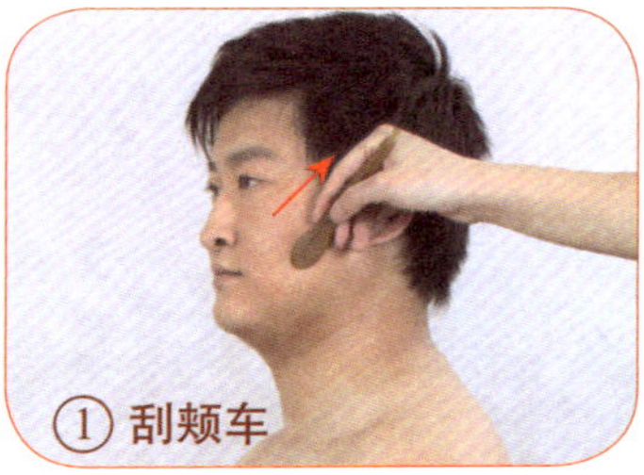

① 刮颊车

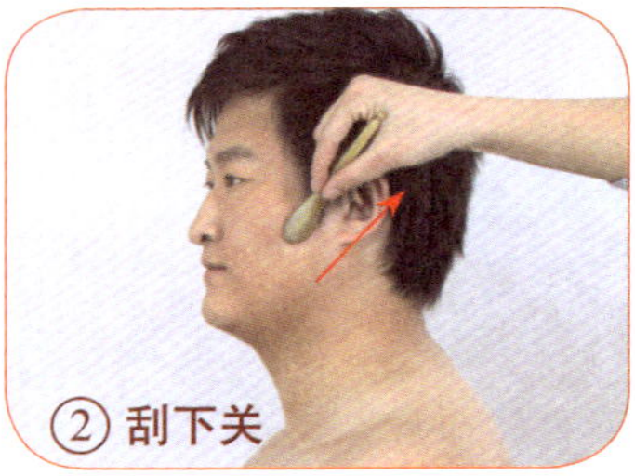

② 刮下关

【拔罐疗法】

> 特效穴位

风池、下关、手三里、合谷。

> 操作手法

对合谷、手三里等主穴常规消毒后，用三棱针点刺放血，再用玻璃罐在点刺部位拔罐，每次吸拔5～10分钟，至出血量1～2毫升止（图③）。下关亦可配合用抽气罐吸拔（图④）。

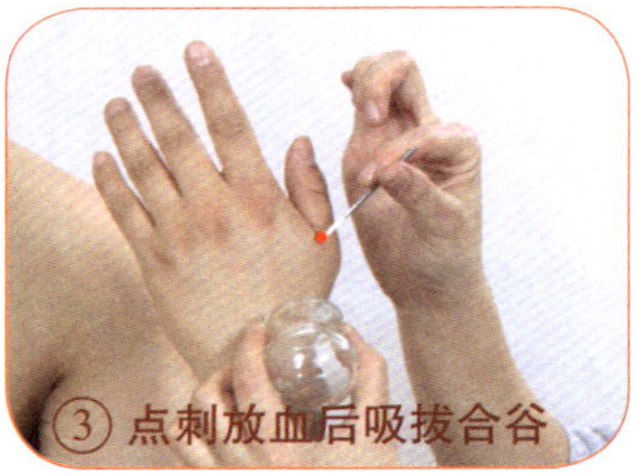

③ 点刺放血后吸拔合谷

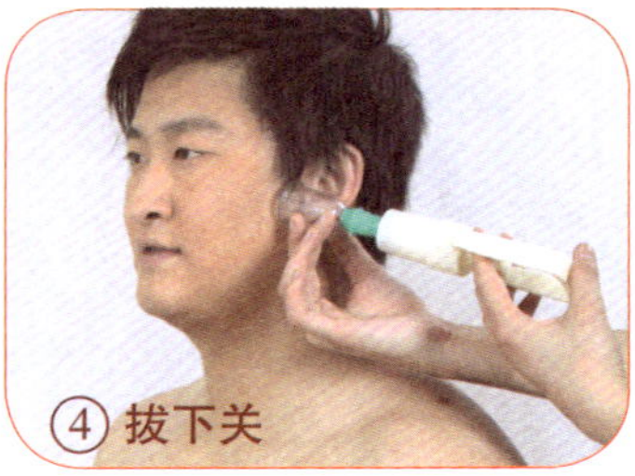

④ 拔下关

头痛

人体五脏六腑清阳之气皆循经上注于头部，故称头为“诸阳之会”。头痛分为外感和内伤，外感头痛常因感受风邪所至，内伤头痛与肝脾肾三脏功能紊乱所致的气血失调有关，而按摩、刮痧、拔罐则能调理气血、强健五脏，缓解头痛问题。

【典型症状】

持续性的头部疼痛、头部两侧疼痛，有时也会出现单侧疼痛；有时头部还会伴有沉重感。

【按摩疗法】

> 特效穴位

太阳、印堂、合谷、百会、风池。

> 操作手法

1. 受术者双目自然闭合，施术者将双手掌根贴于受术者的太阳穴上进行按揉，按揉时用力要稍轻（图①）。

2. 施术者用拇指与食指、中指相对捏住受术者颈后肌肉近发际处，一前一后、一紧一松拿捏（图②），时间根据情况而定，至颈部感觉酸胀为宜。

3. 施术者将双手五指分开成爪形，由受术者前发际向后发际抹动，如十指梳头状，时间根据情况而定，至头皮感觉发热舒适为宜，或用木梳代替手指。

4. 双目自然闭合，将双手食指屈曲，拇指按在太阳穴上，以食指内侧屈曲面，由正中印堂穴沿眉毛两侧分抹（图③），按压时力度要适中，可反复做30次或适当增加，每日2次。

5. 前额头痛时可按压印堂（图④）、合谷穴，两侧头痛可按压百会穴，后头痛按压风池穴，注意按压时力度要适中，每穴每次5分钟，以穴位有酸胀感为宜，每日2～3次。

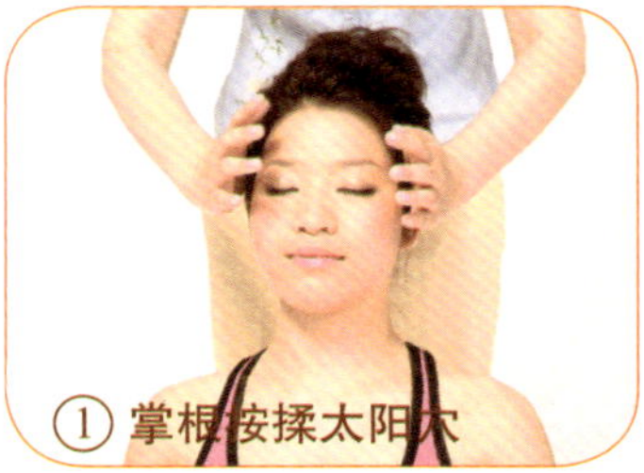
① 掌根按揉太阳穴

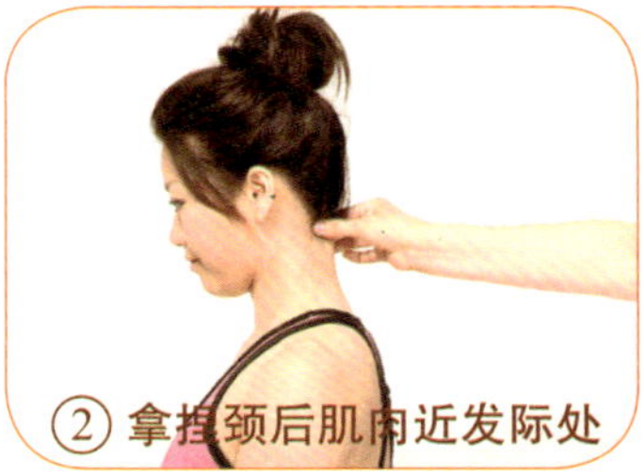
② 拿捏颈后肌肉近发际处

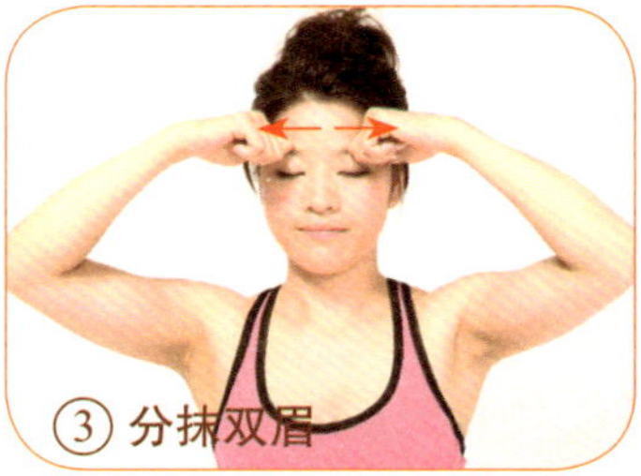
③ 分抹双眉

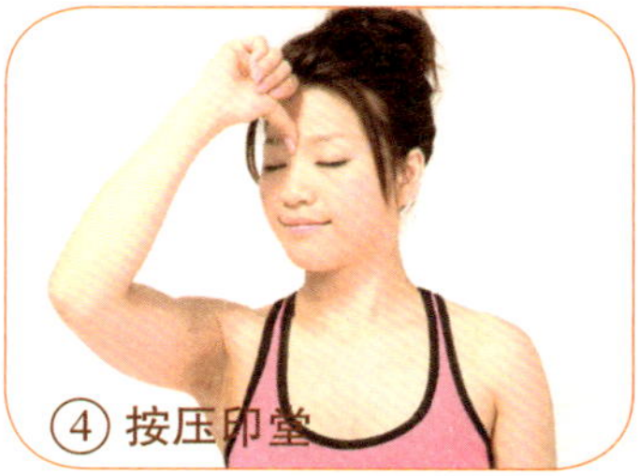
④ 按压印堂

【刮痧疗法】

> 特效穴位

前额疼痛：印堂、太阳、百会、头维、合谷；偏头痛：太阳、风池、阳陵泉；巅顶痛：百会、太冲。外感头痛加列缺；内伤头痛加三阴交、肝俞、肾俞、太溪。

> 操作手法

先刮主穴，到痧痕出现。再随症选用相应的印堂、太溪，沿着由下至上的方向刮拭（图⑤、图⑥）。

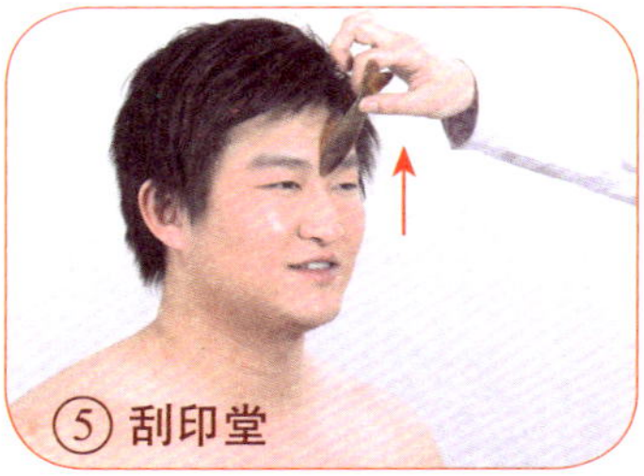

⑤ 刮印堂

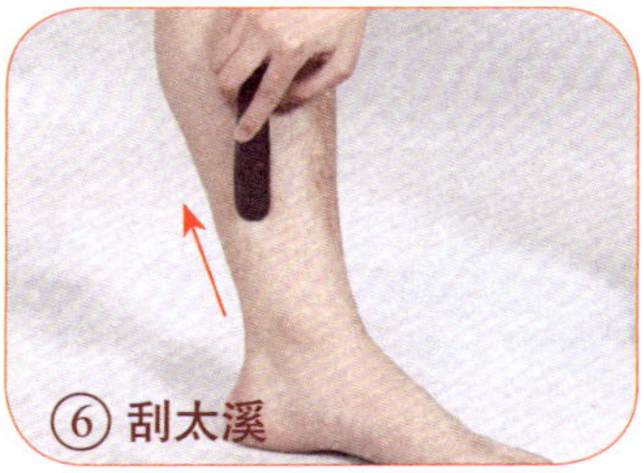

⑥ 刮太溪

—— 特别提示 ——

◎太阳穴如果受击太重，易造成脑震荡，施术时要注意，力度不宜过大。
◎面部刮痧时手法宜轻，以补为主。刮前可先给面部涂些美容液或润肤剂。

【拔罐疗法】

> 特效穴位

太阳、大椎。前额头痛，加印堂；偏头痛，加风池；头顶及后头痛，加百会。

> 操作手法

选用合适大小的火罐，对太阳、大椎等穴处进行吸拔（图⑦、图⑧），留罐5～10分钟。每日1次，7日为1个疗程，并随症选用配穴。

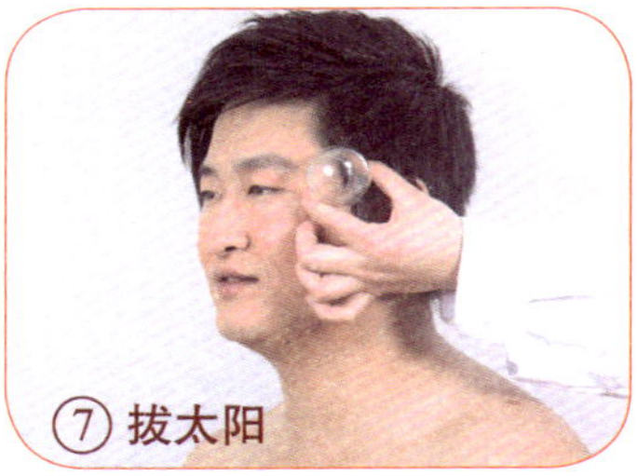

⑦ 拔太阳

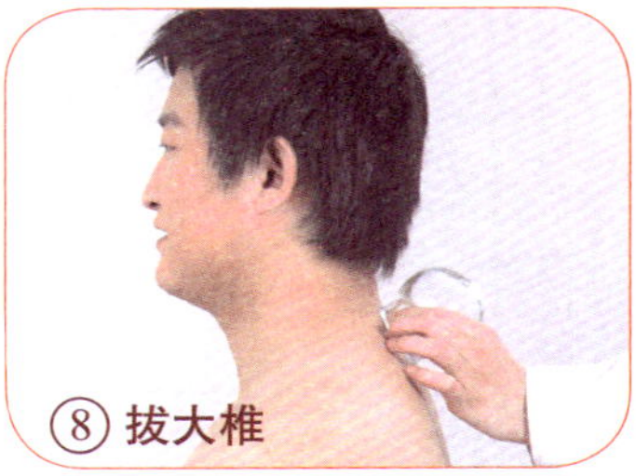

⑧ 拔大椎

—— 辅助治疗小贴士 ——

◎**避免噪声环境**：过强噪声是引发紧张性头痛的常见原因。
◎**勿嚼口香糖**：咀嚼时的反复动作可能使肌肉紧绷，从而引发紧张性头痛。
◎**用餐要准时**：省略或延迟用餐皆可能引起头痛。错过一餐，会引起肌肉紧绷，引发头痛。

牙痛

牙痛是口腔科常见的疾病之一。牙痛可由龋齿、牙周炎、牙龈炎等多种牙病引起，尤其是上火的时候，极易引起牙痛。牙痛的主要症状有牙周或牙齿疼痛、咀嚼困难、遇冷、热、酸、甜或机械性刺激则疼痛加重，牙齿及牙龈红肿疼痛。这时，学会穴位按摩是缓解牙痛最直接、有效的方法。

【典型症状】

牙龈红肿，遇冷、热、酸、甜等刺激时疼痛加剧，面颊部肿胀。

【按摩疗法】

> 特效穴位

风池、下关、巨髎、颊车、太阳、内关、孔最、合谷、阳溪、天柱、少海、翳风。

> 操作手法

1. 施术者用中指指腹按压受术者巨髎穴（图①），每次2分钟，直以受术者感到酸胀为宜。

2. 施术者用中指指腹按压受术者颊车穴（图②），每次3分钟，以受术者感到酸胀为宜。

3. 施术者用拇指指腹按压受术者太阳（图③）、内关（图④）、孔最、合谷、阳溪、天柱、翳风等穴，每穴每次3分钟，按压时力度要适中，以受术者感到酸胀为宜。

4. 用拇指指尖或牛角按摩器点压自己对侧的合谷穴（下页图⑤），用力由轻渐重，每次1分钟。也可用小冰块（可用冰棒代之）按摩合谷，止痛有效率可达75%。

5. 用中指指腹按揉同侧面部下关（下页图⑥）穴，用力由轻渐重，每次1分钟。

6. 用双手拇指指尖按揉同侧风池穴，其余四指放在头部两侧，

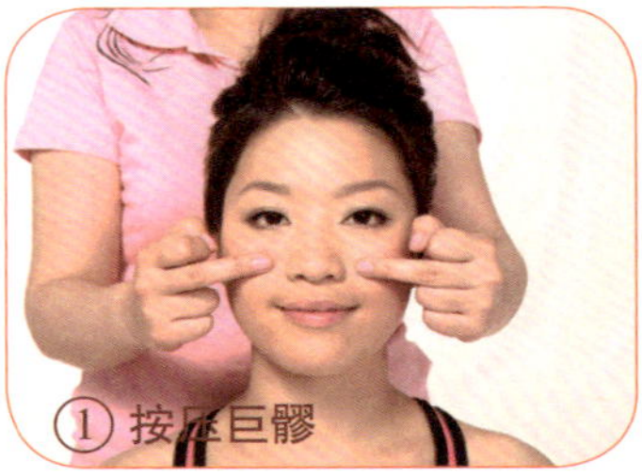
① 按压巨髎

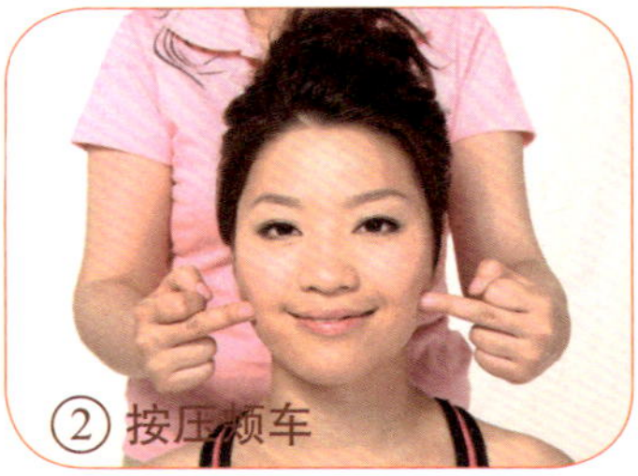
② 按压颊车

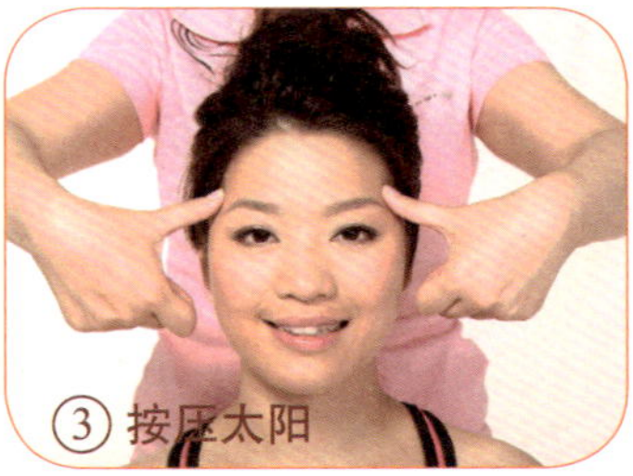
③ 按压太阳

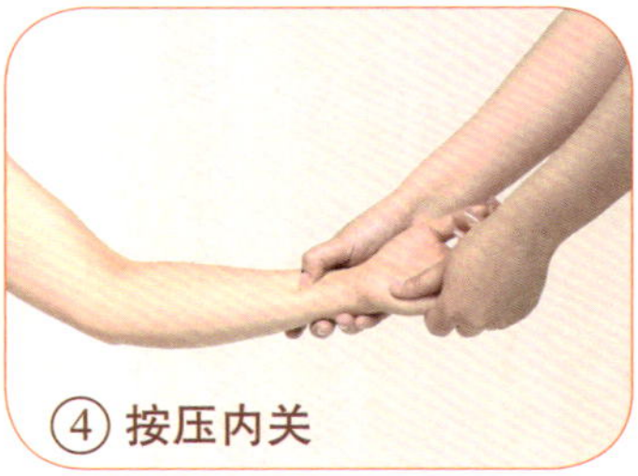
④ 按压内关

按揉时力度要适中，至自己感到酸胀时即可停止，每次按揉1分钟（图⑦）。

7. 用拇指指腹按压对侧少海、阳溪穴，按压时力度要适中，每次持续1分钟。

8. 用双手掌心同时按揉同侧面颊（图⑧），按揉时力度要适中，每次按揉1分钟，以面颊发热为宜。采用以上方法，每天坚持按摩3～4次，可使牙痛症状得到一定程度的缓解。

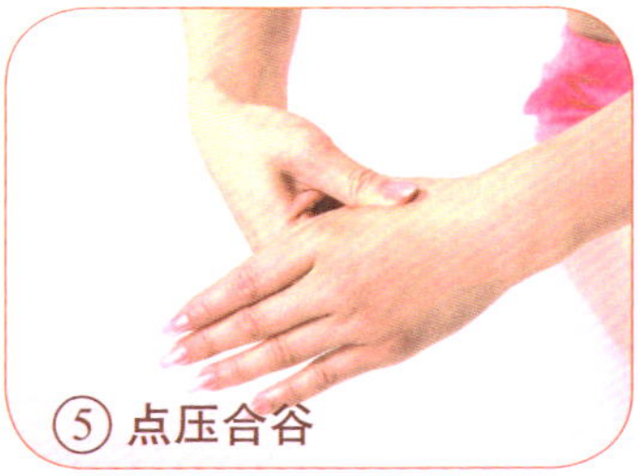
⑤ 点压合谷

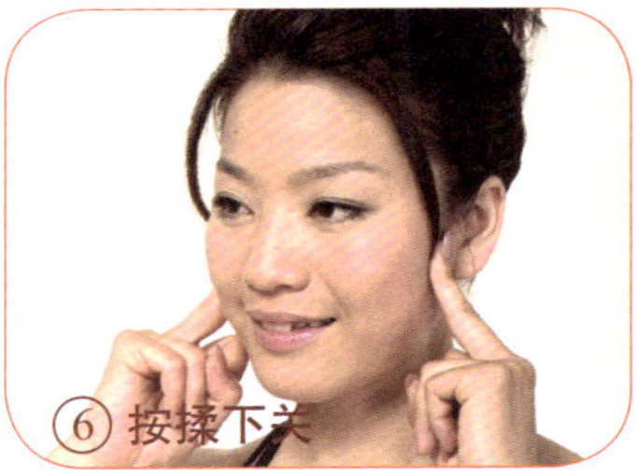
⑥ 按揉下关

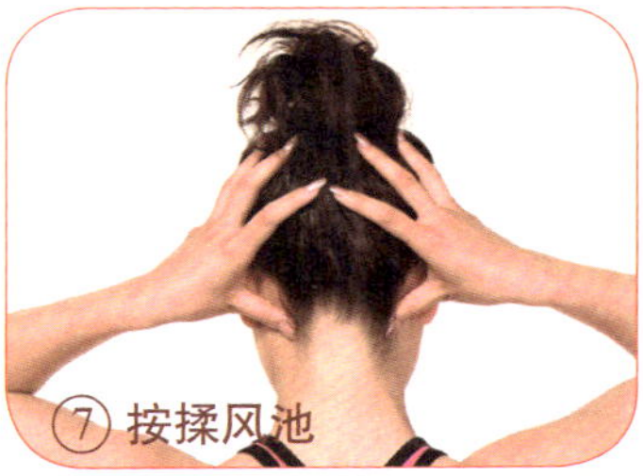
⑦ 按揉风池

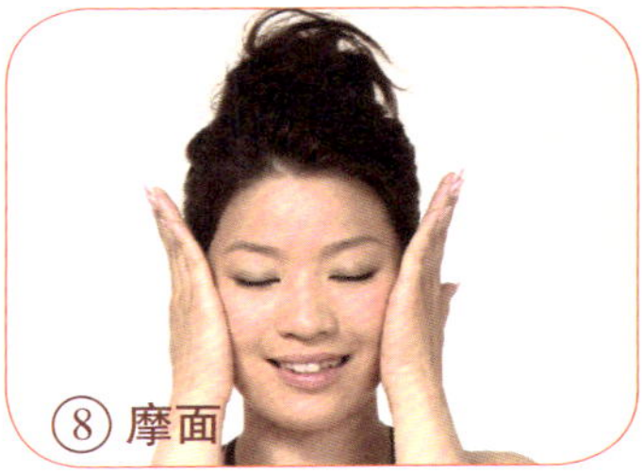
⑧ 摩面

辅助治疗小贴士

◎苦杏仁、大蒜各7个，捣碎成泥，外敷太阳穴，然后用胶布固定4～8小时，1～2次即可。适用于牙周炎、牙髓炎等引起的牙痛。左侧牙痛外敷右侧太阳穴，右侧牙痛外敷左侧太阳穴。

◎将西洋参研成细末，每次5克，用纱布包好，用沸水冲泡，代茶饮。适用于阴虚发热、虚火牙痛。

◎取花椒1粒，放于牙痛处，用上下牙齿轻咬固定，至产生麻的感觉为宜。

◎生猪肉、新棉花各少许，用棉花裹猪油烤热，咬在牙疼处片刻，1次一换，反复数次，有止痛效果。

◎六神丸1～2粒，研碎涂于患齿牙龈上5～10分钟，每天1次，一般不超过3次即可止痛。

◎取白酒100克放入杯中，加盐10克搅拌，待盐溶化后烧开。待温度适中时，含一口在牙痛处，注意切莫咽下，牙痛会立刻止住。

◎把味精按1：50的浓度用温开水融化后，口含味精溶液一会儿吐掉。连续几次，坚持两天左右牙痛会消失。

◎取白胡椒10克研为细末，加酒精调成糊状，分4次放入牙洞内可镇痛。

◎露蜂房、酒精各适量，用火燃烧，待蜂房烧成黑灰时，用手指蘸灰涂于牙痛处，一般4～5分钟可止痛。

◎顽固的牙痛最好是含服止痛片。

◎保持口腔卫生，早晚坚持刷牙，饭后漱口。当牙痛发作时，用上述方法不能止痛时，应速去医院治疗。

◎刷牙时要求运动的方向与牙缝方向一致。这样可达到按摩牙龈的目的，还可改善周组织的血液循环，缓解牙痛。

咽喉肿痛

咽喉肿痛是咽喉部常见病变，多见于急性扁桃腺炎、急性咽炎、单纯性咽喉炎、扁桃腺周围脓肿等。多在感冒时容易发生，有时会伴有声音嘶哑或发热症状。这时，多喝水固然是大家都知晓的常识，若再配合一些穴位按摩，辅助治疗效果会更好。

【典型症状】

咽喉部红肿疼痛、吞咽不适、嗓子燥痒、吞咽有异物感等。

【按摩疗法】

＞ 特效穴位

廉泉、天突、翳风、大椎、天鼎、扶突、劳宫、鱼际、少商、缺盆。

＞ 操作手法

1. 受术者取坐位，施术者用拇指指端点按天突（图①），反复操作1～3分钟。

2. 施术者将食指、中指并拢，自受术者翳风向内下方沿胸锁乳突肌推摩至缺盆（图②），着重弹拨天鼎、扶突各1分钟，反复3～5次。

3. 患者一手拇指或用按摩棒点按另一侧的鱼际（图③）、少商、劳宫，每穴每次2分钟。

4. 将中指和食指弯曲如钩状，蘸少许温水以润滑，夹揪廉泉处的皮肤，把皮肤和肌肉夹起（图④），然后用力向外滑动再松开，一夹一放，反复操作6～7遍，以局部出现紫红色淤血为宜。可明显缓解咽喉肿痛症状。

5. 用食指、中指指腹搓摩颈后大椎，力度稍重，以局部温热渗透入里为度。

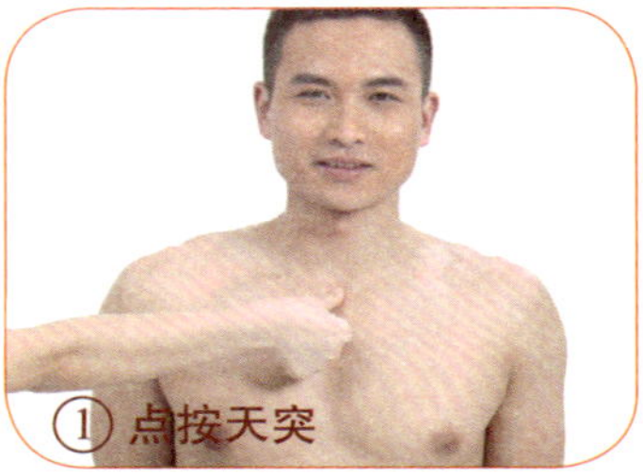

① 点按天突

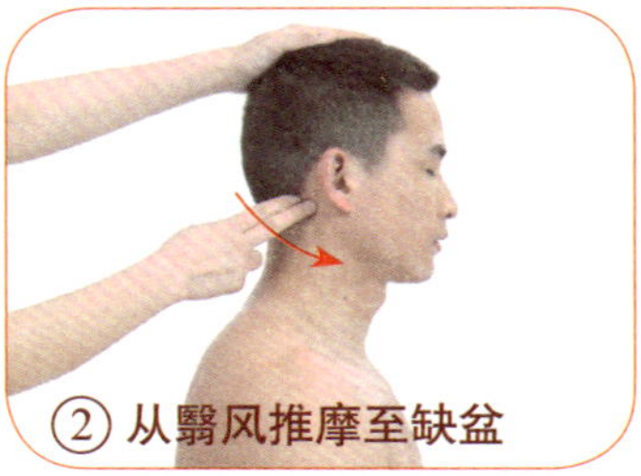

② 从翳风推摩至缺盆

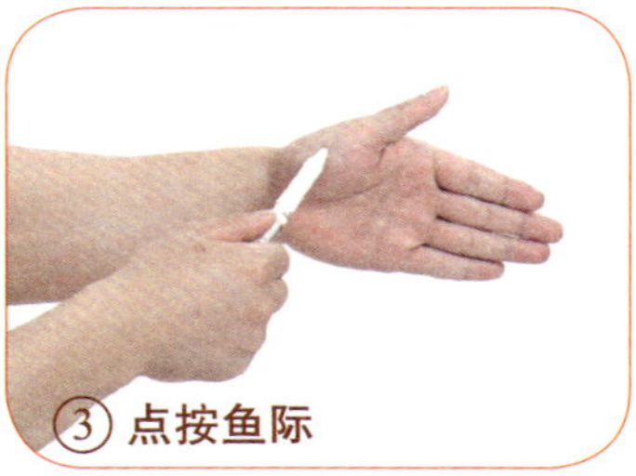

③ 点按鱼际

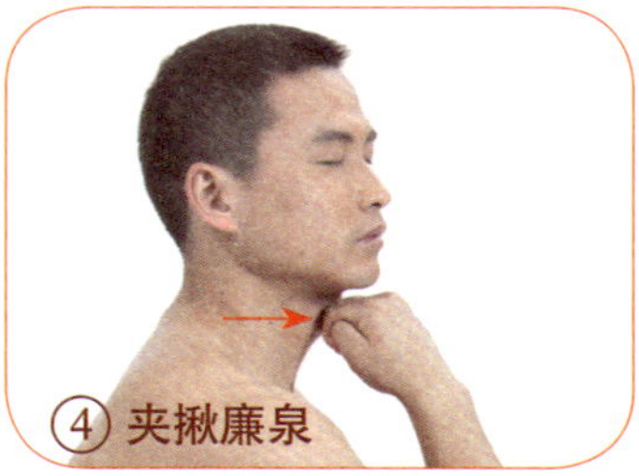

④ 夹揪廉泉

胃痛

胃痛又称胃脘痛，是以剑突下胃脘近心窝处常发生疼痛为主的疾患。历代文献中所称的“心痛”、“心下痛”，多指胃痛。其常见原因有寒邪客胃、饮食伤胃、脾胃虚弱等。不通则痛，刮痧、拔罐可以利用其通经活络的作用，缓解胃部的疼痛。

【典型症状】

上腹胃脘部暴痛，痛势较剧，痛处拒按，饥时痛减，纳后痛增。

【刮痧疗法】

> 特效穴位

中脘、胃俞、足三里、太冲。

> 操作手法

胃俞在背部，故刮拭要柔和，肌肉丰厚的地方用刮痧板的厚缘，四肢可以用其薄缘（图①）。太冲在足部，可以选用刮痧板的边缘进行刮痧（图②）。

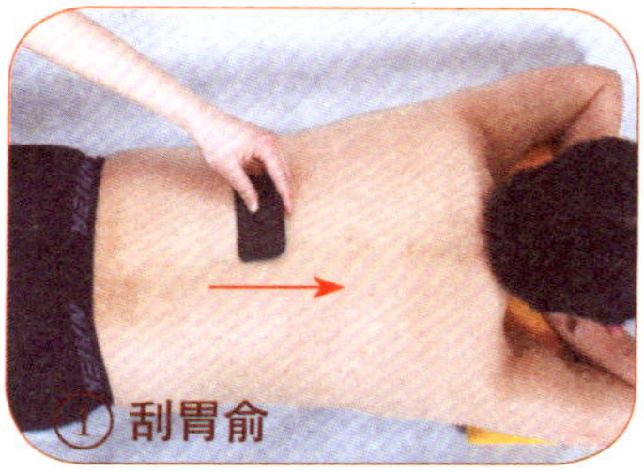
① 刮胃俞

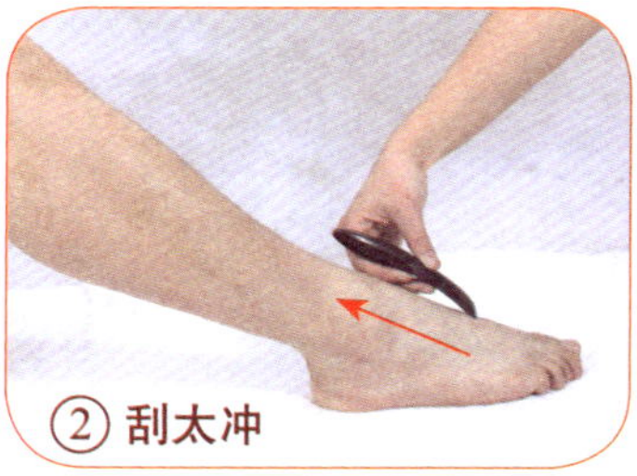
② 刮太冲

【拔罐疗法】

> 特效穴位

胃脘（即上脘、中脘、下脘）、关元。

> 操作手法

关元、下脘等主穴均采用单纯拔罐法（图③、图④）。即按常规方法行罐，用较大口径的罐，留罐5分钟，每日1次。如兼有呕吐者，加拔鸠尾、神阙穴。

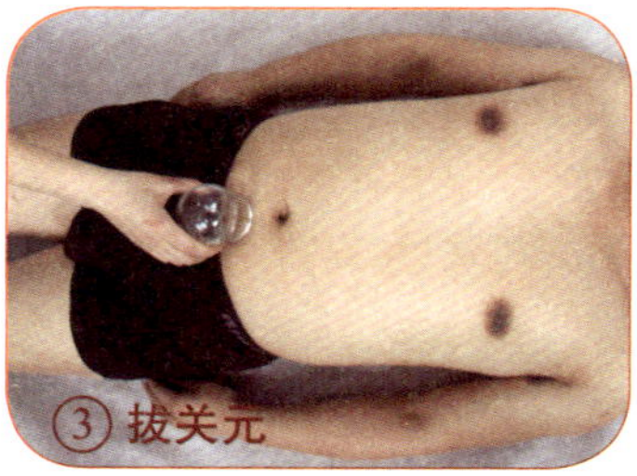
③ 拔关元

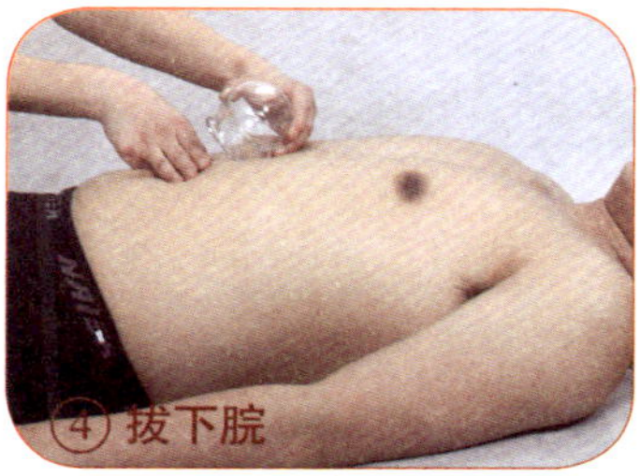
④ 拔下脘

腹痛

腹痛是指胃脘以下、耻骨毛际以上部位发生的疼痛，在临床上极为常见，可出现于内、外、妇、儿等各科疾患之中。凡外邪侵袭、劳倦内伤、饮食积滞、痰淤内停等，均可导致气血运行不畅而发生腹痛。按摩、刮痧可以通过调理气机、疏通血络，达到减轻腹部疼痛的目的。

【典型症状】

腰（肚脐）以下疼痛。

【按摩疗法】

> 特效穴位

梁丘、足三里、三阴交、解溪、肝俞、胆俞、脾俞、胃俞。

> 操作手法

1. 受术者取仰卧位，施术者用拇指指腹按压其梁丘（图①）、足三里、三阴交、解溪，每穴每次各3分钟，以受术者感到酸胀为止。
2. 受术者取俯卧位，施术者用双手大拇指指腹或屈肘，沿脊柱两侧按压肝俞、胆俞、脾俞、胃俞，然后沿脊柱两侧自上而下反复推压（图②）。每穴每次各1分钟，脊柱两侧反复推压5次。

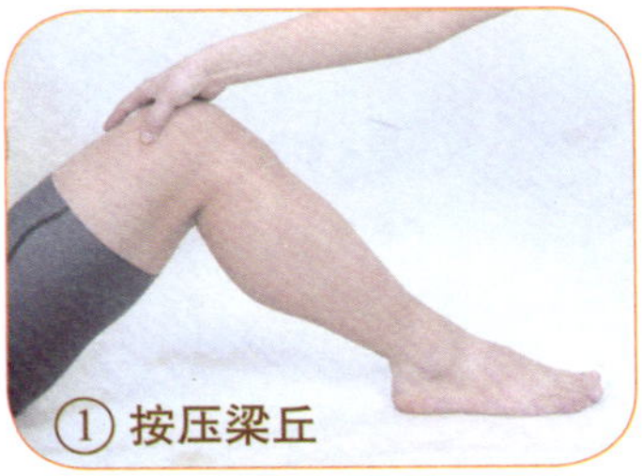
① 按压梁丘

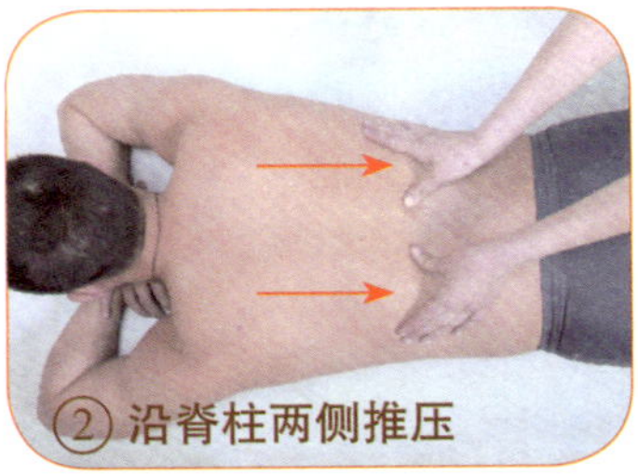
② 沿脊柱两侧推压

【刮痧疗法】

> 特效穴位

中脘至关元、足三里、双侧脾俞至大肠俞。

> 操作手法

腹痛剧烈者使用刮痧板的薄缘在穴位重刮，如果腹痛绵绵，可使用刮痧板的厚缘用力刮拭。刮中脘至关元、足三里、脾俞至大肠俞，每侧各刮拭三次（图③、图④）。

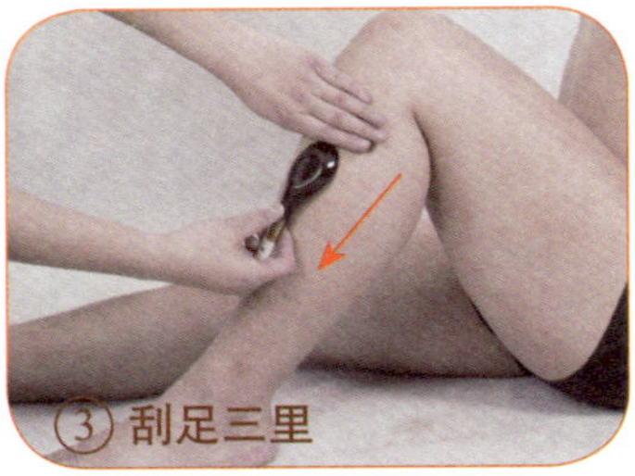
③ 刮足三里

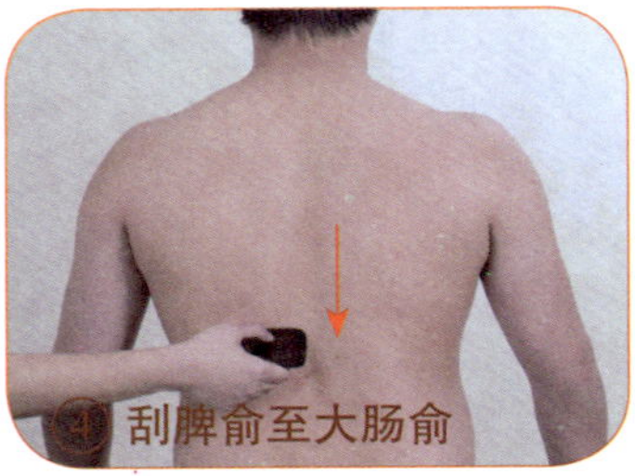
④ 刮脾俞至大肠俞

胁痛

胁痛是以一侧或者两侧胁肋部疼痛为主要表现的病症。胁肋部是对腋部以下至十二肋骨部分的统称。因为肝居于右胁，而其经脉又分布于两胁，而胆又附于肝，所以胁痛与肝胆密切相关。刮痧、拔罐有助于调理肝胆气机，为中医的特色疗法。

【典型症状】

胁肋部一侧或两侧疼痛。

【刮痧疗法】

> 特效穴位

患侧京门、日月、期门、双侧阳陵泉、太冲至行间。

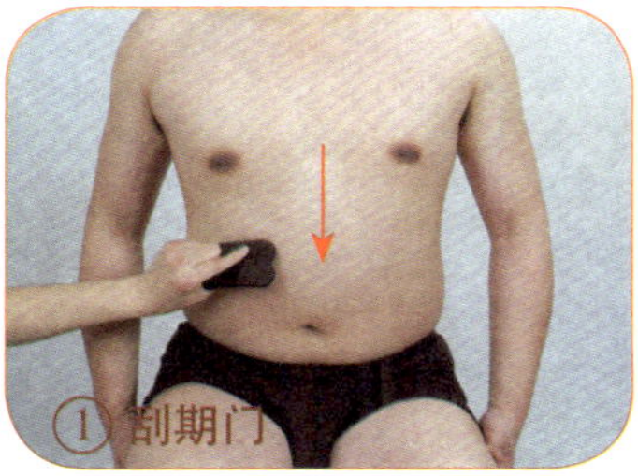
①刮期门

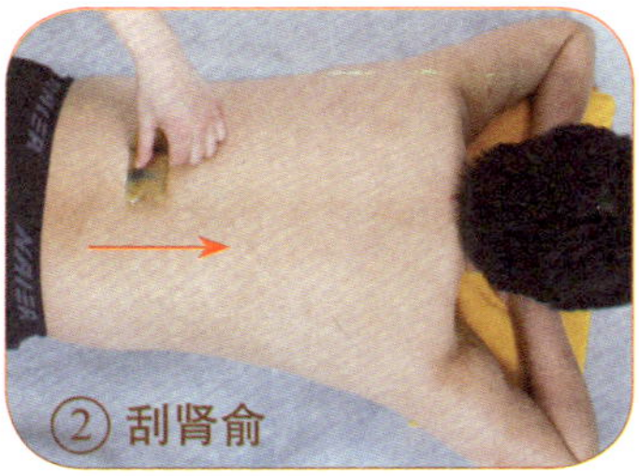
②刮肾俞

> 操作手法

逆着经络的循行方向刮拭，以刮出痧痕为度，比如期门是由上至下（图①），肾俞是由下至上（图②）。

【拔罐疗法】

> 特效穴位

足太阳膀胱经背部双侧肺俞到肾俞各穴。

> 操作手法

受术者取俯卧位，施术者运用走罐法，从患者足太阳膀胱经背部肺俞到肾俞，先左侧再右侧来回走罐7～10次，以皮肤紫红色为度，再将火罐停留在肝俞、脾俞、肾俞（图③），各10～15分钟。隔日1次，2周为1个疗程。

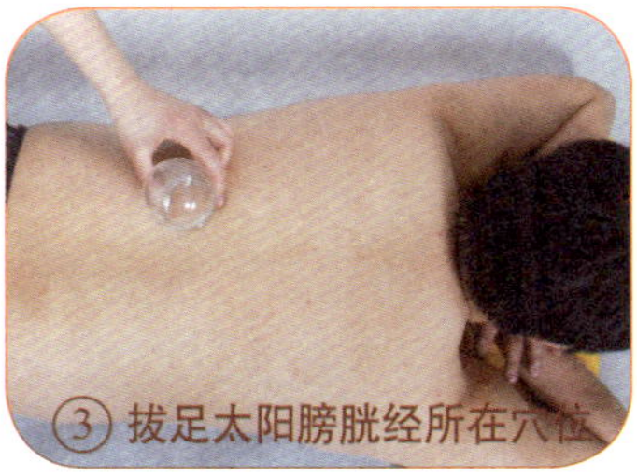
③拔足太阳膀胱经所在穴位

痛经

痛经是指女性在经期或经期前后，出现小腹或腰部的疼痛，甚至痛及腰骶。痛经可由器质性病变及功能失调引起，每随月经周期而发，严重者可致恶心呕吐、冷汗淋漓、手足厥冷，甚至昏厥。按摩、刮痧、拔罐对调理功能性的痛经有很好的效果。

【典型症状】

女性经期或行经前后，周期性出现下腹部胀痛、刺痛、坠痛、冷痛、灼痛、隐痛、绞痛、痉挛性疼痛、撕裂性疼痛等。

【按摩疗法】

特效穴位

太冲、命门、肾俞、子宫、气海、关元、三阴交。

操作手法

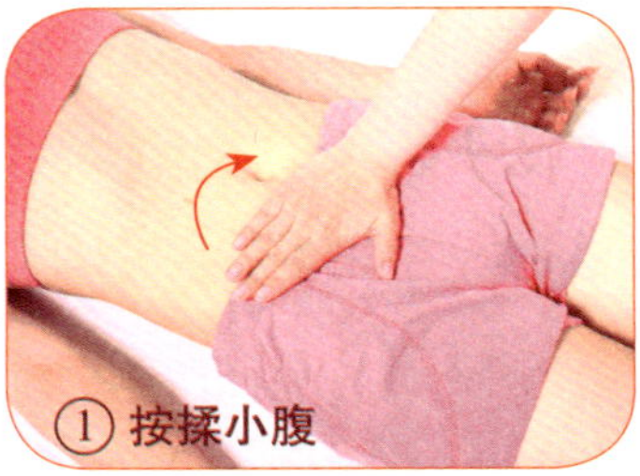
① 按揉小腹

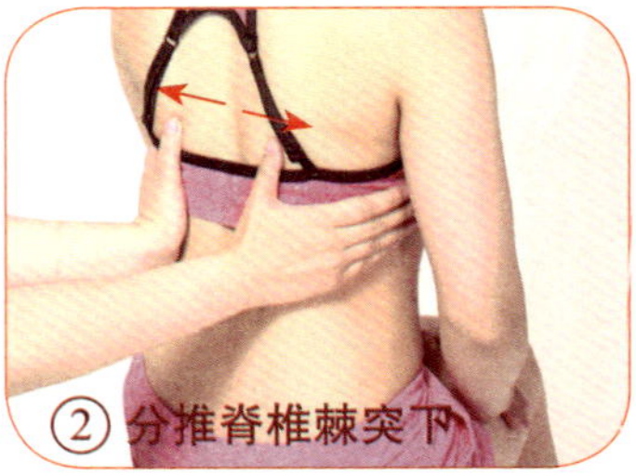
② 分推脊椎棘突下

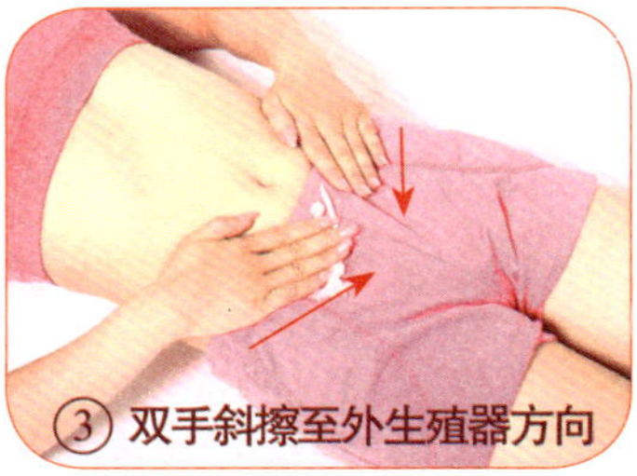
③ 双手斜擦至外生殖器方向

1. 受术者取仰卧位，施术者将手心搓热以后用手掌掌心按揉小腹部（图①），按揉时用力要稍重，以10次/分的频率缓慢按摩，至受术者感觉温热为宜。

2. 受术者改为俯卧位，施术者用手掌掌心横擦其腰骶部，至受术者感觉温热为宜。如经血色暗并伴有淤块，可在此基础上击打腰骶部50次。

3. 按揉受术者的命门、肾俞、关元穴，每穴每次各2分钟，至受术者感觉温热为宜。

4. 受术者改为坐位，用手掌从与肩胛下缘平齐的脊椎棘突下向两侧分推，并沿肋间向胸部推摩（图②），反复30次，至受术者感觉温热为宜。

5. 患者双手置于小腹侧面，从后向前朝外生殖器方向斜擦（图③），不要往返擦动，至有温热感为宜，每次5分钟。

6. 用双手食指、中指并拢缓缓点揉子宫穴（下页图④），注意点揉时用力要稍重，以感觉酸胀为宜，每次5分钟。

7. 用按摩棒揉捻右脚太冲穴（图⑤），以感觉酸胀为宜，每次5分钟，再揉捻左脚太冲穴，每次5分钟。

8. 用拇指指腹揉捻右脚三阴交（图⑥），以感觉酸胀为宜，每次持续1分钟，再揉捻左脚三阴交，时间1分钟为宜。

9. 拇指重叠按揉气海穴（图⑦），按揉时力度要适中，每穴每次各1分钟。

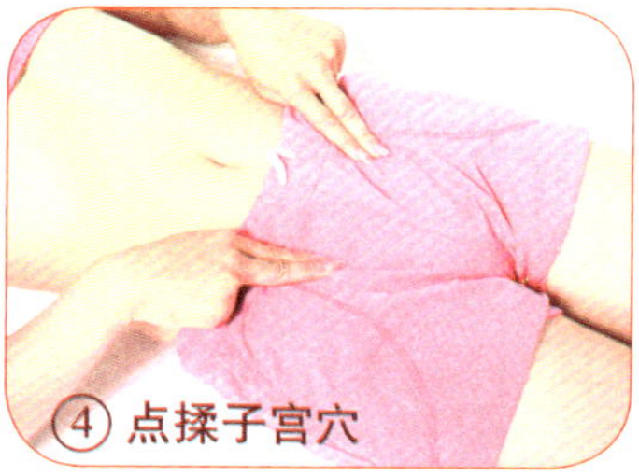
④ 点揉子宫穴

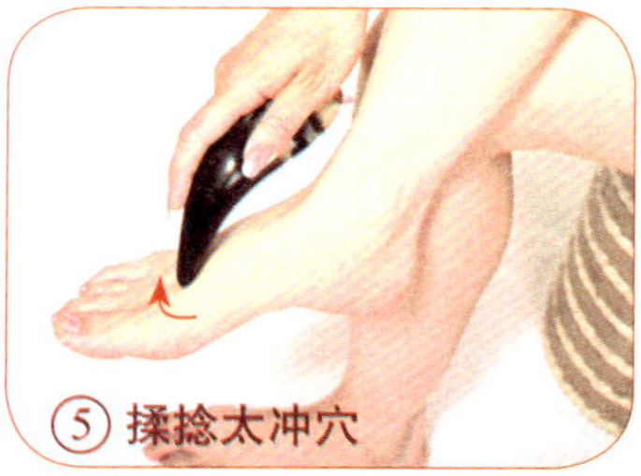
⑤ 揉捻太冲穴

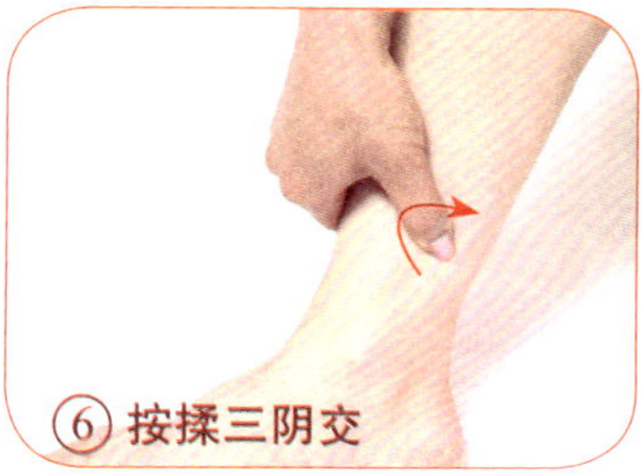
⑥ 按揉三阴交

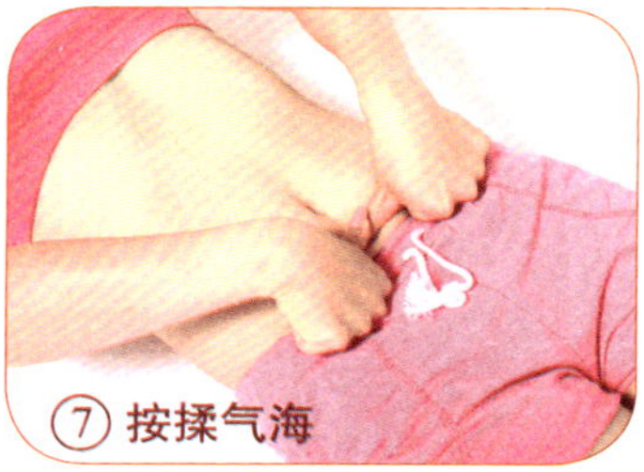
⑦ 按揉气海

【刮痧疗法】

> 特效穴位

气海、天枢、足三里。

> 操作手法

刮拭天枢用力宜轻，逆着足阳明胃经的循行操作（图⑧），属平补平泻的方法。刮拭足三里应由上至下（图⑨），采用补法。

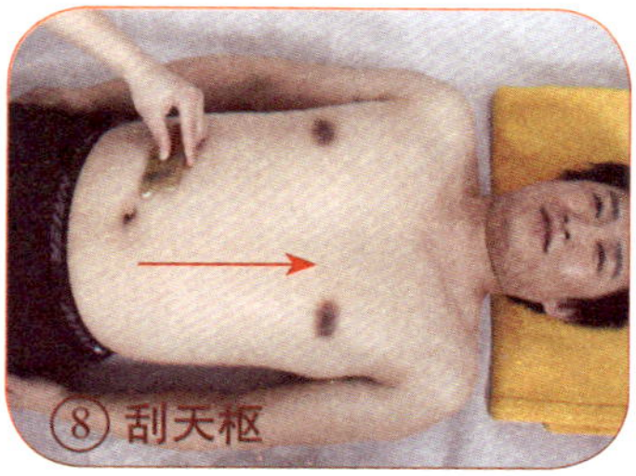
⑧ 刮天枢

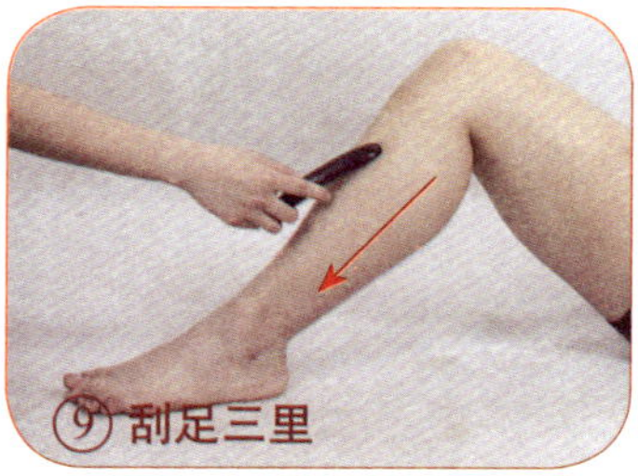
⑨ 刮足三里

【拔罐疗法】

> 特效穴位

血海、肾俞、气海。寒湿凝滞者，加命门、带脉、关元。

> 操作手法

先对主穴进行操作，采用闪火法后留罐10～15分钟，血海亦可配合针刺络拔罐放血。带脉可以采用闪罐法操作（图⑩）。

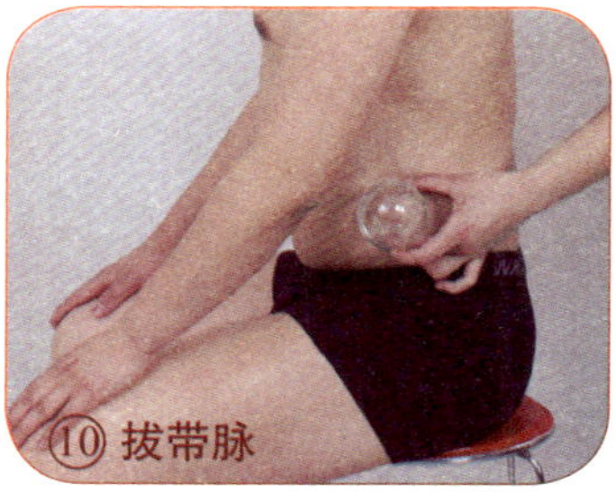
⑩ 拔带脉

心绞痛

心绞痛是冠状动脉供血不足，心肌急剧的、暂时缺血与缺氧所引起的临床综合征。疼痛主要位于胸骨后部，可放射至心前区与左上肢，常发生于劳动或情绪激动时，一般休息或服用硝酸甘油后消失。按摩疗法也可以在一定程度上帮助心绞痛患者缓解疼痛。

【典型症状】

突然发生的胸骨中上部的压榨痛、紧缩感、窒息感、烧灼痛、重物压胸感。

【按摩疗法】

> 特效穴位

少冲、至阳、膻中、内关。

> 操作手法

1. 施术者用拇指和中指指尖按压受术者小指少冲穴，每次3～5分钟，多数患者心绞痛症状可缓解。

2. 施术者用拇指指腹或圆钝物按压受术者背部第7胸椎棘下至阳穴（图①），每次3～5分钟，可反复按压，多数患者心绞痛症状可缓解。

3. 施术者一手握住受术者脚的外上部，另一只手将受术者脚背向内侧屈曲（图②），左右交替进行数次，可用于心绞痛发作时的紧急抢救。

4. 每日早晚，仰卧或坐在床上，全身放松，平缓呼吸，将一手的食指、中指和无名指并拢，按摩对侧腋窝（图③）100次。

5. 双手五指张开，从胸前的胸骨中央开始，向对侧肋骨间隙平擦肋弓（图④）20次，用力要稍重、缓慢。然后，双臂分别屈肘置于背后，用手背轻轻拍击背部30次。

6. 取站位，做深呼吸，双臂伸直，自前向后缓慢轮转15次。

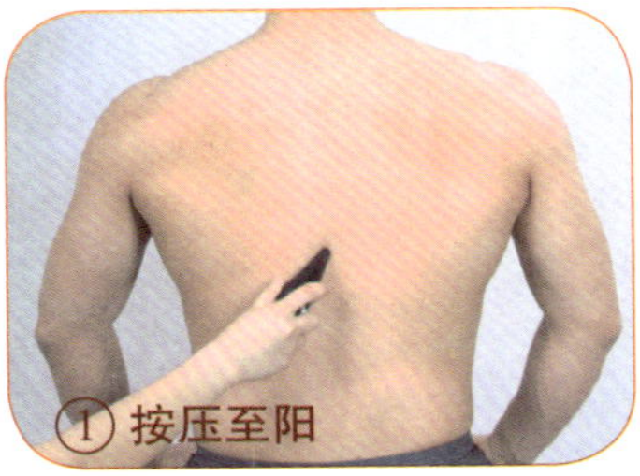
① 按压至阳

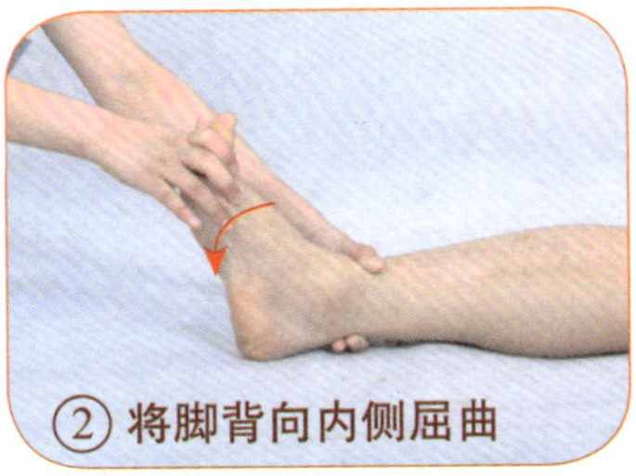
② 将脚背向内侧屈曲

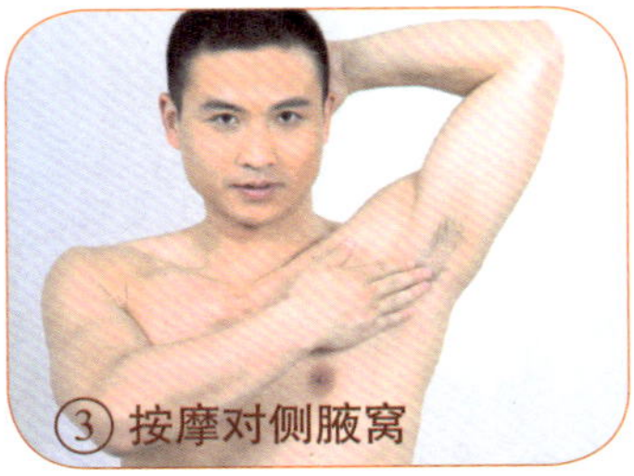
③ 按摩对侧腋窝

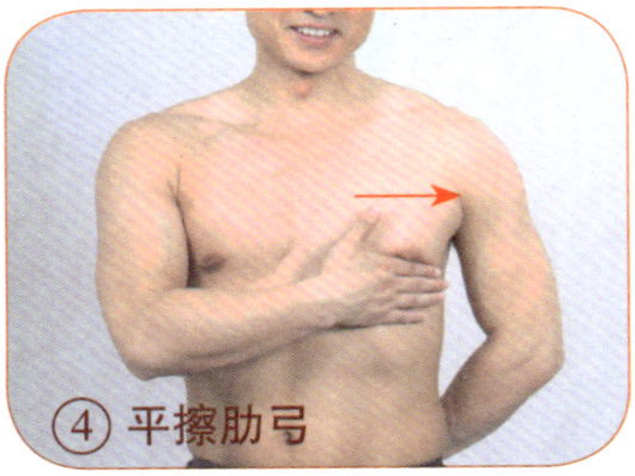
④ 平擦肋弓

眩晕

眩晕是目眩和头晕的总称，以眼花、视物昏暗发黑为眩，以视物旋转、不能站立为晕，两者合并称为眩晕。一般来说，头晕相对较轻，则眩晕较重。中医认为，眩晕主要和肝肾不足、气血肾精不能上承等有关。刮痧、拔罐是在特定穴位上施术，有助于其病症的减轻。

【典型症状】

眼花、视物昏暗发黑、视物旋转，不能站立。

【刮痧疗法】

> 特效穴位

四神聪、百会至风府、太冲。

> 操作手法

以百会穴为中心，向四神聪、风府穴刮拭（图①）；刮拭太冲应逆着经络进行，由远端至近端（图②）。

【拔罐疗法】

> 特效穴位

太冲、太溪、肾俞。气血虚眩晕者，加脾俞、关元、足三里；肝阳上亢者，加风池、行间、侠溪。

> 操作手法

运用留罐法，在以上提及的太冲等主穴各拔3分钟（图③）。可根据病情配足三里等穴（图④），方法同主穴。

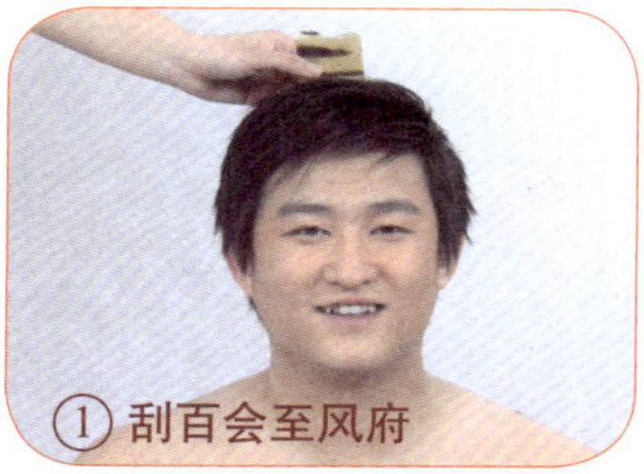
① 刮百会至风府

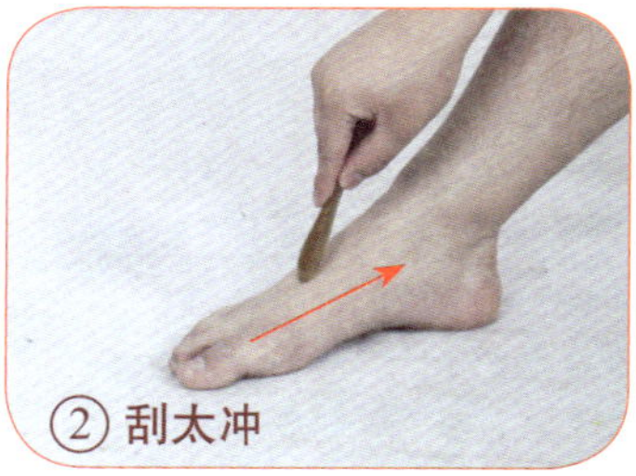
② 刮太冲

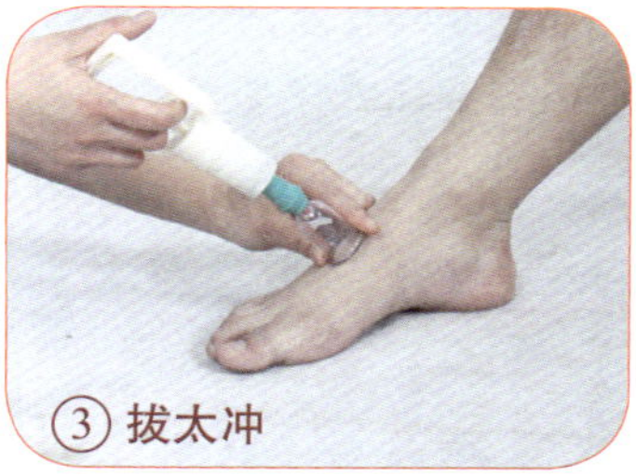
③ 拔太冲

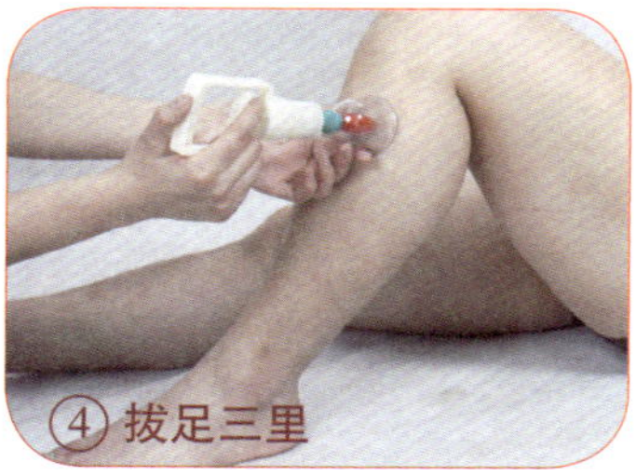
④ 拔足三里

中暑

中暑是指机体长期处在高温和热辐射的条件下，自身体温调节中枢出现障碍，并有水、电解质的代谢紊乱及神经系统的功能损害症状的总称。中暑是一种威胁生命的急诊病，必须及时治疗。按摩、刮痧和拔罐简易方便，很适合中暑的家庭急救。

【典型症状】

多汗、疲乏、无力、头晕、头痛、恶心、呕吐和肌肉痉挛。

【按摩疗法】

> 特效穴位

率谷、太阳、印堂、鱼腰、中冲、合谷、神门、攒竹、头维、角孙、百会、水沟。

> 操作手法

1. 受术者取坐位，施术者用拇指指腹交替点按印堂（图①），沿前正中线依次向上点按至百会，反复操作5～10次。
2. 施术者用双手拇指螺纹面分抹受术者攒竹，经鱼腰穴至两侧太阳10～20次，推按速度不宜过快。
3. 施术者用拇指掐受术者水沟2～3分钟，以皮肤无破损为度。
4. 施术者双手用拇指指腹点按受术者头维、率谷、角孙（图②）、神门，每穴每次1分钟，力度适中，以感觉酸胀为宜。
5. 患者寻找阴凉通风处，坐好，双手拇指指腹按揉太阳（图③），逐渐用力，轻重交替进行，以局部酸胀麻感明显为度，每次持续3分钟。
6. 中暑后可用牙签或笔端点按中冲（图④）2分钟，以不刺破皮肤为度。
7. 拇指指腹点按合谷，逐渐用力，以能耐受为度，每次2分钟。

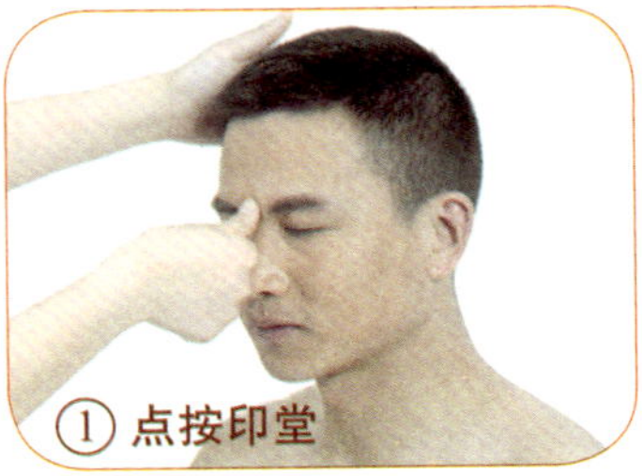
① 点按印堂

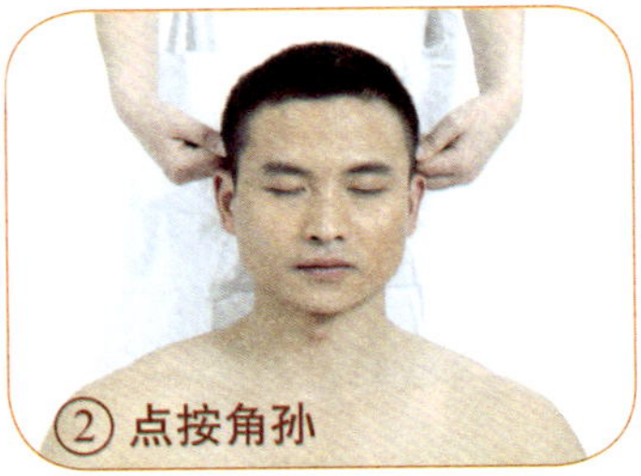
② 点按角孙

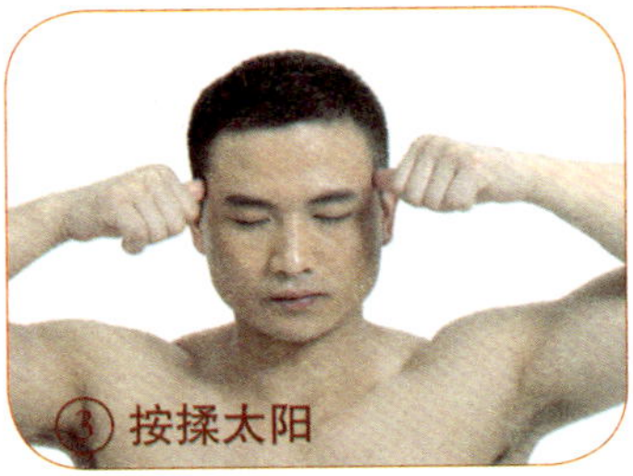
③ 按揉太阳

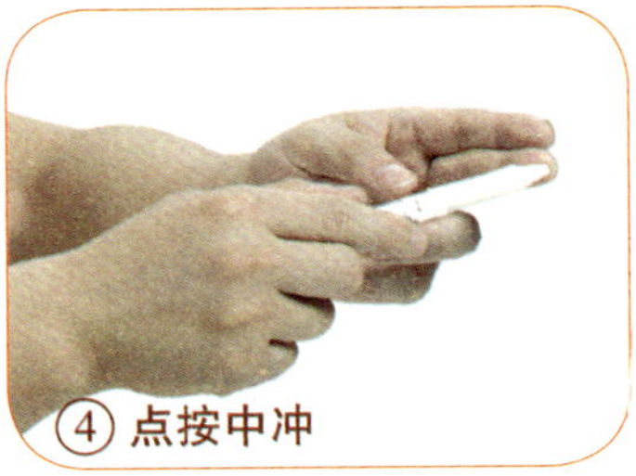
④ 点按中冲

【刮痧疗法】

> 特效穴位

大椎、委中、尺泽。兼有胸闷者，加膻中；头痛者，加印堂、太阳；昏迷者，加掐或针刺人中。

> 操作手法

使用泻法，重刮主穴。对于大椎（图⑤）、委中、尺泽（图⑥）在出现痧痕以后，可以用三棱针点刺放血。

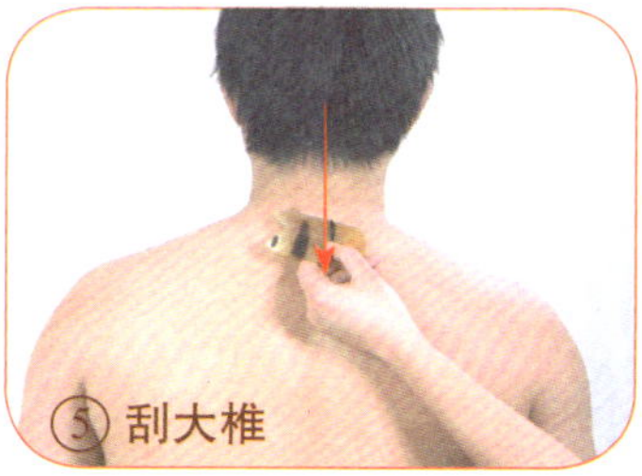

⑤ 刮大椎

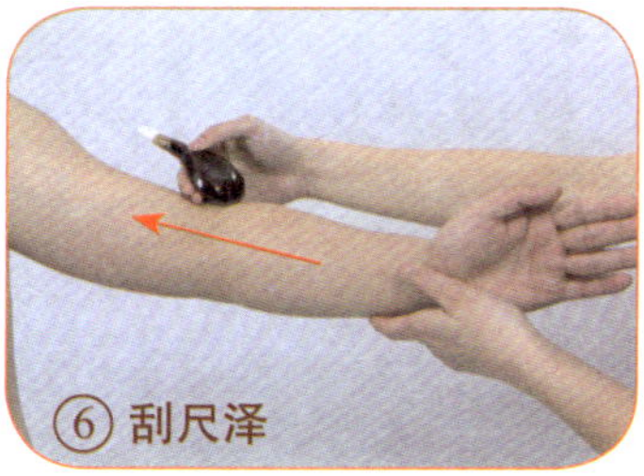

⑥ 刮尺泽

【拔罐疗法】

> 特效穴位

足三里、大椎、曲池、合谷、内关。重症中暑，加人中、十宣、曲泽、委中、阳陵泉、少冲。

特别提示

对于持续高热不退，神志昏迷者，应及时送到医院就诊。

> 操作手法

对以上主穴进行拔罐、留罐，亦可随症点刺放血十宣、曲泽、大椎、曲池、委中，挤出紫黑的血液，并给予含盐的清凉饮料（图⑦、图⑧）。

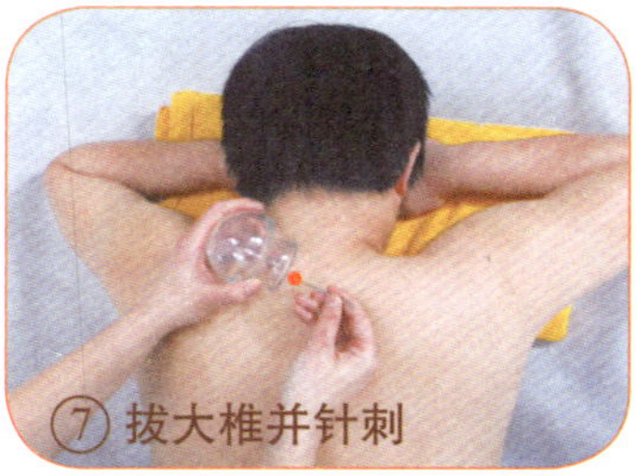

⑦ 拔大椎并针刺

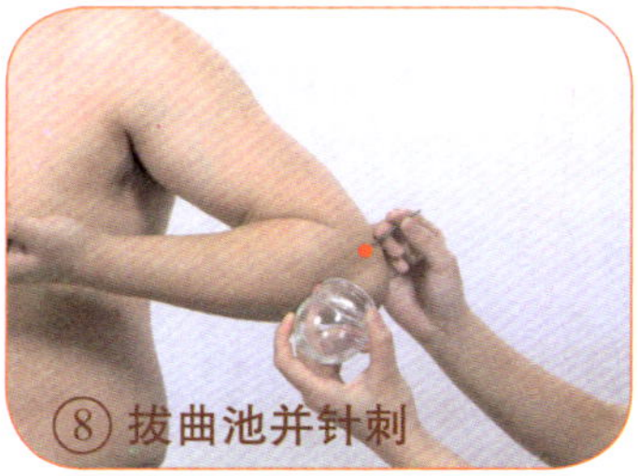

⑧ 拔曲池并针刺

辅助治疗小贴士

如果有头晕、恶心、心慌等症状，很可能就是中暑了。此时，应立即停下正在做的事情，找一个阴凉处坐下休息；同时补充水分，小口慢饮，以防加重心脏负担。解开领口扣子、领带、皮带等，保持身体周围通风，并涂抹或服用解暑药物；在经过一段时间休息后，若症状不减反增，应及时就医。

腹胀

腹胀，可以是自我感觉，常常伴有其他相关症状，如呕吐、腹泻、嗳气等；也可以是客观上的检查所见，有腹部的一部分或全腹部膨隆。它是一种常见的消化系统疾病。腹部肌肉较厚，按摩、刮痧和拔罐可以通过较强的刺激，达到调整腹部气机的作用。

【典型症状】

腹部膨隆。

【按摩疗法】

＞特效穴位

中脘、关元、三阴交、脾俞、胃俞、大肠俞、大巨。

＞操作手法

1. 受术者取仰卧位，施术者将双手拇指指尖重叠，按压中脘（图①）、关元、大巨穴，注意按压时用力要稍重，配合受术者的呼吸进行，反复10次，以受术者感到酸胀为宜。
2. 施术者一手固定受术者的小腿，一手用力按压三阴交（图②），以受术者感到酸胀为宜。
3. 受术者改为俯卧，施术者用双手拇指沿脊柱两侧推压（图③），注意推压时用力要稍重，由上而下反复20次。
4. 施术者用拇指指腹按压受术者脾俞、胃俞、大肠俞，注意按压时用力要稍重，每穴每次3分钟，以受术者感到酸胀为宜。

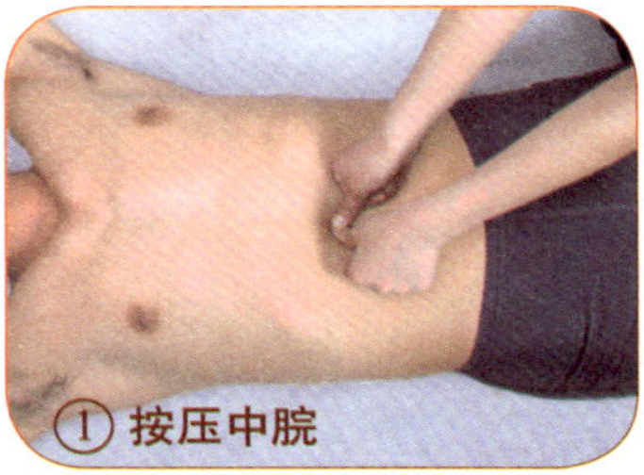
① 按压中脘

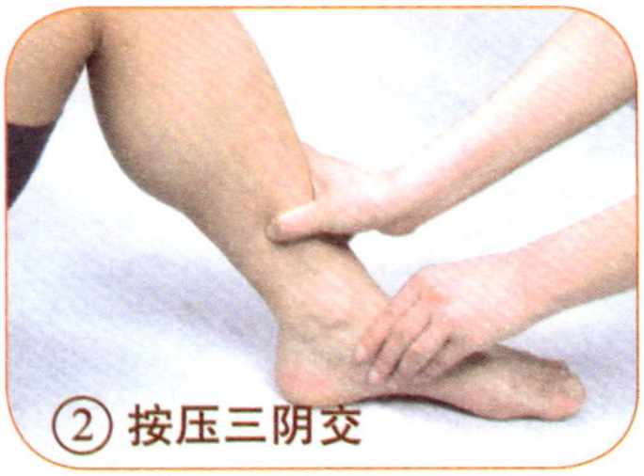
② 按压三阴交

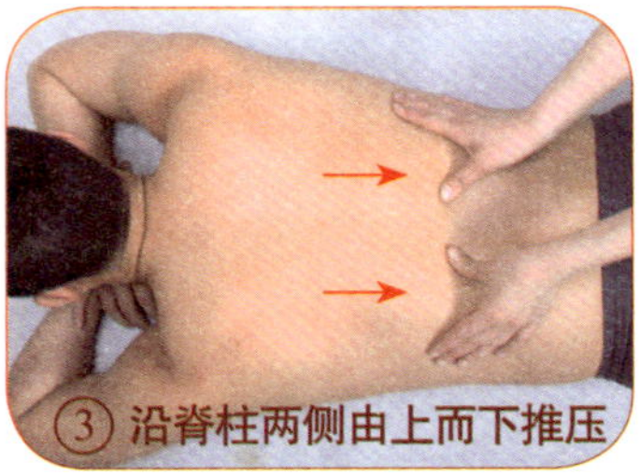
③ 沿脊柱两侧由上而下推压

【刮痧疗法】

＞特效穴位

中脘、脾俞、内关、足三里。兼有血淤者，加地机、膈俞；兼有气滞者，加太冲；因虚所致者，加三阴交。

> 操作手法

先刮拭主穴，直至皮肤出现瘀痕，刮拭内关需逆着经络的走行，即由远端至近端，亦可用刮痧板的角端进行点按内关（图④）。刮拭太冲（图⑤）也是逆着经络由远端向近端操作。

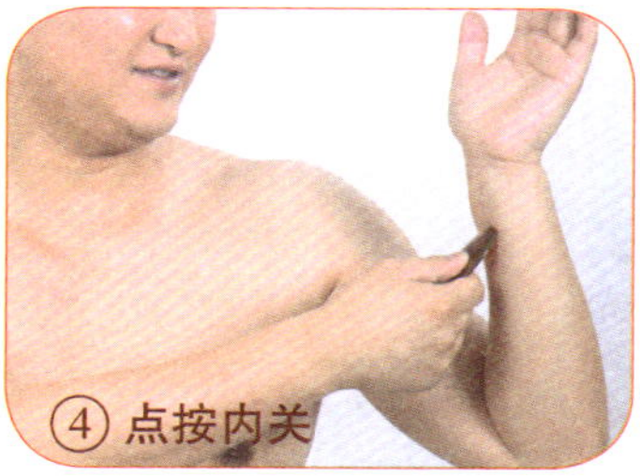
④ 点按内关

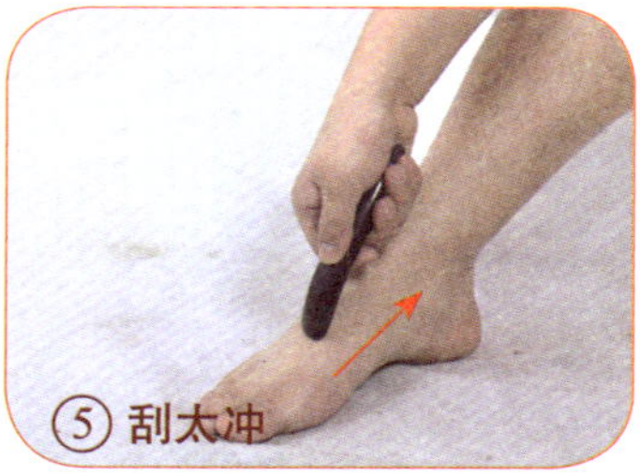
⑤ 刮太冲

【拔罐疗法】

> 特效穴位

天枢、足三里、脾俞。寒湿者加中脘、大肠俞；湿热者，加中脘、阴陵泉、三阴交；伤食者，加脾俞、胃俞、中脘；兼有肝气郁滞者，加期门、太冲。

—— 特别提示 ——

拔罐疗法前，应明确病因，排除器质性病变引起者。

> 操作手法

天枢可采用抽气罐吸拔，一般留罐15～20分钟（图⑥）。足三里、脾俞用闪火法，亦可用闪罐法。期门要用火罐（图⑦），留置时间不能太长，5分钟即可。

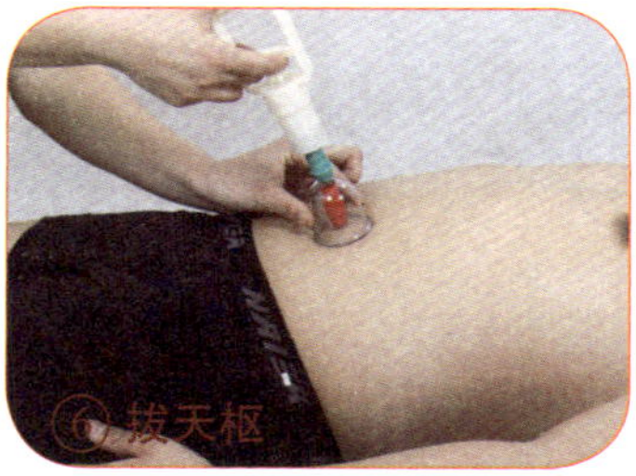
⑥ 拔天枢

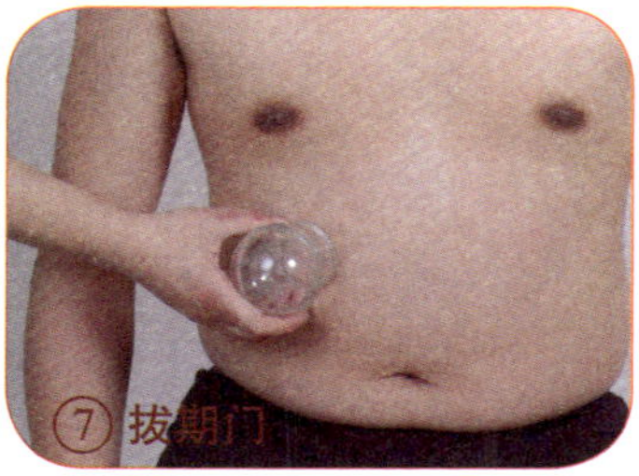
⑦ 拔期门

—— 辅助治疗小贴士 ——

◎改变饮食习惯：吃东西时，细嚼慢咽，而且不要一次吃得太多。建议少食多餐。饭后不要一直坐在沙发上，可以起身走走，洗碗或散步，温和轻缓的运动都有助于帮助消化。

◎平时避免喝碳酸饮料、嚼口香糖，并且最好不要用吸管喝饮料，这些都会无形中增加气体的摄入，引起腹胀。

◎少吃含有果糖或是山梨醇（糖）的食物或甜点，因为这也是产气的元凶。

◎克服不良情绪。焦躁、忧虑、悲伤、沮丧、抑郁等不良情绪，都可能使消化功能减弱或刺激胃部制造过多胃酸，导致腹胀加剧。

◎避免吃容易产气的食物，如红薯、白萝卜、南瓜、洋葱、圆白菜、豆类、蜂蜜、韭菜、大蒜、芹菜等。

咳嗽

咳嗽分为外感咳嗽和内伤咳嗽。外感咳嗽常因气候变化引起；而内伤咳嗽则是由于脏腑功能失调影响到肺所致，往往咳嗽时间较长，而且易反复发作。按摩、刮痧和拔罐疗法可以通过对体表的作用，影响深层气血的流通，从而促进邪气的外泄。

【典型症状】

风寒咳嗽主要症状为咳嗽、气急、咽痒、咳痰稀薄色白；风热咳嗽主要症状为咳嗽频剧、气粗、咳声嗜哑、喉燥咽痛。

【按摩疗法】

> 特效穴位

肺俞、鱼际、膻中。

> 操作手法

1. 受术者取站位或坐位，施术者用中指指腹按揉腰背部单侧的肺俞，按揉完再继续按揉对侧肺俞（图①），也可两侧同时进行。按揉时要逐渐用力，每次5～6分钟。
2. 受术者取坐位，施术者坐于其左侧，再按摩膻中穴（图②）2～3分钟，时间不宜过长，以局部有温热感为宜。也可根据受术者的身体状况具体施术。
3. 患者取站立姿势，用拇指指端或按摩工具点按手部的鱼际（图③）。用力不宜过大，每穴每次3～5分钟。

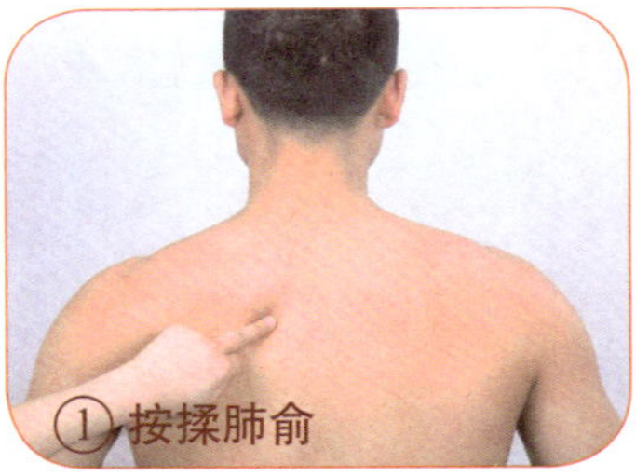
① 按揉肺俞

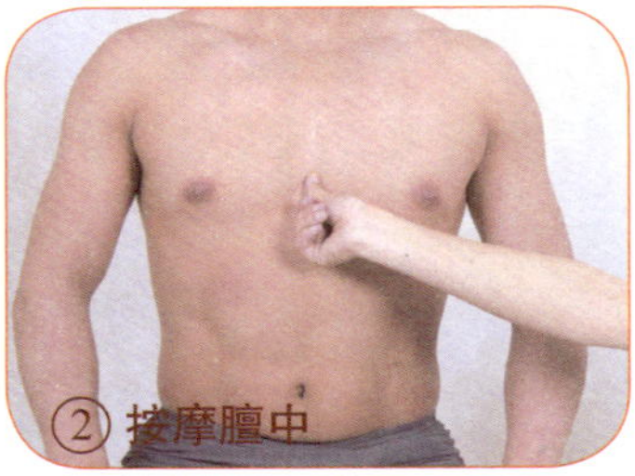
② 按摩膻中

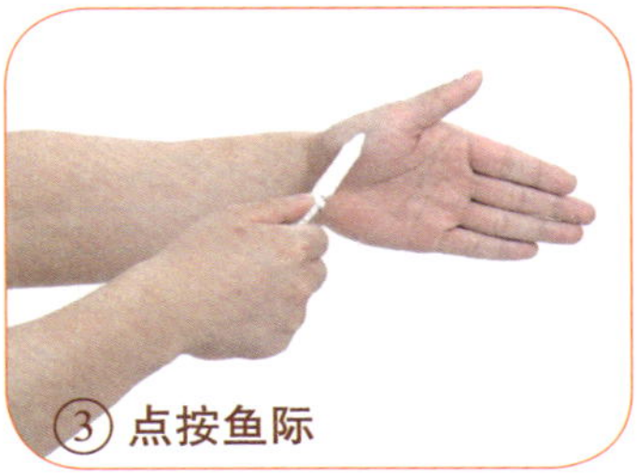
③ 点按鱼际

【刮痧疗法】

> 特效穴位

天突、膻中、尺泽、肺俞。外感邪气所引起者，加风池、风门；内伤咳嗽者，加脾俞、肾俞、三阴交；痰多者，加丰隆、足三里；胸闷者，加内关。

> 操作手法

1. 受术者取坐位，施术者用刮痧板的厚缘刮其肺俞（图④），至皮肤出现痧痕或变成紫红色为止。

2. 受术者取坐位，施术者用刮痧板的厚缘沿着天突至膻中的方向进行刮拭，再刮尺泽（图⑤），至皮肤出现痧痕或变成紫红色为止。

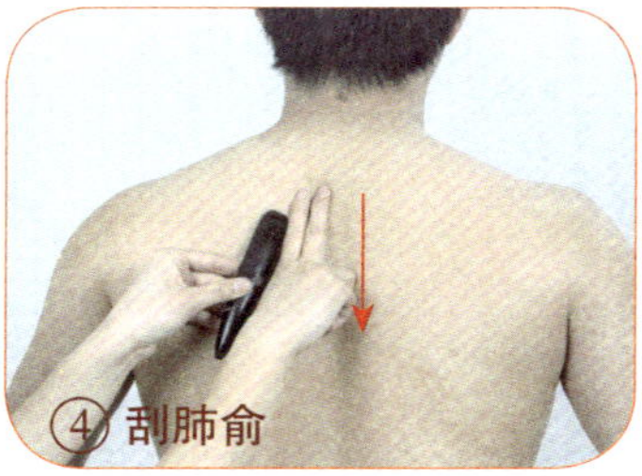
④ 刮肺俞

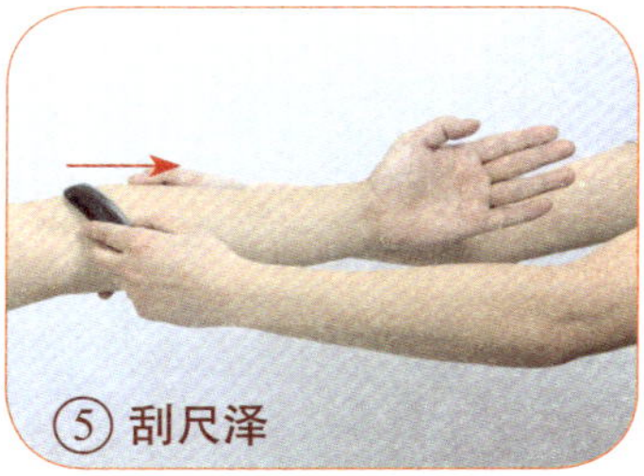
⑤ 刮尺泽

【拔罐疗法】

> 特效穴位

风门、肺俞、大椎、膈俞、天突、膻中。兼有痰浊者，加丰隆；兼有发热者，加合谷、曲池。

> 操作手法

1. 受术者取坐位或俯卧位，施术者采用留罐法吸拔肺俞（图⑥）、大椎（图⑦）、膈俞。每穴10～15分钟。

2. 受术者取仰卧位，施术者跪坐在患者身旁，用抽气罐分别吸拔天突、膻中。天突吸拔10～15分钟即可。但膻中时间应减半，因为吸拔膻中时间过长可能会引起气胸。

3. 受术者取俯卧位，施术者采用留罐法吸拔风门（图⑧）。每穴10～15分钟。

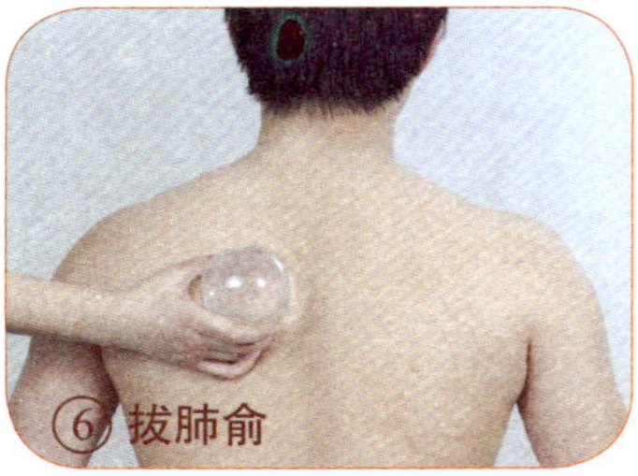
⑥ 拔肺俞

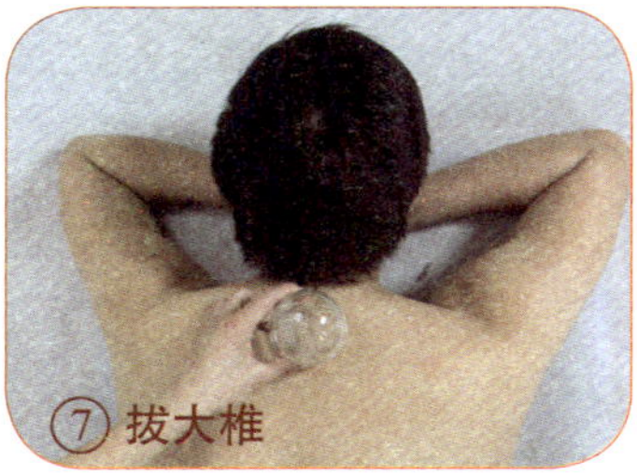
⑦ 拔大椎

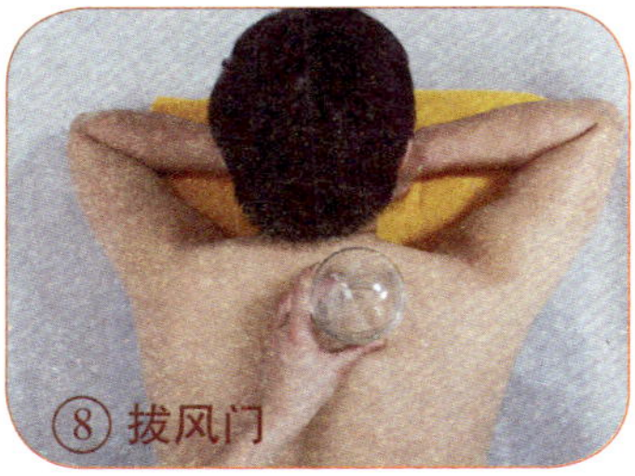
⑧ 拔风门

—— 辅助治疗小贴士 ——

◎适当休息可减轻病情，所以咳嗽患者要注重休息。
◎多喝水，可补充身体上消耗过多的水分。
◎保持身体温暖，不要使身体再感染风寒。

贫血

贫血在祖国医学中属“虚证”范畴，是指全身循环血液中的红细胞总量和血红蛋白的含量明显低于正常标准。贫血主要分为缺铁性贫血和巨幼红细胞贫血两种，其中缺铁性贫血最为常见。时常进行按摩、刮痧、拔罐，可以促进血液循环，减轻贫血的症状。

【典型症状】

面色苍白、四肢无力、心慌、呼吸急促、头晕、健忘、肌肤粗糙、月经量少甚至闭经。

【按摩疗法】

特效穴位

手三里、风市、三阴交、中脘、关元、气海、天枢、足三里、膏肓、脾俞、胃俞、肾俞。

操作手法

1. 受术者取仰卧位，施术者拇指指腹点按其中脘、天枢、气海（图①）、关元，拇指逐渐用力，每穴每次2分钟。
2. 受术者取坐位，施术者拇指指腹按揉其足三里（图②）、三阴交穴，其余四指置于小腿肚处以助力，拇指逐渐用力，每穴每次3～5分钟。
3. 受术者取俯卧位，施术者拇指指腹按揉其膏肓、脾俞、胃俞、肾俞，每穴每次1～2分钟，以感觉酸麻胀重为宜。
4. 患者拇指指腹按于自己对侧的手三里上，做与肌腱垂直方向的弹拨动作（图③），每次2分钟，以局部有酸胀感或沿经脉循行方向有放射感为宜。
5. 患者用木槌叩击自身大腿外侧正中风市（图④），依次向下叩击至膝关节上方，反复操作10遍，逐渐用力。也可手握空拳进行叩击。

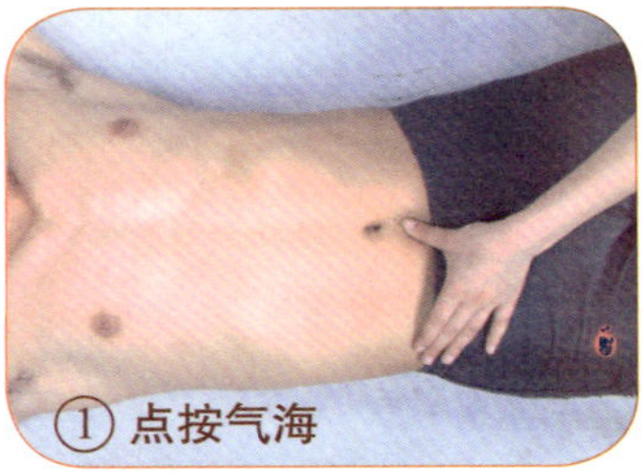

①点按气海

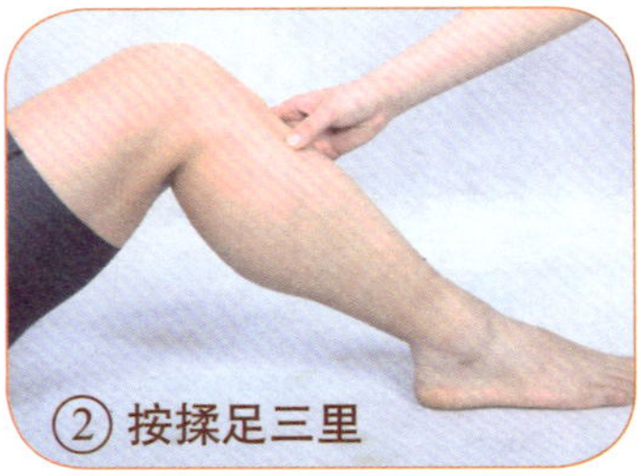

②按揉足三里

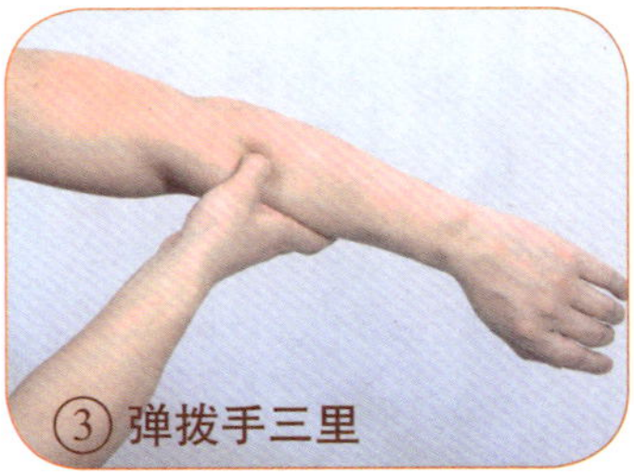

③弹拨手三里

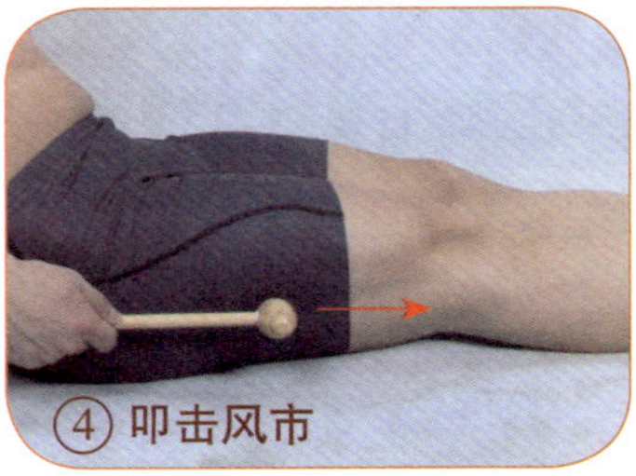

④叩击风市

【刮痧疗法】

> 特效穴位

心俞、膏肓、脾俞、肾俞、膻中、血海。兼脾胃虚弱，气血生化不足者，加胃俞；兼心悸失眠者，加神门、失眠点。

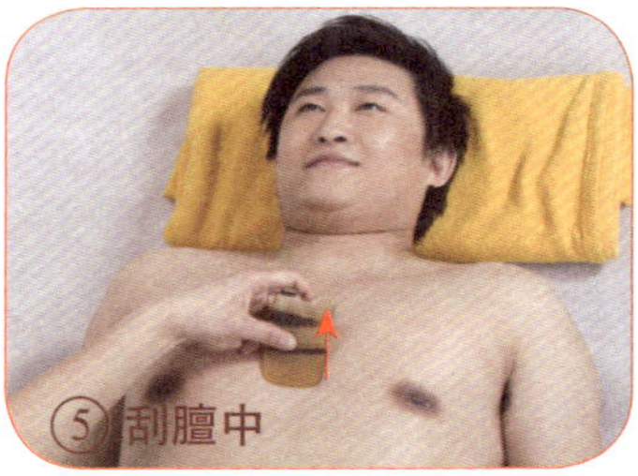
⑤刮膻中

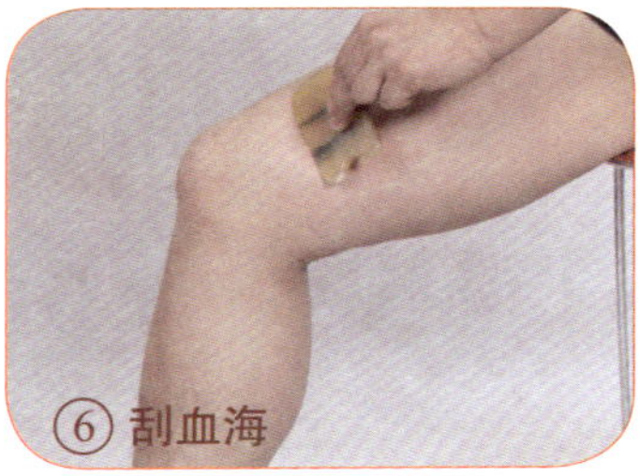
⑥刮血海

> 操作手法

1. 受术者取仰卧位，施术者用刮痧板的厚缘刮拭其膻中，用力要轻，顺着经络进行（图⑤）。
2. 受术者取坐位，施术者用刮痧板的厚缘刮拭其血海（图⑥），也可以用刮痧板的角端进行点按。

【拔罐疗法】

> 特效穴位

气海、足三里、三阴交、脾俞、膏肓、涌泉。肾虚明显，腰膝酸软者，加肾俞；兼有低热者，可用大椎刺络拔罐。

> 操作手法

受术者取仰卧位或俯卧位。施术者对其气海、膏肓等穴位用闪火法吸拔，留罐15分钟（图⑦、图⑧）。

—— 特别提示 ——

注意患者的出血倾向，如发生胃肠道大出血或存在颅内出血，应立即就医，同时准备好各种抢救药物及物品，协助抢救。

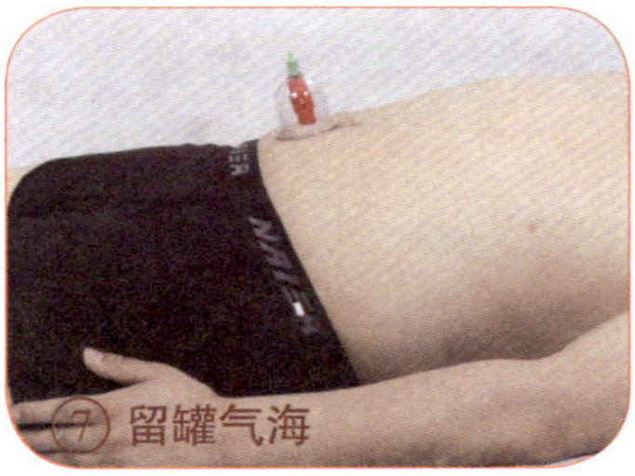
⑦留罐气海

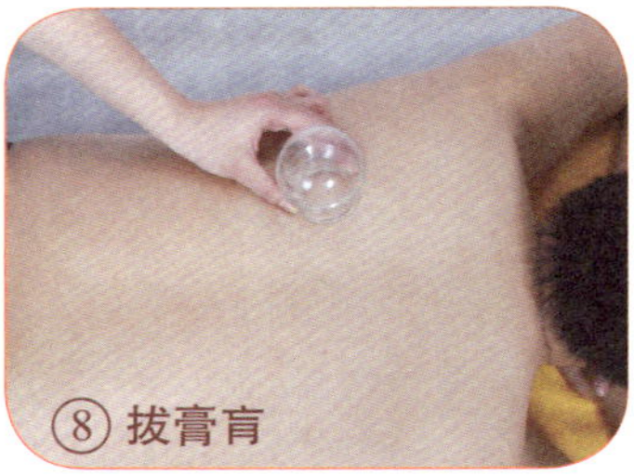
⑧拔膏肓

—— 辅助治疗小贴士 ——

◎**牛奶粥**：粳米100克煮粥，将熟时加入鲜牛奶约200克，食之。可辅助治疗妊娠贫血。
◎**菠菜粥**：先将菠菜适量放入沸水中烫数分钟后，切碎，放入煮好的粳米粥内食用，对防治贫血有一定效果。

晕车

晕车是指人在乘坐车、船时，受到摇晃刺激，不能很好地适应和调节机体的平衡而引起的一种病变。从医学上说，晕车、晕船和晕机统称为晕动病，这个病虽不属疑难杂症，但其症状却令人非常难受。下面我们可以通过有效的穴位按摩来减轻晕车的不适。

【典型症状】

坐车时感觉头晕、上腹部不适，严重者出现恶心、呕吐、出冷汗等，在频繁刹车或突然启动时症状加重。

【按摩疗法】

特效穴位

中冲、内关、太溪、筑宾、期门、关元、足三里、合谷、肩井。

操作手法

1. 施术者用拇指指尖掐按受术者的肩井穴，掐按时用力可稍重，每次10 秒钟。
2. 施术者用拇指指腹按揉受术者的合谷穴，按揉时用力要稍重，每次1分钟。
3. 施术者用掌面摩受术者的关元穴处，沿顺时针方向、逆时针方向各按摩30圈。
4. 施术者用拇指指腹按揉受术者的足三里、太溪穴，每穴每次2分钟，至受术者有酸胀感为宜。
5. 如果受术者感到恶心、呕吐，可按压期门穴（图①）及其周围。
6. 坐车前按压筑宾穴（图②），按压时用力要稍重，每次5分钟，可以预防晕车。
7. 用尖状物按压中冲穴（图③），按压时用力稍重，每次10秒钟。
8. 用按摩棒点按内关（图④），按揉时用力要稍重，时间根据需要而定。

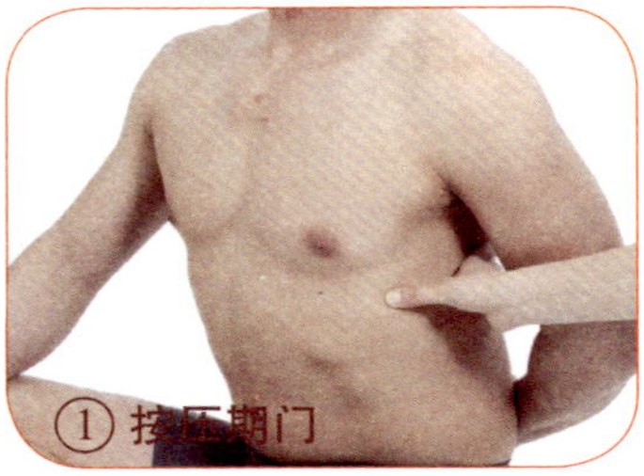
① 按压期门

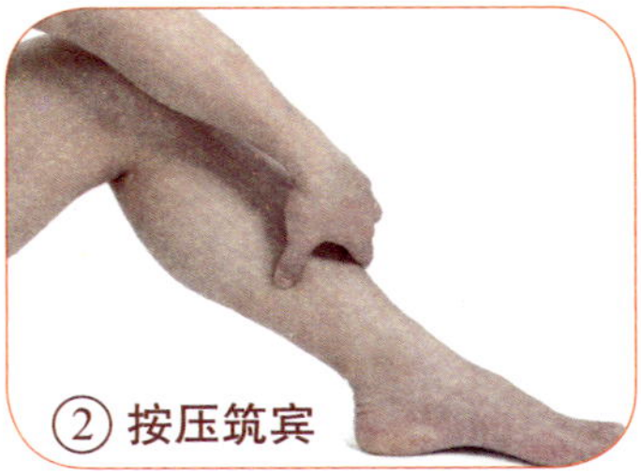
② 按压筑宾

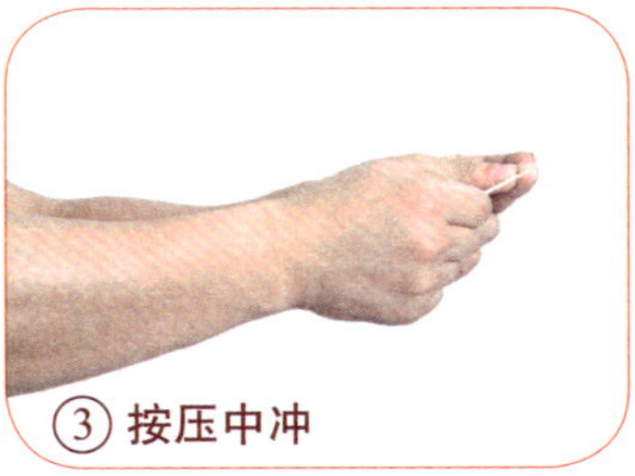
③ 按压中冲

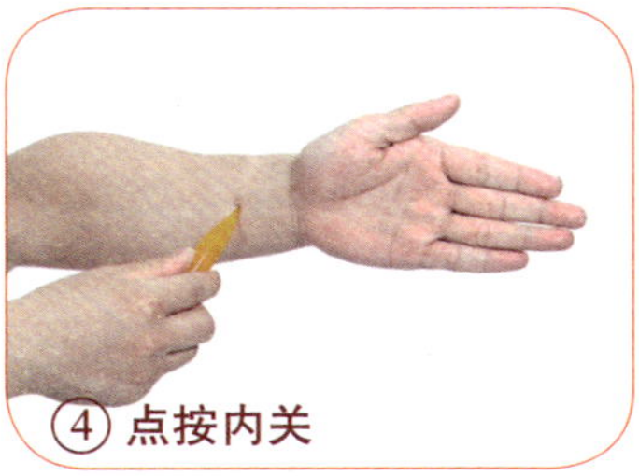
④ 点按内关

感冒

感冒，俗称伤风，是由多种病毒引起的一种呼吸道常见病，全年皆可发病，尤其是冬春季节。感冒起病时鼻内或咽部会有干痒感或灼热感，并伴随打喷嚏、全身不适或低热的症状。按摩疗法不仅能预防感冒，还有辅助治疗感冒的功效。

【典型症状】

发热、咳嗽、头痛、鼻塞流涕。

【按摩疗法】

> 特效穴位

印堂、合谷、迎香、内关、外关、风池、肩井、中府、风门、肺俞、足三里。

> 操作手法

1. 施术者双手中指指腹按揉受术者的印堂、迎香穴各30次。
2. 施术者用拇指和食指拿按受术者合谷穴，用力要稍重，至人体出汗为宜。
3. 施术者用拇指拿按受术者内关（图①）、外关穴，用力要稍重。
4. 施术者拿捏受术者风池、肩井穴，按揉中府、风门、风池、肺俞穴，每穴2分钟。
5. 施术者用力按、揉、击打受术者的上背部1～2分钟。
6. 施术者将手张开成爪形，从受术者前发际向后发际做10次梳头动作（图②）。
7. 双手展开五指并拢，沿鼻翼两侧从前额发际向下颌摩擦（图③），自上而下反复20次。
8. 双手掌心用力摩擦颈部，直至产生温热感为宜。
9. 敲击双腿足三里各30次（图④）。

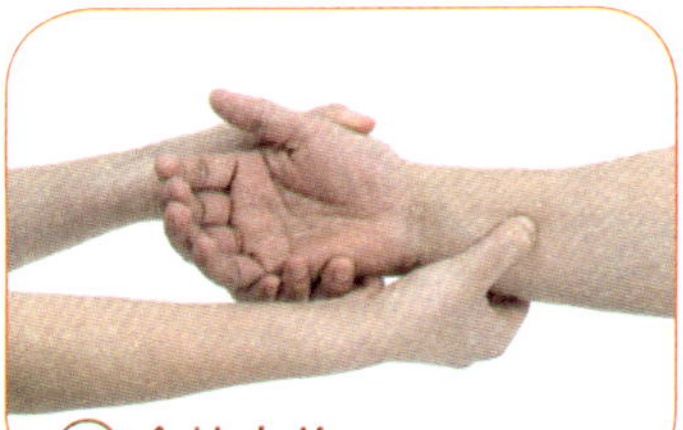
① 拿按内关

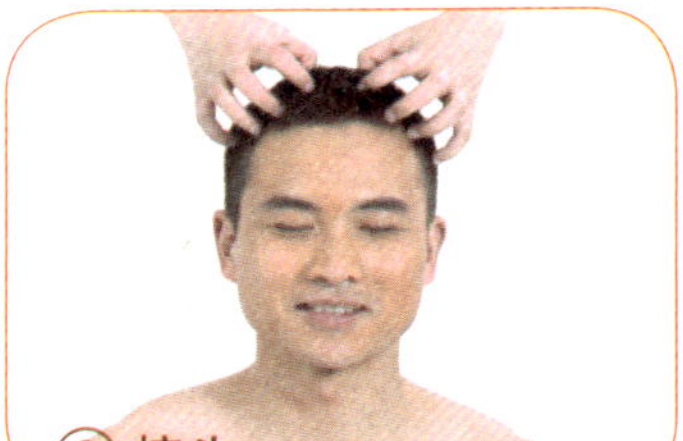
② 梳头

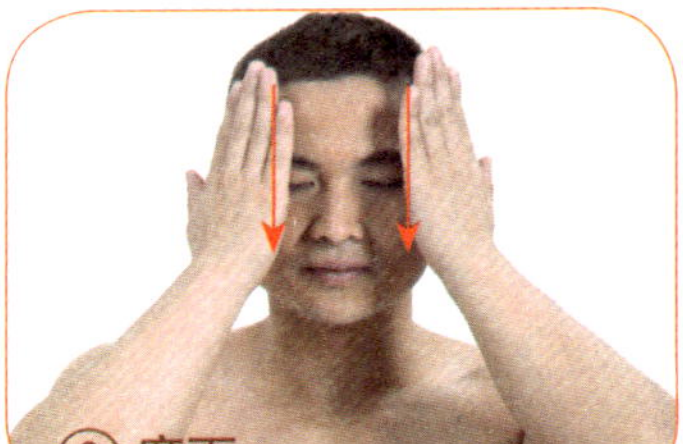
③ 摩面

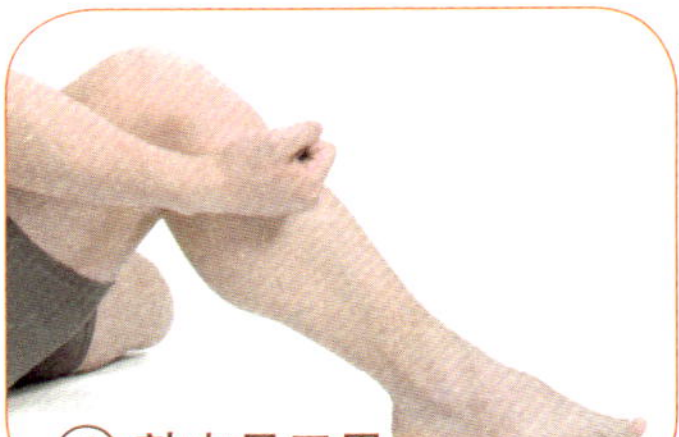
④ 敲击足三里

呃逆

呃逆是以胃气不降，上冲动膈而致喉间呃呃连声，声短而频，且不能自制的病症。常因饮食不节、胃失和降或情志不和、肝气犯胃或正气亏虚、耗伤中气等引起。呃逆的辨证施治，须先辨虚实寒热。按摩、刮痧、拔罐则有助于和胃降逆止呃。

【典型症状】

喉间呃呃连声，声短而频，且不能自制。

【按摩疗法】

> 特效穴位

止呃、中脘、膻中、内关、气舍、足三里、缺盆、膈俞、涌泉、章门。

> 操作手法

1. 受术者取坐位，施术者用拇指指端按压眼眶壁上缘内侧凹陷处的止呃穴（图①），以受术者感到酸胀为宜。
2. 施术者将手掌放在受术者的上腹部，以中脘穴为中心，顺时针方向抚摩（图②），反复50圈，至腹部发热为宜。
3. 施术者用拇指指腹按压受术者的内关、膻中、气舍、足三里等穴，每穴每次2分钟。
4. 受术者改为俯卧，施术者用手指指腹沿脊柱两旁拿捏，并用力按压膈俞穴，上下反复3次。
5. 双手握拳，用手背自上而下捶打背部（图③），至感觉背部深层发热为宜。
6. 双手拇指、食指相对，提捏章门穴（图④）。
7. 用单手食指、中指、无名指并拢摩擦涌泉穴，至脚心发热为宜。
8. 双手中指点压缺盆穴，每次1分钟。

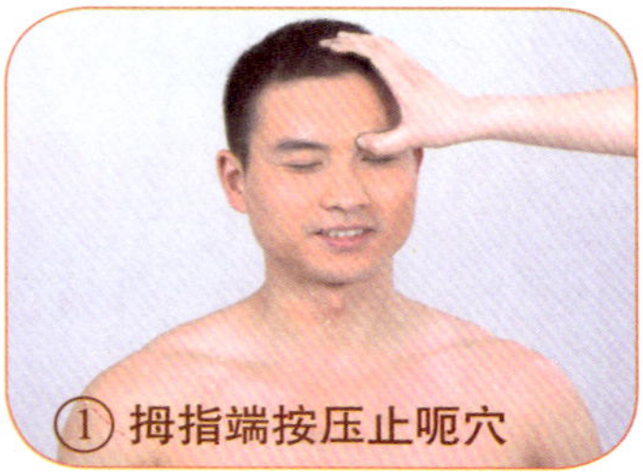
① 拇指端按压止呃穴

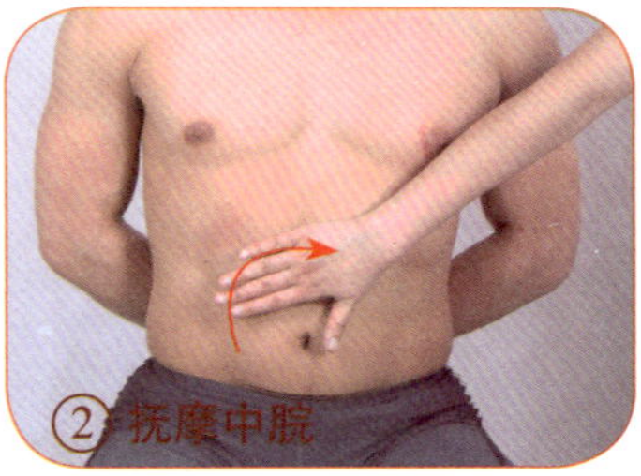
② 抚摩中脘

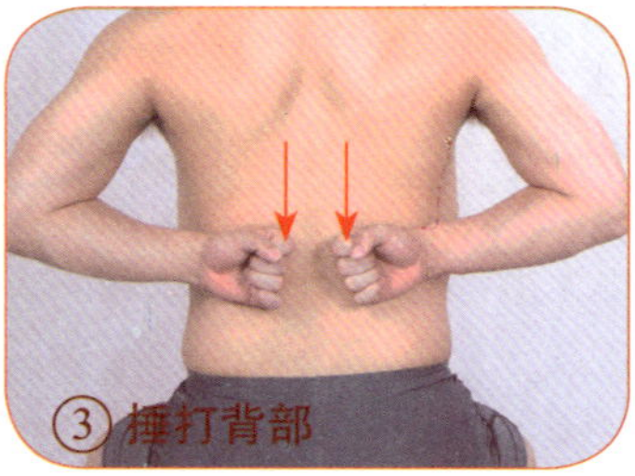
③ 捶打背部

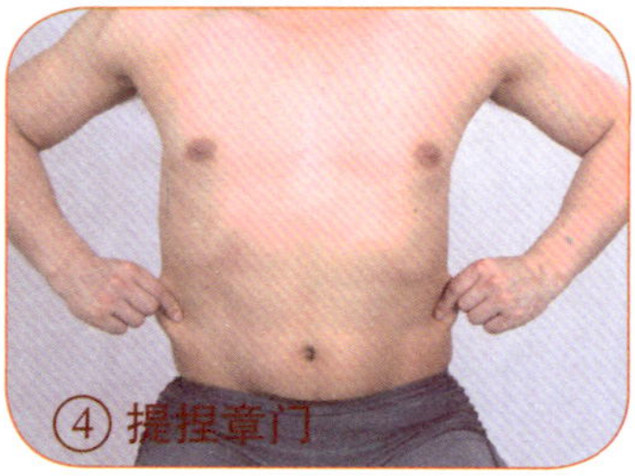
④ 提捏章门

【刮痧疗法】

> 特效穴位

中脘、内关、足三里、夹脊穴、膈俞。兼有气滞者，加膻中、太冲；因胃寒引起者，加上脘；虚呃加胃俞、膻中。

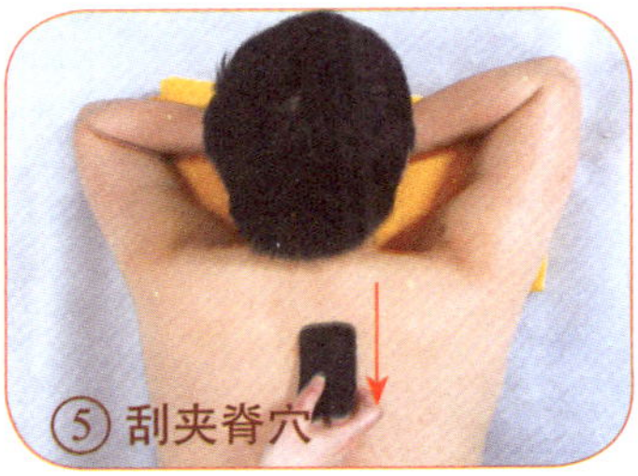

⑤ 刮夹脊穴

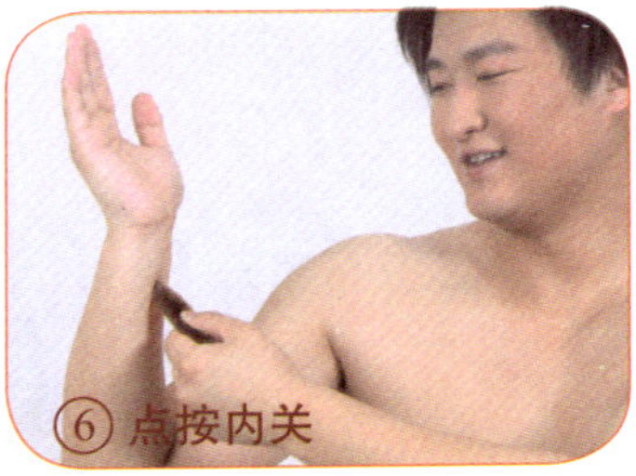

⑥ 点按内关

> 操作手法

1. 受术者取俯卧位，施术者沿着患者背部的夹脊穴刮痧（图⑤），每侧各3行，然后重刮其他主穴，再随症刮拭配穴。
2. 患者取坐位，用刮痧板角端点按内关穴（图⑥）。

【拔罐疗法】

> 特效穴位

膈俞、上脘或中脘、气海。热呃者，加内庭；痰呃者，加丰隆、行间。

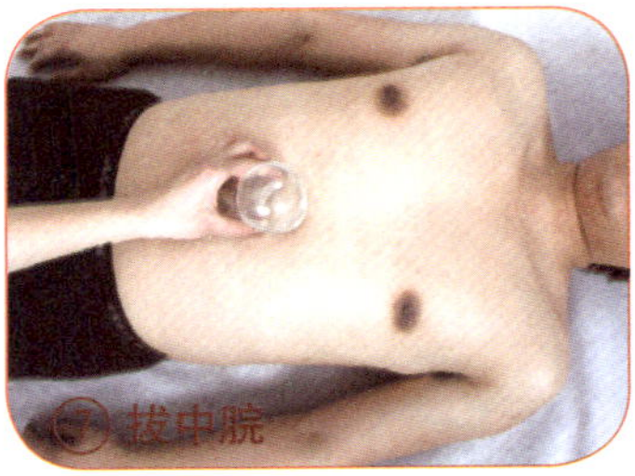

⑦ 拔中脘

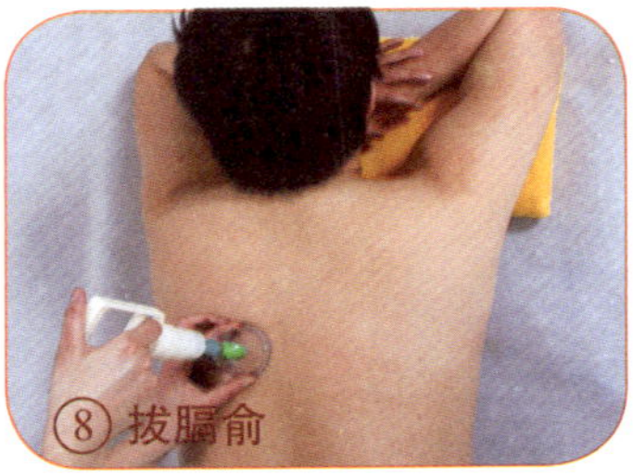

⑧ 拔膈俞

> 操作手法

受术者取仰卧位或俯卧位。施术者分次选择任脉上的上脘或中脘（图⑦）、气海穴以及膈俞（图⑧）。用大号拔火罐，在上述穴位进行操作，留罐15分钟，每日1次。

—— 辅助治疗小贴士 ——

◎嚼服生姜片。
◎分散注意力，消除紧张情绪及不良刺激。
◎先深吸一口气，然后憋住，尽量憋长一些时间，然后呼出，反复进行几次。
◎喝开水，特别是喝稍热的开水，喝一大口，分次咽下。
◎洗干净手，将食指插入口内，轻轻刺激咽部。

皮肤瘙痒

皮肤瘙痒症是指无原发性皮损，以瘙痒为主症的皮肤病，是一种皮肤神经症的疾患。皮肤瘙痒症属于中医“痒风”的范畴。按摩、刮痧既能祛风散邪，又有助于疏通经络，调和气血，从而能有效辅助排除导致皮肤瘙痒症的病邪。

【典型症状】

全身性或局部性瘙痒，温水浴时瘙痒加剧。

【按摩疗法】

> 特效穴位

足三里、大椎。

> 操作手法

1. 受术者取坐位，施术者双手掌心相对搓擦，待发热后搓擦大椎（图①）及颈椎旁。也可用刷子搓擦，力量不可过大，以免擦伤皮肤，以局部发热为度。
2. 施术者用拇指和食指对捏受术者足三里（图②），至对方有轻微的刺痛感即可。

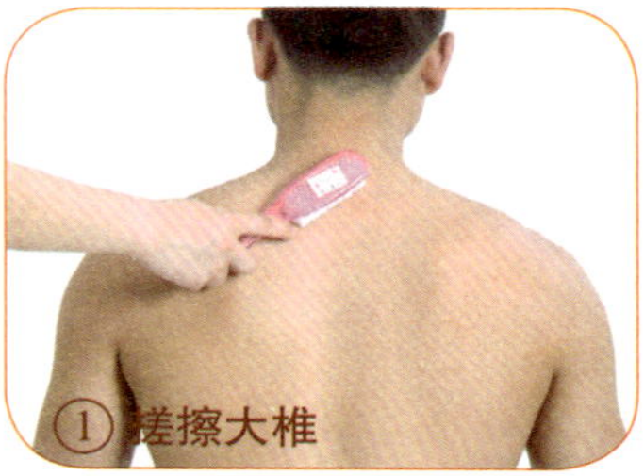
① 搓擦大椎

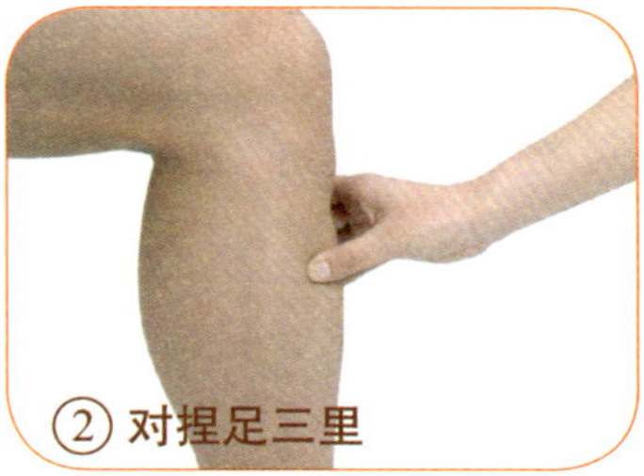
② 对捏足三里

【刮痧疗法】

> 特效穴位

双侧曲池至手三里、双侧治痒穴。

> 操作手法

患者自己或在施术者帮助下，以刮痧板的薄缘刮拭双侧曲池至手三里、治痒穴（图③、图④），以皮肤变成紫红色为度。

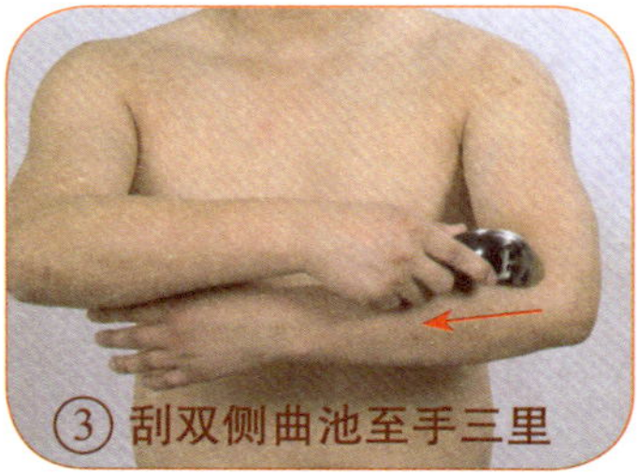
③ 刮双侧曲池至手三里

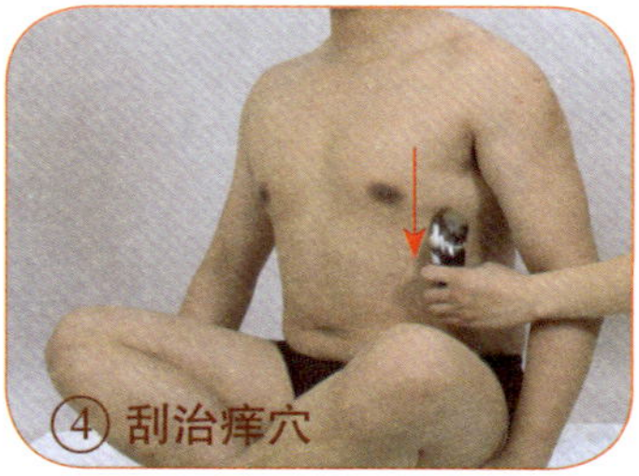
④ 刮治痒穴

青光眼

青光眼是一种常见的眼病，初起多有病变，如眼睛的剧烈疼痛或视力的急剧下降、瞳孔散大、眼睑水肿、视野逐渐缩小等，严重时甚至可以导致失明。刮痧、拔罐是缓解本病的常用方法，有助于清阳的上升，可濡养眼睛的脉络。

【典型症状】

患眼侧头部剧痛、眼球充血、视力骤降。

【 刮痧疗法 】

> 特效穴位

睛明、攒竹、鱼腰、阳白、丝竹空。兼有脾胃虚弱、正气不足者，加足三里、膈俞至肾俞。

> 操作手法

受术者取坐位或俯卧位。施术者首先对患者的主穴进行刮拭，可配合点按鱼腰（图①），以局部皮肤发红为度，最后随症配伍相应的穴位，如刮拭膈俞至肾俞（图②）。

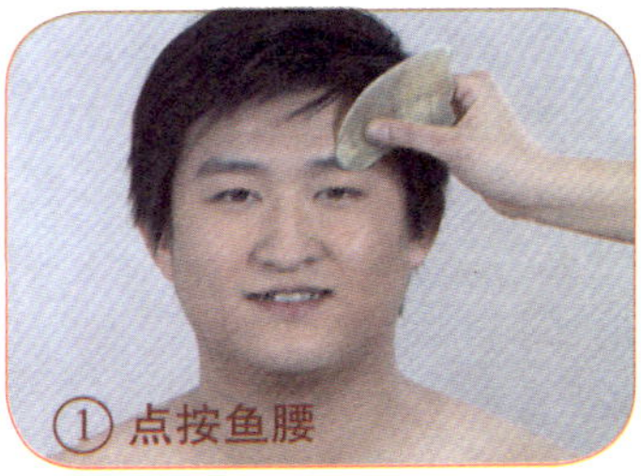
① 点按鱼腰

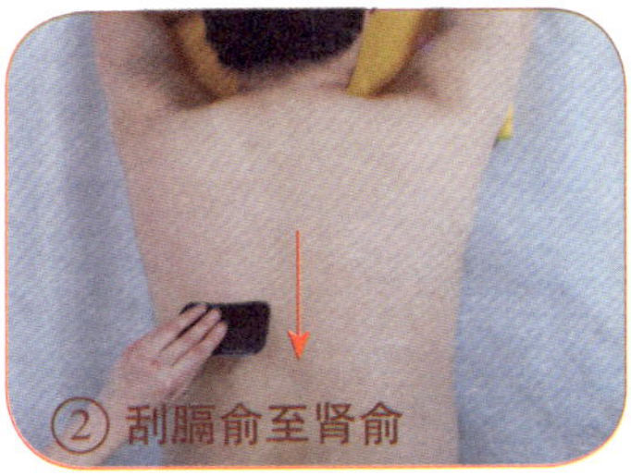
② 刮膈俞至肾俞

【 拔罐疗法 】

> 特效穴位

大椎、胆俞、心俞、太阳、丝竹空、攒竹、光明。

> 操作手法

选用以上穴位用闪火法或投火法进行拔罐（图③），留罐15～20分钟。太阳、大椎亦可配用三棱针放血治疗。拔拭光明用小罐即可（图④），吸拔时间稍可长。

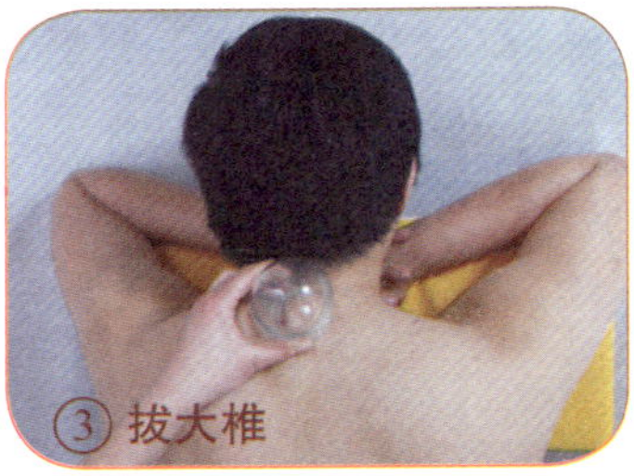
③ 拔大椎

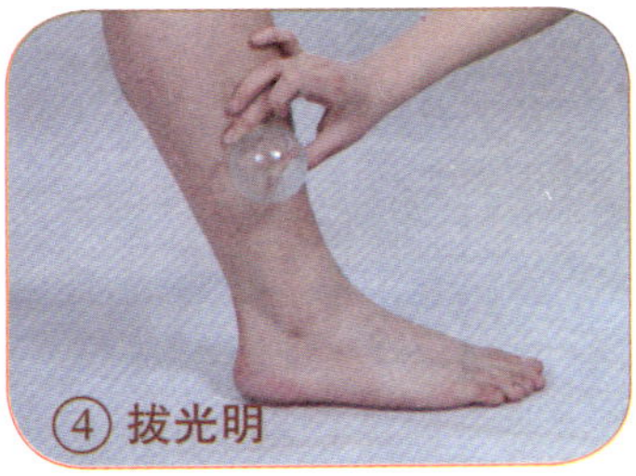
④ 拔光明

耳鸣耳聋

耳鸣耳聋多由暴怒、突然的惊恐、肝胆风火上炎等因素，导致少阳经气闭阻，或外感风寒、壅遏清窍，或肾虚气弱、精气不能上达于耳所致。按摩、刮痧、拔罐有助于疏调局部的耳络，从而起到减轻耳鸣耳聋的症状，恢复耳功能的作用。

【典型症状】

感觉耳内有蝉鸣、嗡嗡、嘶嘶等单调或混杂的响声，实际上周围环境中并无相应的声音。

【按摩疗法】

> 特效穴位

外关、听宫、劳宫、头窍阴。

> 操作手法

1. 施术者以双手的大拇指推受术者听宫20次（图①）。
2. 施术者将一手中指和拇指指腹放在受术者对侧的外关上，两指对合用力按压1分钟，双手交替进行。
3. 施术者用拇指和食指依次揉搓受术者无名指、小指3～5分钟。揉搓时用力宜轻柔，动作宜和缓、有规律。
4. 小指和无名指的指根为耳反射区，经常按摩可以使听觉更加灵敏，而且还有助于失聪的耳朵恢复听觉。
5. 四指伸出拇指，四指屈曲用拇指按压位于头部两侧的头窍阴2～3分钟（图②）。
6. 用双手的小鱼际快速地在耳屏前做先后的擦法（图③），手法轻柔，以透热为度。按摩耳屏可以调理气血、开九窍、益五脏，因此可用于辅助治疗各种耳鸣以及听觉障碍。
7. 劳宫是医治人体心病的主要穴位之一，有清心泻火的作用，按压此处对辅助治疗耳鸣有很好的改善作用（图④）。

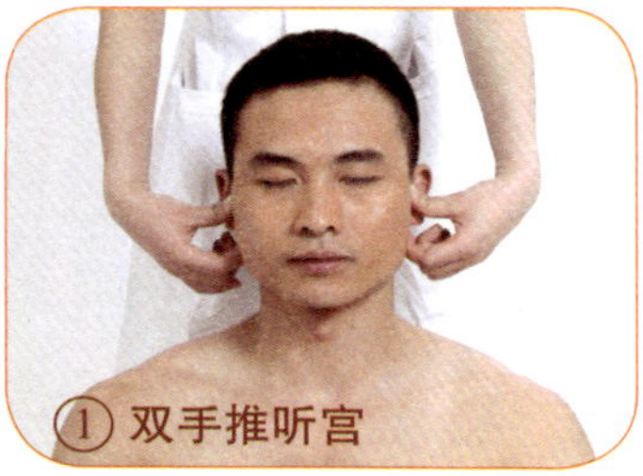
① 双手推听宫

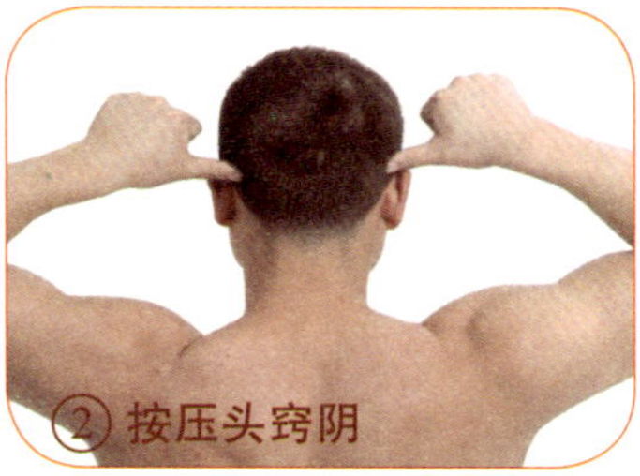
② 按压头窍阴

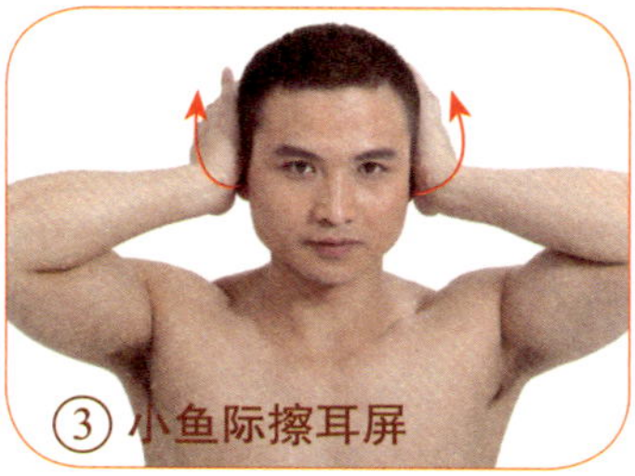
③ 小鱼际擦耳屏

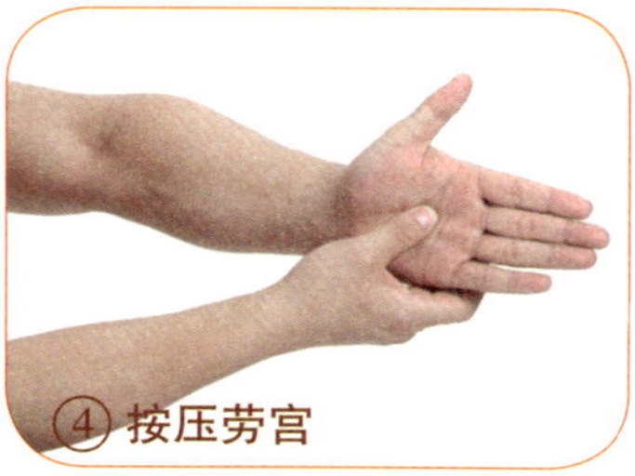
④ 按压劳宫

【刮痧疗法】

> 特效穴位

翳风、风池、听会、听宫、耳门、外关、中渚、太溪。肝胆火盛者，加太冲、丘墟；外感风邪所致者，加合谷；肾虚者，加肾俞、关元；兼有痰浊壅盛者，加丰隆、足三里。

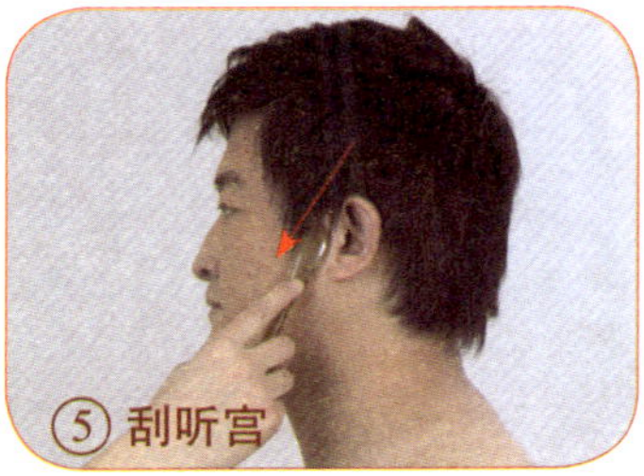
⑤ 刮听宫

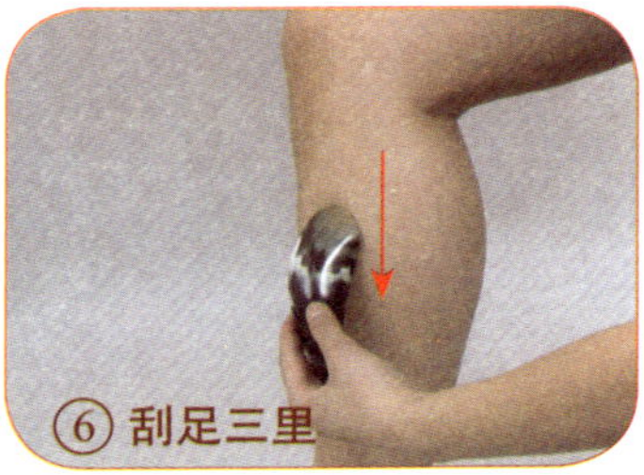
⑥ 刮足三里

> 操作手法

受术者取俯卧位或坐位。施术者首先刮拭患者的主穴，每穴3分钟。然后随症配用相应的穴位。太冲、丘墟、外关、合谷刮拭力度可大，并可配合点按的手法，刮拭听宫、足三里用力宜轻，以局部皮肤变红即可（图⑤、图⑥）。

【拔罐疗法】

> 特效穴位

听宫、耳门、外关。肝胆火盛者，加行间、太冲、足临泣；外感风热者，加大椎、合谷；肾虚者，加肾俞、命门、太溪。

> 操作手法

1. 用三棱针点刺以上主穴2～3下，立即用玻璃罐用闪火法吸拔于所点刺的穴位上，留罐10～15分钟，直至皮肤出现红色淤血或出血1～2毫升，起罐后擦净皮肤上的血迹。

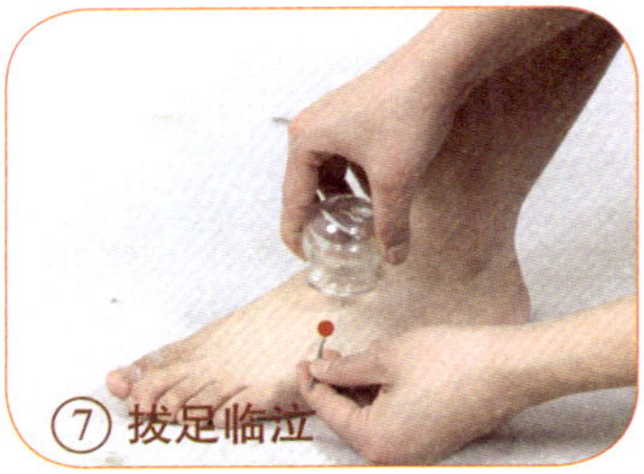
⑦ 拔足临泣

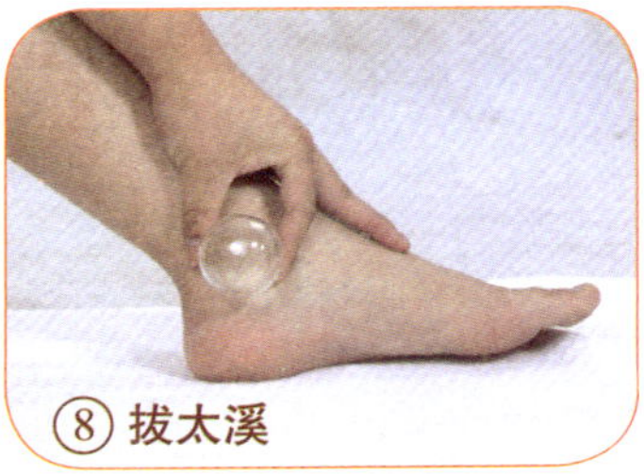
⑧ 拔太溪

2. 在听宫和耳门附近暴涨的血络，用三棱针点刺出血。隔日1次。
3. 足临泣用刺络拔罐的方法操作（图⑦），而太溪用闪火法进行拔罐即可（图⑧）。

落枕

落枕是一种常见病，好发于青壮年。患者经常在入睡前并无任何症状，晨起后却感到项背酸痛无力，颈部活动受限。落枕一般与枕头及睡眠姿势有密切关系。按摩、刮痧、拔罐有助于疏通颈部经络，调理肩部气血，可有效地缓解落枕症状。

【典型症状】

颈部疼痛、颈项僵硬、转侧不便。

【按摩疗法】

> 特效穴位

风池、肩井、天容、天柱。

> 操作手法

1. 施术者用手按压、拿捏肩井30次，然后用食指、中指、无名指从颈部正中的颈椎棘突侧到两侧颈部肌肉上，从上至下按压、刮擦此处20次（图①）。也可用按摩槌或健侧手握空拳，轻轻叩击受术者患侧肩井2分钟。

2. 如果受术者情况比较严重，头颈部无法转动，这时按压天柱能迅速缓解疼痛（图②）。

3. 施术者按住两侧的风池进行揉捏，直至受术者感觉到酸胀为度（图③）。在按摩过程中，受术者可稍稍转动头颈。

4. 施术者用拇指用力在受术者天容上揉、按、捏（图④），直至受术者感觉到肩背酸胀、上肢发软无力。在按摩过程中，受术者可稍稍转动头颈。

5. 施术者用揉、按法使受术者颈肩部放松。按摩时可从上到下、从中央到两边，力度逐渐变大。

6. 施术者用力按压受术者颈肩部最疼痛的部位，力度由小变

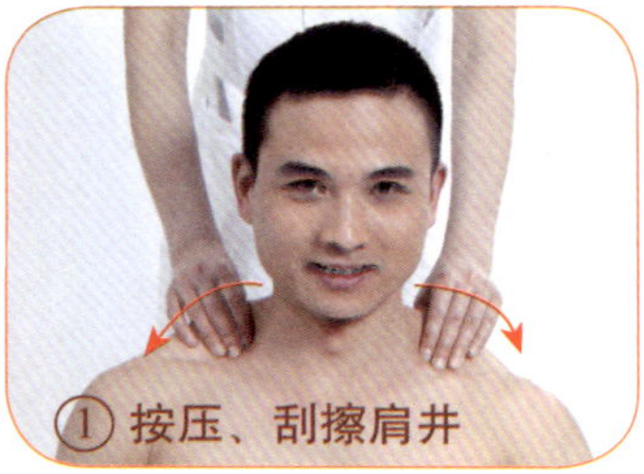
① 按压、刮擦肩井

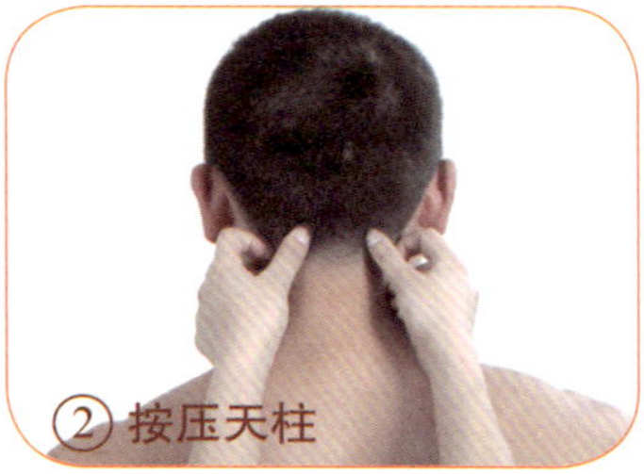
② 按压天柱

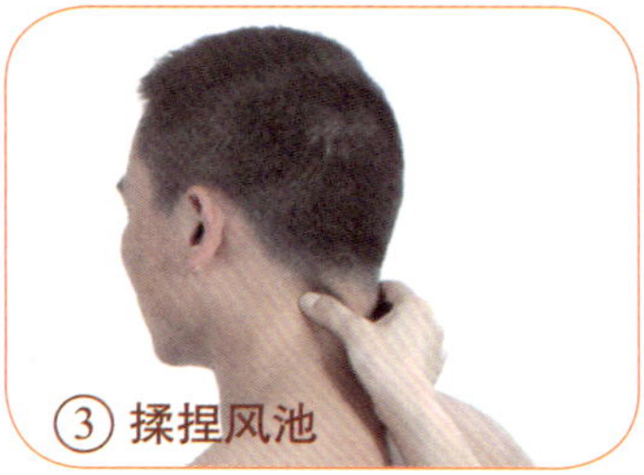
③ 揉捏风池

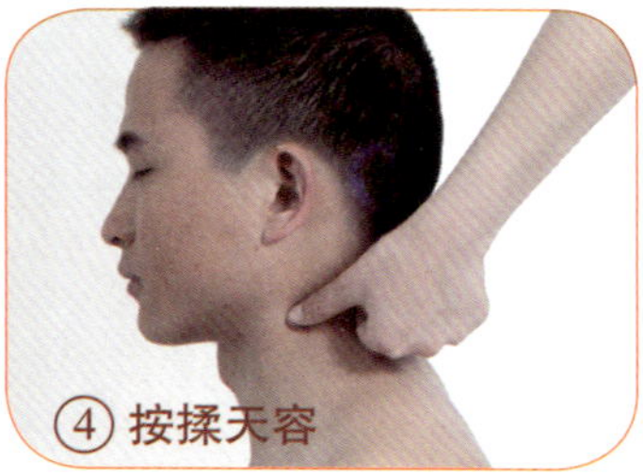
④ 按揉天容

大，以受术者所能忍受的程度为宜。

7. 施术者轻轻提受术者头颈，慢慢地左右转动其头部，适应性地逐渐加快转动频率，左右缓慢运行15次。

8. 施术者用掌心摩擦受术者颈部，直至产生灼热感。

【刮痧疗法】

> 特效穴位

颈百劳、阿是穴、后溪、悬钟。肌肉强痛者，加大椎、大杼。

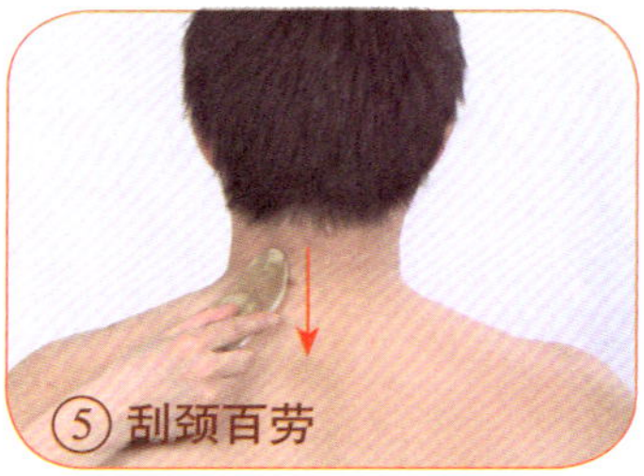

⑤ 刮颈百劳

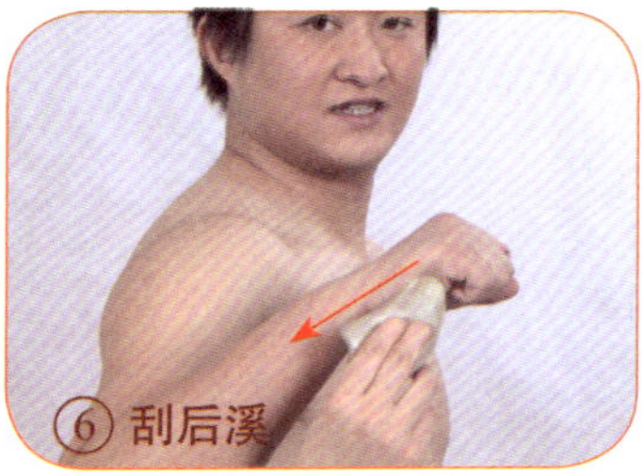

⑥ 刮后溪

> 操作手法

受术者端坐，暴露需刮拭的部位。施术者用热毛巾清洁其局部皮肤，然后在需刮拭部位涂抹上刮痧介质，再用刮痧板刮受术者的颈部颈百劳（图⑤）、阿是穴，再刮拭手掌后溪（图⑥），最后刮下肢悬钟穴。以皮肤变成紫红或出现痧点为度，悬钟亦可用放痧的方法。

【拔罐疗法】

> 特效穴位

大椎、天柱、肩外俞、悬钟、后溪、列缺。

> 操作手法

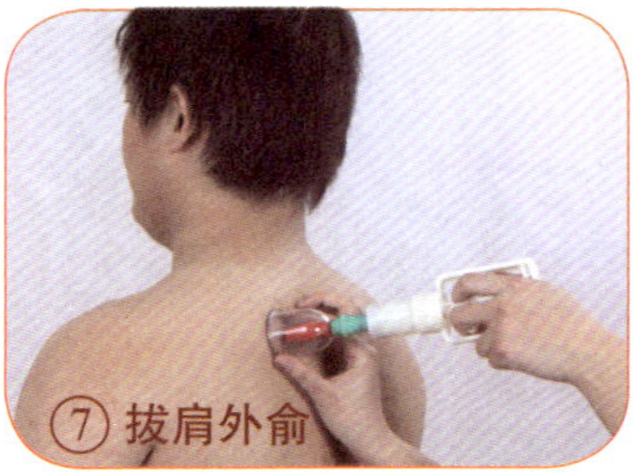

⑦ 拔肩外俞

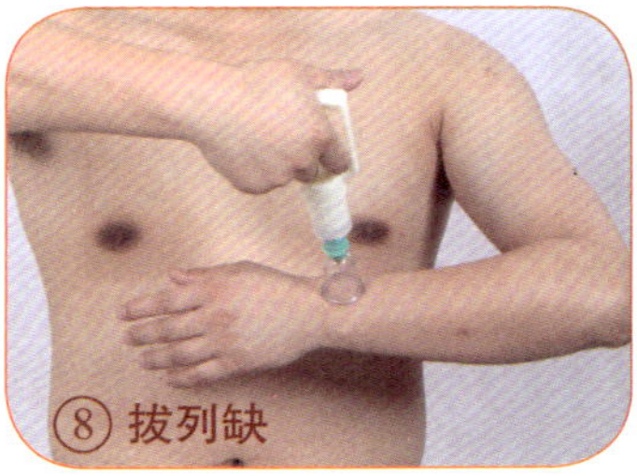

⑧ 拔列缺

首先对肩外俞、列缺进行吸拔（图⑦、图⑧），使用抽气罐，留罐10～20分钟，吸力不宜太强，以局部皮肤变成紫红为度。大椎配合三棱针放血治疗，使血由紫黑色变成红色为宜。吸拔后溪的时候要选用小号的抽气罐进行，而且吸拔时间不宜过长，以3～5分钟为宜。而悬钟、天柱皆需要选用小号的抽气罐进行操作。

便秘

便秘是指大便秘结，排便间隔时间延长，或虽有便意，但排便不畅。便秘可见于多种急慢性疾病，其原因十分复杂，中医学将其分为气秘、热秘、实秘、虚秘四种。按摩、刮痧、拔罐时所选用的穴位皆是缓解便秘的相关穴位，有助于调理胃肠气机。

【典型症状】

排便次数明显减少、排便无规律、粪质干硬，常伴有排便困难感。

【按摩疗法】

> 特效穴位

中脘、神阙、关元、巨阙、手三里、天枢、足三里、大巨、三阴交、脾俞、胃俞、肝俞、肾俞、大肠俞、承山。

> 操作手法

1. 施术者用拇指指腹按揉受术者的手三里、三阴交（图①）、足三里，注意按揉时用力要稍重，每穴每次5分钟，至受术者感觉酸胀为宜。

2. 受术者改为俯卧位，施术者用拇指指腹按揉其脾俞、胃俞、肝俞、肾俞、大肠俞（图②），每穴5分钟，至受术者感觉酸胀为宜。

3. 在受术者的腰骶部用按摩器做上下快速摩擦动作（图③），至受术者感觉温热为宜。

4. 双手重叠，掌心按于脐部，以肚脐为中心推摩腹部，范围逐渐扩大（图④），注意推摩时力度要适中，按顺时针方向50圈，然后轻拍腹部15次。

5. 用拇指指腹按揉中脘、天枢、关元、巨阙、大巨穴，注意按

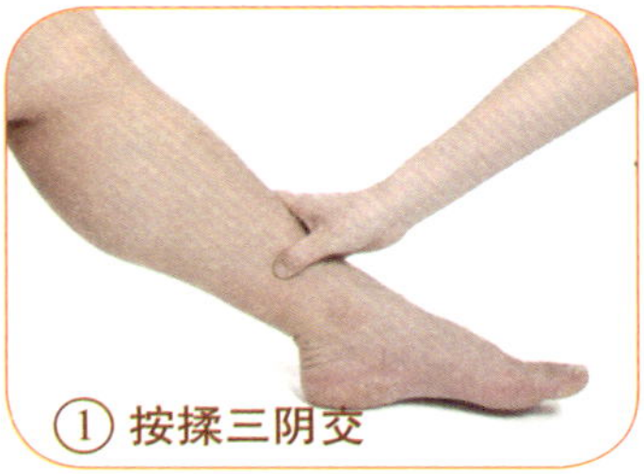
① 按揉三阴交

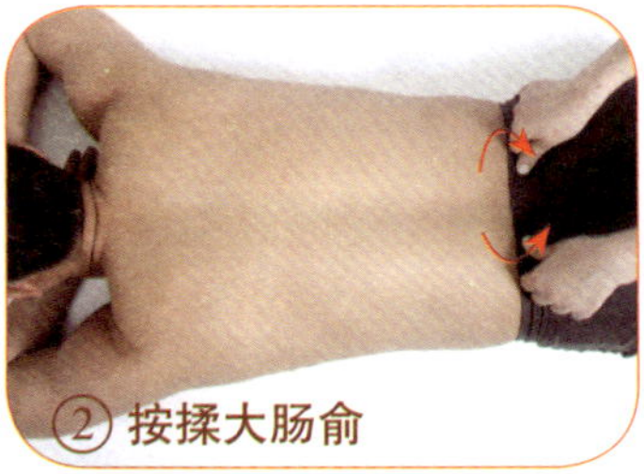
② 按揉大肠俞

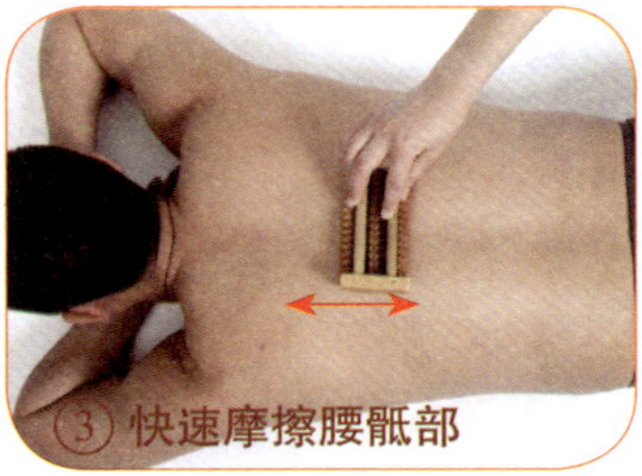
③ 快速摩擦腰骶部

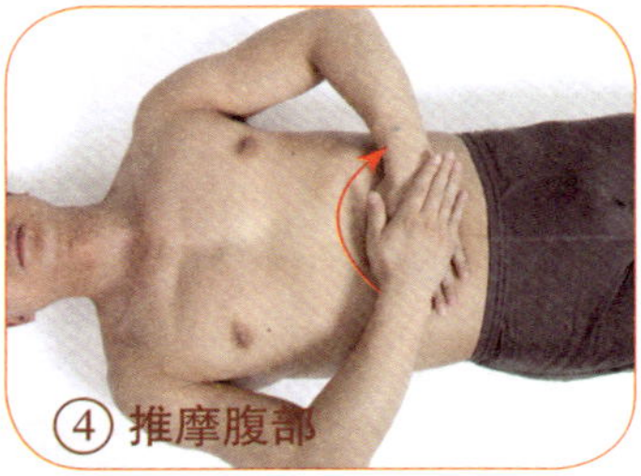
④ 推摩腹部

压时用力要稍轻，每穴每次2分钟（图⑤）。

6. 用按摩棒按压承山穴（图⑥），每次1分钟，再拿捏承山穴周围的腓肠肌30次。口臭者，加按足三里1分钟；腹冷痛者，加按三阴交1分钟。

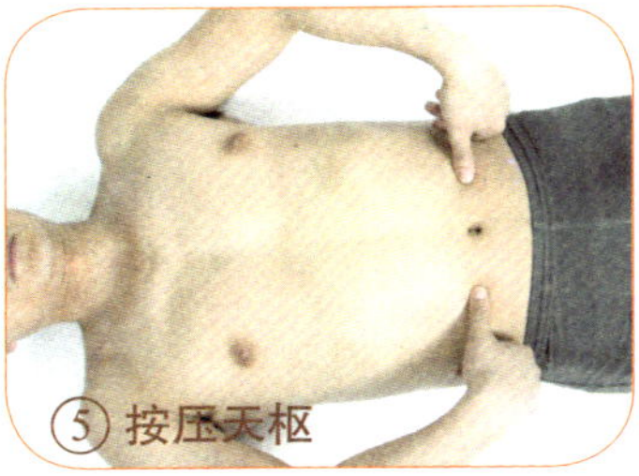
⑤ 按压天枢

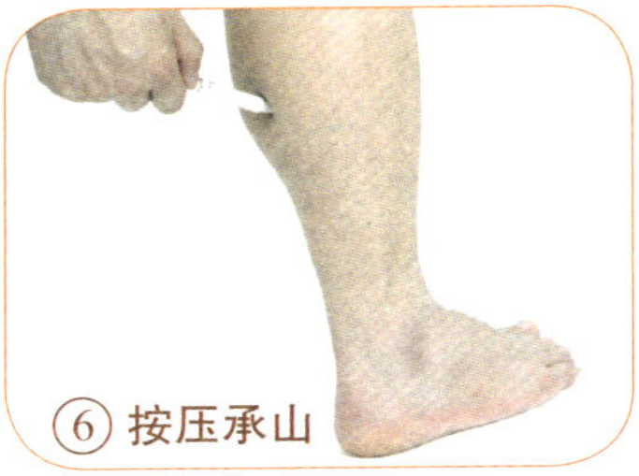
⑥ 按压承山

【刮痧疗法】

> 特效穴位

双侧支沟、天枢、双侧足三里至上巨虚。兼有气滞者，加太冲穴；兼有热者，加内庭、合谷穴；兼有肾虚者，加肾俞、太溪穴。

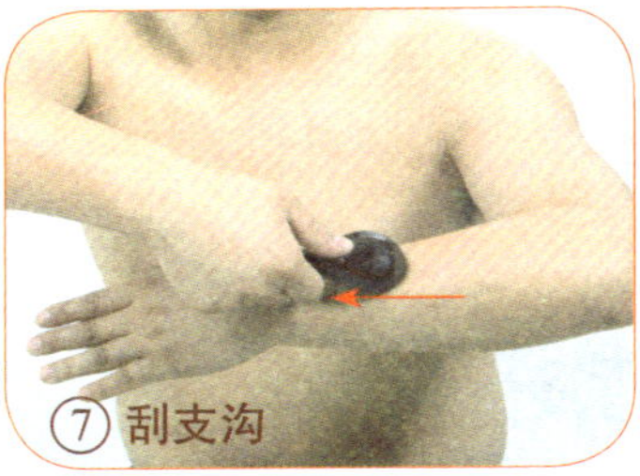
⑦ 刮支沟

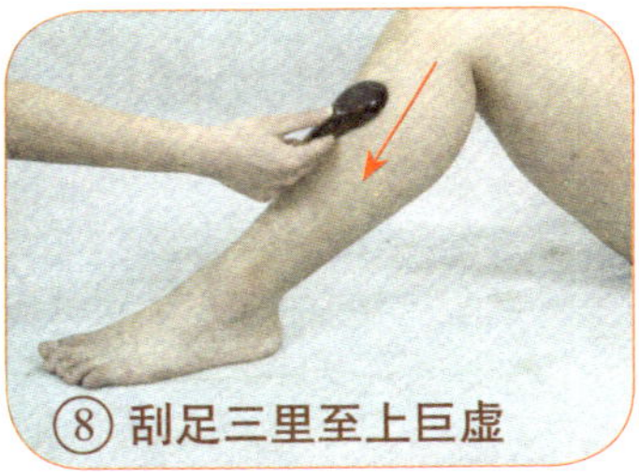
⑧ 刮足三里至上巨虚

> 操作手法

由支沟穴向腕部方向刮拭（图⑦），由天枢穴向下刮拭，以皮肤潮红直至出现痧痕为度。双侧足三里至上巨虚亦进行刮拭（图⑧）。

【拔罐疗法】

> 特效穴位

天枢、大横、脾俞、胃俞、大肠俞、小肠俞。属于寒秘者，加刺气海、关元、肾俞、左侧水道穴，并可配合艾灸；属热秘者可配合针刺合谷、曲池；因气滞引起、矢气频发者，加中脘、行间。

> 操作手法

大横、小肠俞等主穴位均采用留罐法，用拔罐器在穴位上，留罐10～15分钟，隔日1次，10次为1个疗程（图⑨、图⑩）。

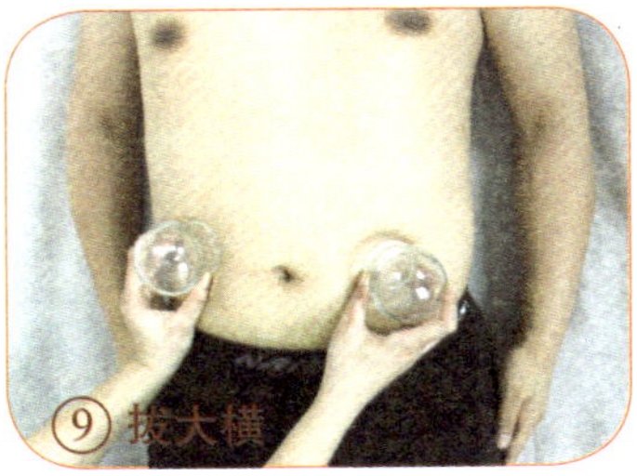
⑨ 拔大横

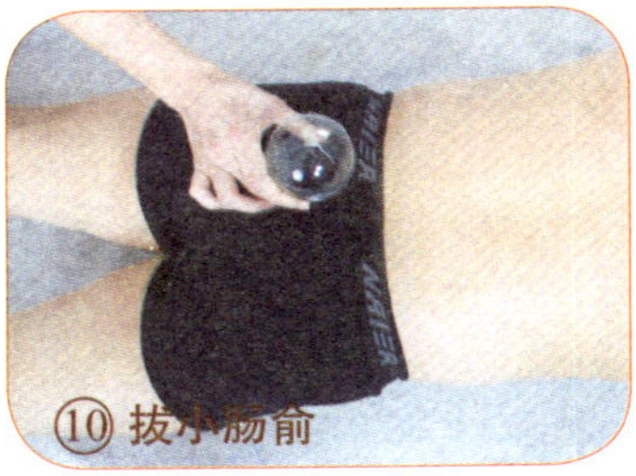
⑩ 拔小肠俞

痔疮

痔疮是由肛管和直肠末端静脉丛曲张引起的，医学上分为内痔、外痔和内外混合痔。此病多见于坐立过久、经常便秘或妊娠者。内痔便秘时会出现便血。痔疮患者平时除注意饮食、起居规律外，不妨做做家庭按摩、刮痧和拔罐，能为患者减轻痔疮带来的痛苦。

【典型症状】

大便出血、肛门疼痛、便秘、有异物脱出。

【按摩疗法】

> 特效穴位

中脘、关元、气海、长强、支沟、照海、天枢、足三里、白环俞、承扶、承山。

> 操作手法

1. 受术者取仰卧位，施术者用拇指指腹推拿、揉捏中脘、天枢（图①）、气海、关元穴，推拿、揉捏时力度要适中，每穴每次2分钟，以产生酸胀感为宜。
2. 施术者用拇指点按支沟（图②）、照海穴，点按时力度要适中，每穴每次1分钟，以产生酸胀感为宜。
3. 受术者仰卧屈膝，放松腹部，施术者用掌根按顺时针方向摩擦肚脐及周围（图③），尤其是下腹部，反复30圈，至感觉温热为宜。
4. 受术者改为俯卧位，施术者用拇指指腹按压长强穴，按压时用力要稍重，每次2分钟。按压后，嘱受术者提肛收缩，反复10次。
5. 施术者用拇指指腹按揉受术者的白环俞（图④）、承扶、足三里、承山穴，按揉时力度要适中，每穴每次1分钟，以产生酸胀感为宜。

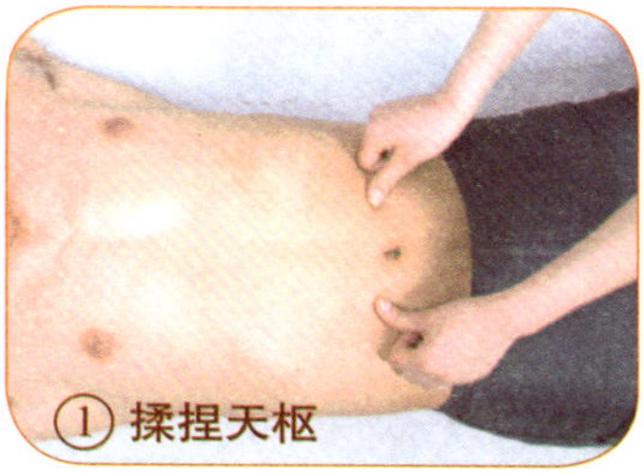
① 揉捏天枢

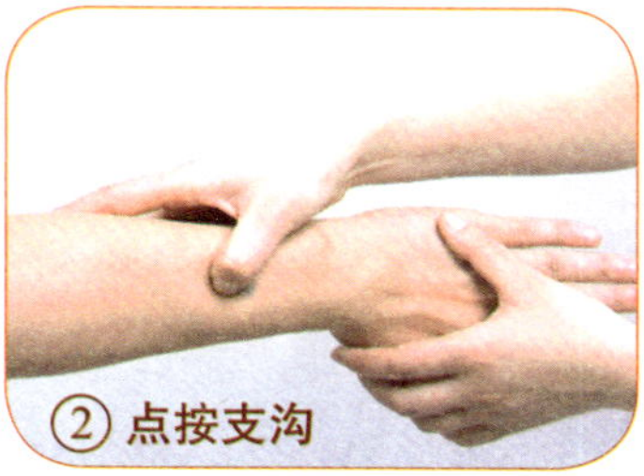
② 点按支沟

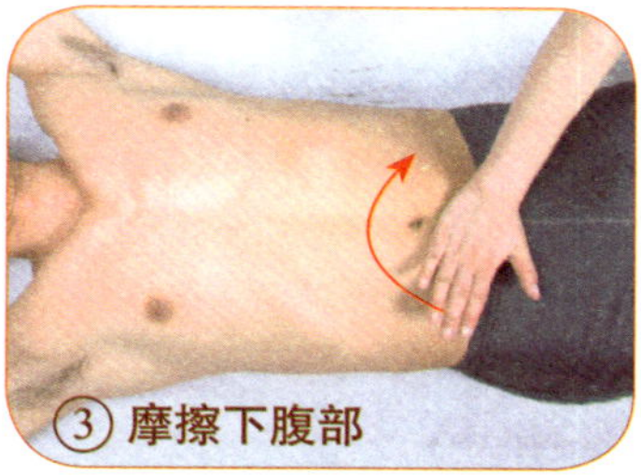
③ 摩擦下腹部

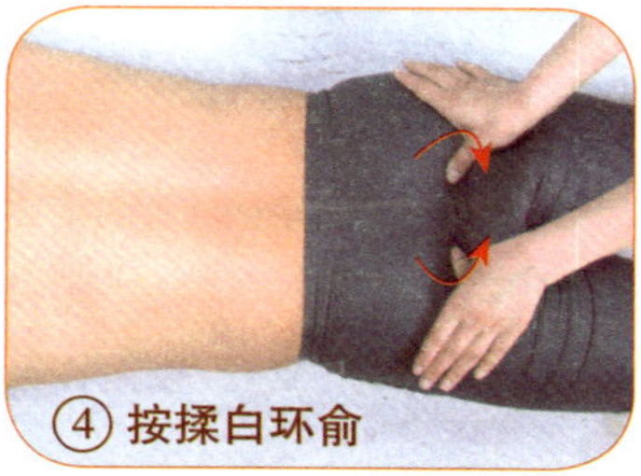
④ 按揉白环俞

【刮痧疗法】

> 特效穴位

手三里、下廉、商阳、血海、三阴交。便血者，加血海、大椎、曲池；疼痛明显者，加次数。

> 操作手法

受术者取坐位，用刮痧板由上向下刮手三里至下廉（图⑤），然后用刮痧板圆润的断点分别点按商阳、血海（图⑥）、三阴交各3～5分钟，以局部皮肤红润为宜。

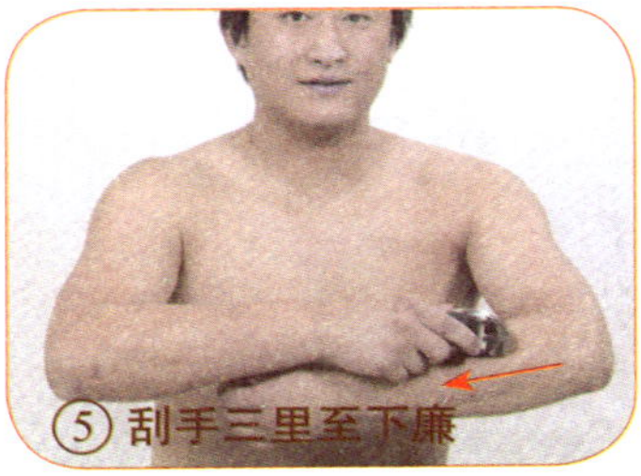
⑤ 刮手三里至下廉

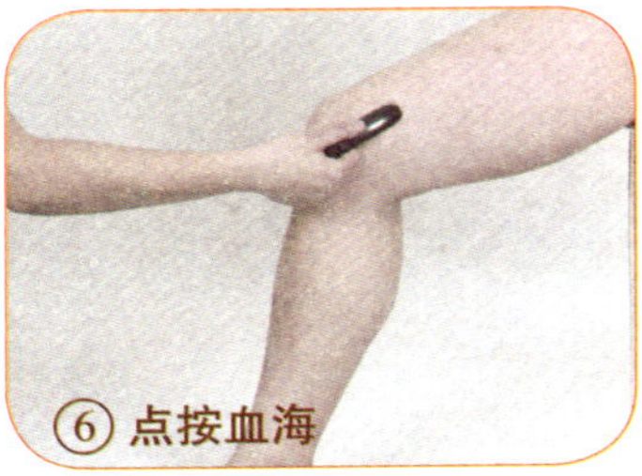
⑥ 点按血海

【拔罐疗法】

> 特效穴位

足三里、承山、大肠俞。

> 操作手法

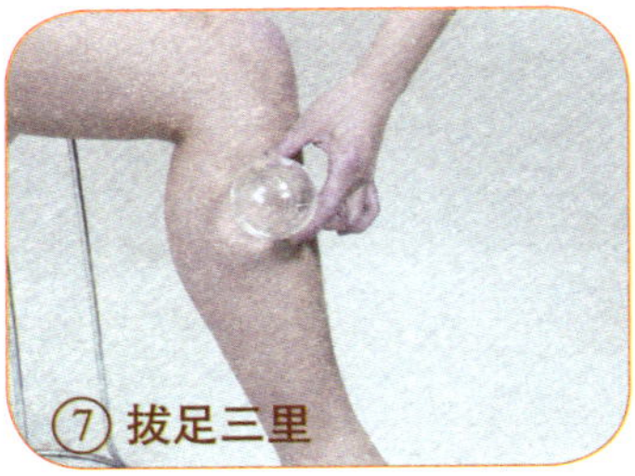
⑦ 拔足三里

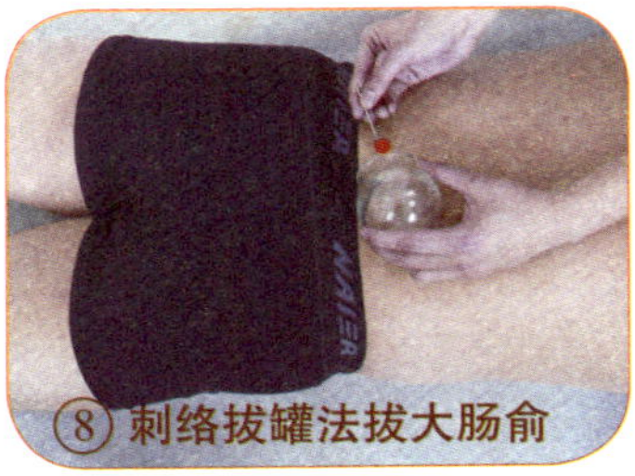
⑧ 刺络拔罐法拔大肠俞

1. 受术者取坐位，施术者采用投火法、闪火法或架火法等方法，依次将火罐吸定于足三里（图⑦）、承山穴上，留罐10～15分钟。

2. 受术者取俯卧位，施术者先用三棱针垂直、快速点刺大肠俞0.5～1厘米，进针后将针体左右晃动5～6次，同侧下肢有明显的酸胀放射感时起针，再用闪火法吸拔针眼处（图⑧），吸拔20分钟即可。起罐后，用75%酒精棉球压迫针眼，以胶布固定。

—— 辅助治疗小贴士 ——

◎合理调配饮食，消除便秘，平时多吃富含可溶性纤维的食物；忌辛辣、刺激性食物。
◎要保持肛门清洁，
◎司机、孕妇和久坐的上班族在每天上午和下午各做10次提肛动作。
◎习惯性大便干燥者，在每天晚饭后生吃一点白菜心。
◎要养成每天排便的习惯，保持大便通畅。

溢泪症

溢泪症是指泪液分泌正常，但排泄系统出现障碍所导致的泪水自眼内流出眼外的病症。泪道系统的功能不全、狭窄或阻塞均可引起溢泪症，属中医冷泪症的范畴。按摩、刮痧、拔罐有通经活络的作用，可作为治疗溢泪症的辅助疗法。

【典型症状】

长期溢泪、内眦附近皮肤潮红、粗糙、发生湿疹。

【按摩疗法】

> 特效穴位

承泣、合谷、攒竹、阳白、肝俞、肾俞。

> 操作手法

1. 患者取坐位，用双手中指或食指指腹按压下眼睑内侧承泣（图①）、合谷（图②），每次30秒，反复操作10～20次，以被按摩部位产生酸胀感为宜 。

2. 受术者取仰卧位，施术者用双手中指或食指指腹按揉攒竹、阳白，每穴每次3～5分钟，每天早晚各1次。

3. 受术者取俯卧位，施术者用双手按揉、提捏其脊柱两侧的肝俞（图③）和肾俞（图④），每侧15～20次，两侧交替进行。

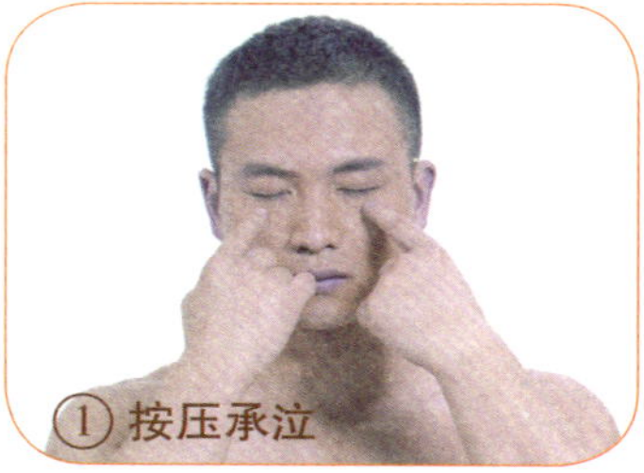

① 按压承泣

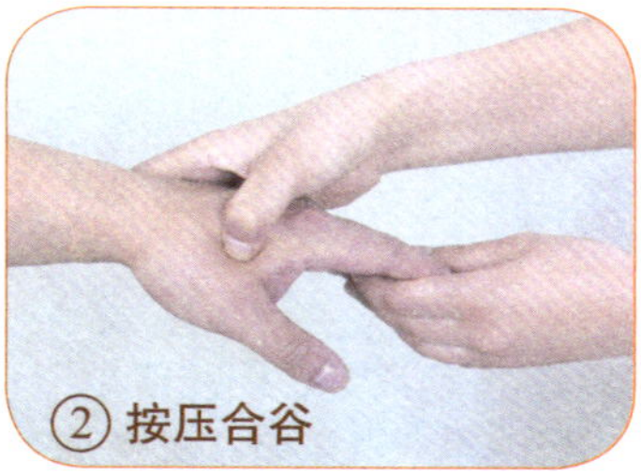

② 按压合谷

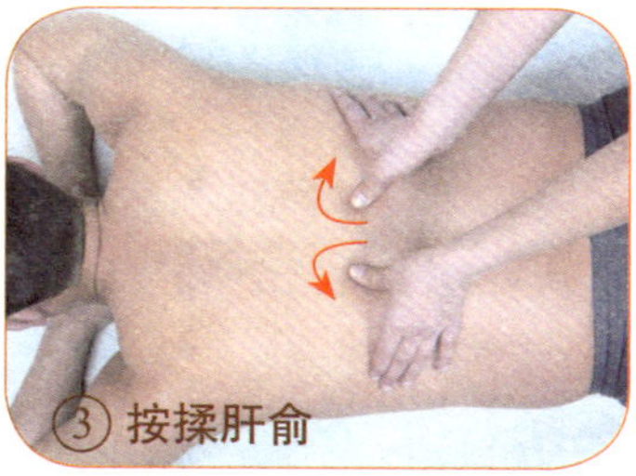

③ 按揉肝俞

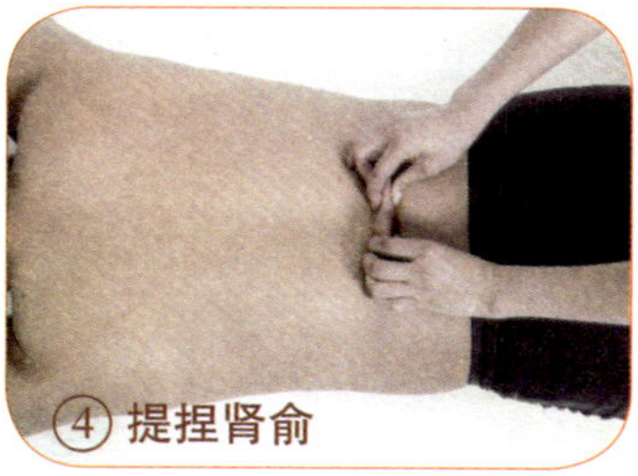

④ 提捏肾俞

【刮痧疗法】

> 特效穴位

承泣、攒竹、肝俞、肾俞、目窗、阳白、合谷。兼有发热或泪液混浊者，加曲池、大椎；兼有疼痛者，加膈俞、太冲。

> 操作手法

1. 受术者取坐位，施术者用刮痧板棱角点压或轻刮患者的承泣（图⑤）、攒竹、目窗、阳白（图⑥），每个穴位轻刮5～8秒。

2. 受术者取坐位或俯卧位，施术者用刮痧板薄面边缘置于背部和手部，用刮痧板的棱角处刮拭合谷等穴（图⑦），每穴刮拭10～20次。最后随症选用相应的配穴进行刮试。

特别提示

治疗此病需遵循近端和远端取穴相配合的原则。局部的穴位承泣、攒竹、阳白是治疗目疾的常用穴位，有疏通局部经络，明目的作用。而目窗属足少阳胆经的穴位，位于头顶部，是治疗目疾的要穴。

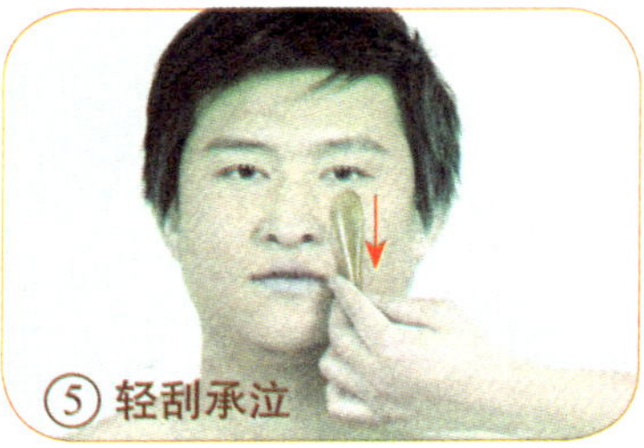
⑤ 轻刮承泣

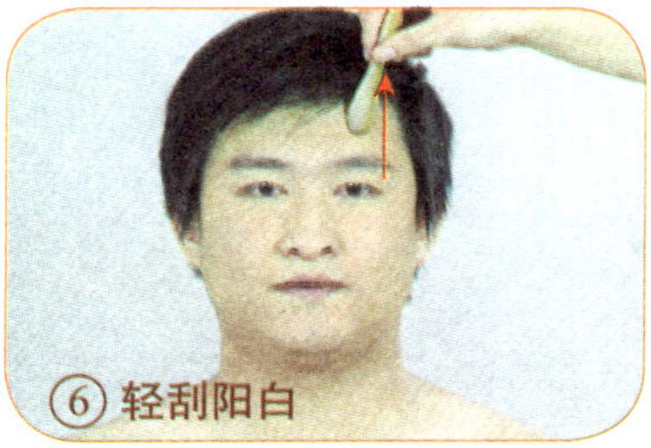
⑥ 轻刮阳白

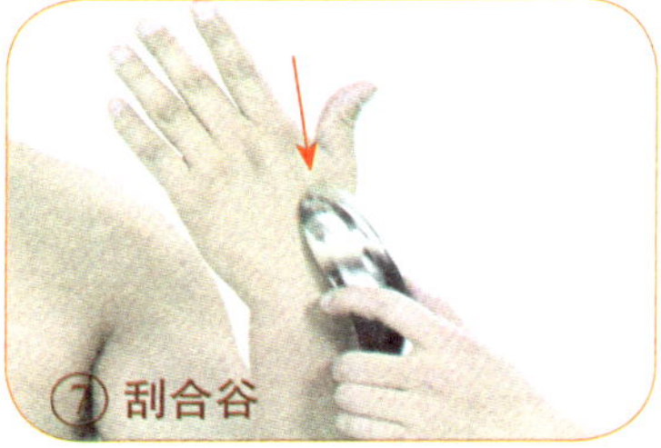
⑦ 刮合谷

【拔罐疗法】

> 特效穴位

太阳、目窗、睛明。迎风流泪，加风池、太冲、肝俞。

> 操作手法

1. 受术者取坐位，施术者取患侧的睛明穴，选用0.5寸的毫针，斜刺约0.3寸，捻转得气后留针20～30分钟，起针后在太阳穴用小号玻璃罐拔罐（图⑧），留罐15分钟，起罐后在此部位贴一块伤湿止痛膏。

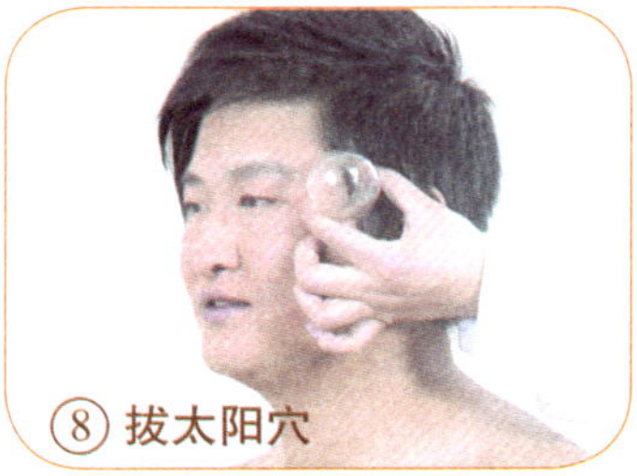
⑧ 拔太阳穴

2. 受术者取坐位，施术者将玻璃罐吸拔于患者的目窗（图⑨），一般不留罐。

3. 受术者取俯卧位，施术者用抽气罐吸拔在肝俞上（图⑩），时间不宜过长或过短，以受术者能承受为度。

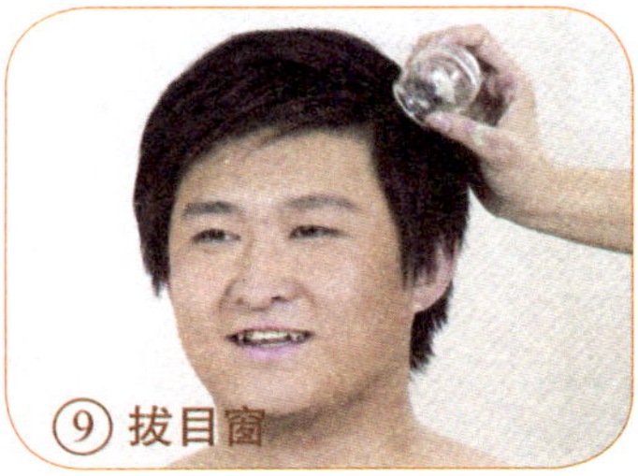
⑨ 拔目窗

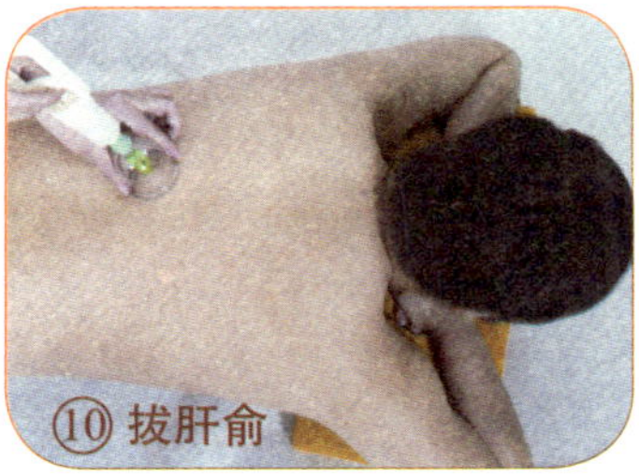
⑩ 拔肝俞

手足寒凉

手足寒凉是由于手、脚的末梢部位血流不畅或末梢神经的排泄物不能充分排出而引起的。手足寒凉多见于年轻的女性和胃虚体质者，尤其是在冬季，衣物不够保暖、压力较大、睡眠不充足、低血压、低血糖等都容易出现手足发凉。按摩疗法可以有效缓解这种症状。

【典型症状】

手脚发凉尤其冬季手足冰冷，不易回暖。

【按摩疗法】

> 特效穴位

劳宫、外关、合谷、阳池、曲池、手三里、神门、血海、足三里、三阴交。

> 操作手法

1. 双手掌心相对快速搓动，至手掌发热后，两掌劳宫穴相对贴紧停留；待热量减弱后，用一手掌搓摩另一手手背侧，至发热后，掌心紧贴于手背停留。反复操作5遍（图①）。
2. 用一手拇指指腹或指尖用力点按或揉掐外关、合谷、劳宫、阳池、曲池、神门穴，每穴每次1～2分钟，两手交替进行（图②）。
3. 施术者拇指和食指相对用力，分别捻揉受术者的五指（如商阳等穴），然后用拇指、食指依次拔伸其指关节，反复操作3遍（图③）。
4. 施术者用拇指指腹或用筷子点按受术者血海（图④）、足三里、三阴交，每穴每次2分钟。
5. 受术者取仰卧位，施术者一手握住受术者腕部，另一手拇指与其余四指相对用力，沿受术者的经脉循行路线拿揉其上肢肌肉，由肩关节至腕关节，反复操作4～6次。

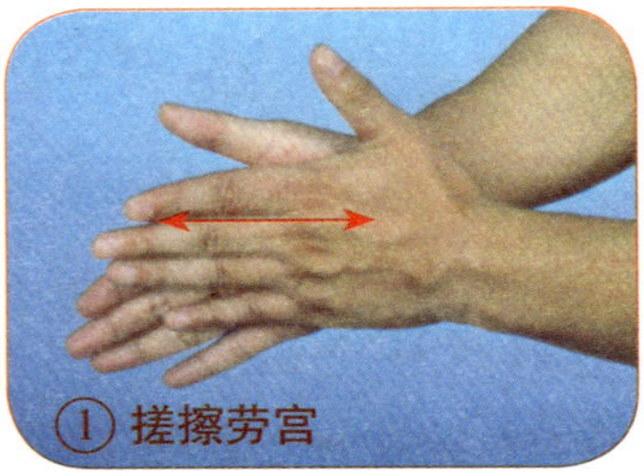
① 搓擦劳宫

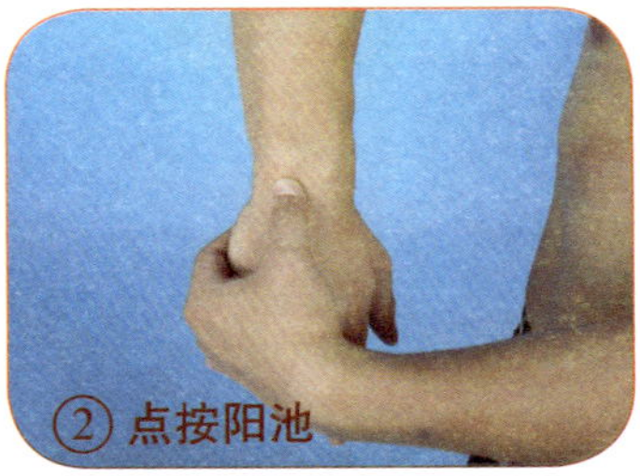
② 点按阳池

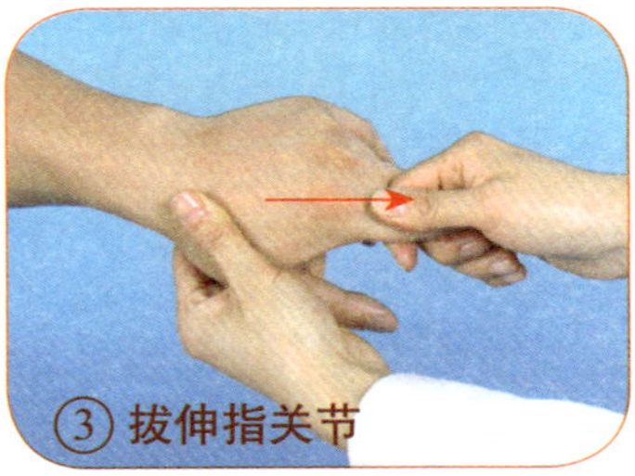
③ 拔伸指关节

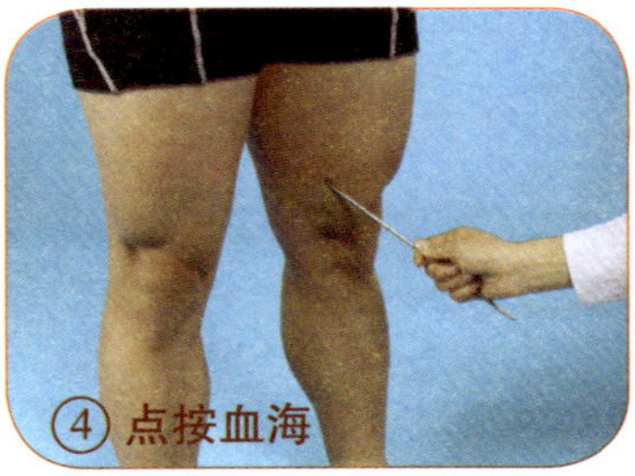
④ 点按血海

少乳

产后缺乳多是由于精神压力过大、饮食结构不合理、滥用避孕药等因素导致的。一般产后两周仍无乳汁分泌，可认定为产后缺乳。缺乳分为虚实两种情况，一般乳房柔软、乳汁清稀者，多为虚证；乳房胀硬而痛、乳汁浓稠者，多为实证。通过科学的按摩手法，可舒筋活络、理气活血，起到催乳的作用。

【典型症状】

产后乳汁分泌过少。

【按摩疗法】

> 特效穴位

膻中、乳根、日月、期门、支沟、神门、少泽、合谷、足三里、三阴交。

> 操作手法

1. 取仰卧位，用热毛巾敷于整个乳房。
2. 食指、中指并拢，用指腹点按膻中（图①），反复3分钟。
3. 双手掌互相摩擦发热，全掌置于乳房周围，环转抱揉乳房，反复5～10次。
4. 拇指、食指自乳房周围沿乳腺管向乳头推揉，反复3遍。
5. 拇指指腹点按乳根（图②）3分钟。
6. 受术者仰卧，施术者用拇指指腹点揉日月、期门，力度适中，每穴每次各1分钟。
7. 施术者两掌放于受术者乳房两侧，用手掌掌面向中间推摩乳房，力度由轻到重，每次2分钟。
8. 施术者拇指点按受术者支沟（图③）、神门、足三里、三阴交，每穴每次2～3分钟。
9. 施术者拇指与其余四指相对用力捻揉被受术者的少泽、合谷（图④）各3～5分钟。

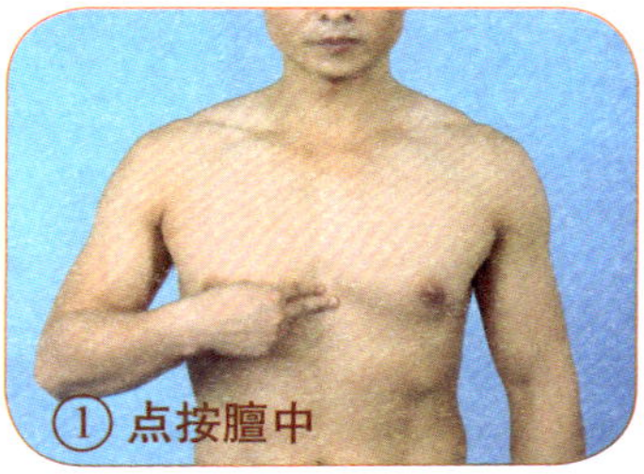
①点按膻中

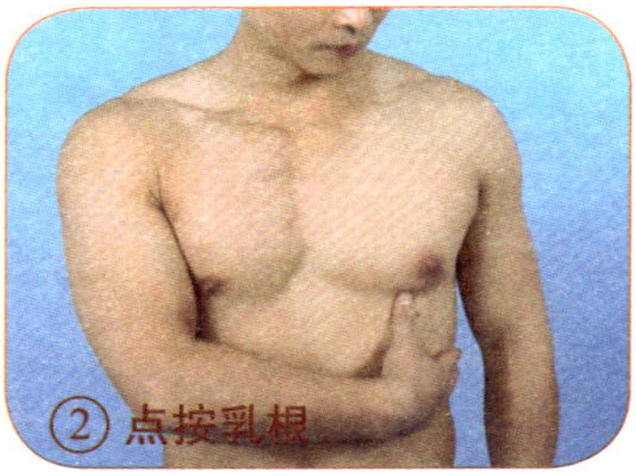
②点按乳根

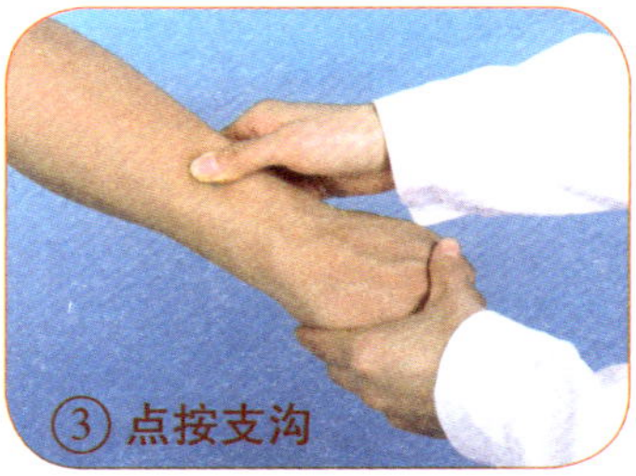
③点按支沟

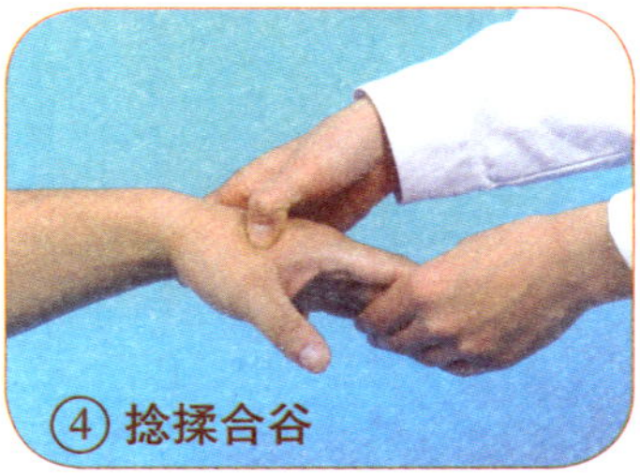
④捻揉合谷

失眠

失眠又称不寐、目不瞑。长期失眠可引起全身不适，如头痛、头晕等。分虚实两种，虚者多属阴虚火旺、心脾两虚、心胆气虚，实者则与肝郁化火、痰热内扰有关。选用相应的穴位，进行按摩、刮痧、拔罐，可以对其进行辅助治疗，同时也可以放松身心，促进身体健康。

【典型症状】

夜间不易入睡或睡而易醒、醒后不能再睡。

【按摩疗法】

> 特效穴位

太阳、印堂、风池、神门、内关、灵道、率谷、上星、百会、肝俞、心俞、脾俞、肾俞。

> 操作手法

1. 双手的食指、中指并拢，按于头部正中的印堂（图①），并由此沿眉毛向两侧分抹，力度以舒适为度，反复20～30次。
2. 用双手拇指指腹按揉太阳、风池穴，逐渐加力，每穴每次2分钟左右，以穴位局部有酸胀感为佳。
3. 双手食指、中指、无名指、小指指端分别放在两侧耳尖直上两横指处的率谷（图②），前后来回划动，以局部有热感为度，持续约1～2分钟。
4. 受术者取俯卧位，施术者用按摩槌点按其背部膀胱经上的肝俞、心俞、脾俞（图③）、肾俞等穴，每穴每次1～2分钟。
5. 施术者双手小鱼际贴于受术者肾俞处，交替横擦其腰部，以局部有温热感为佳。
6. 受术者取仰卧位，双眼自然闭合，施术者用双手拇指指腹由其印堂交替点压至上星再至百会5～6次，而后拇指在百会处轻

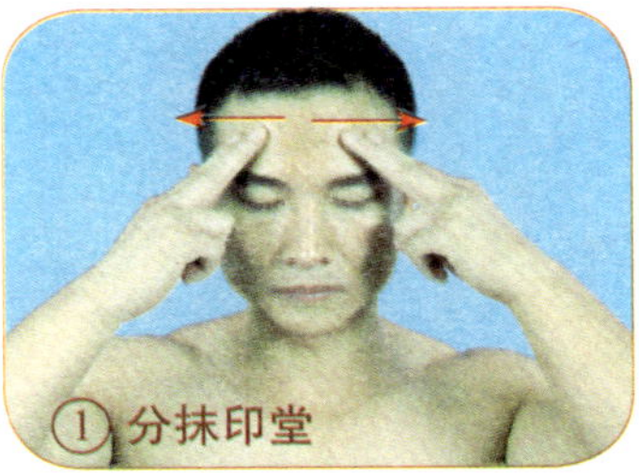

① 分抹印堂

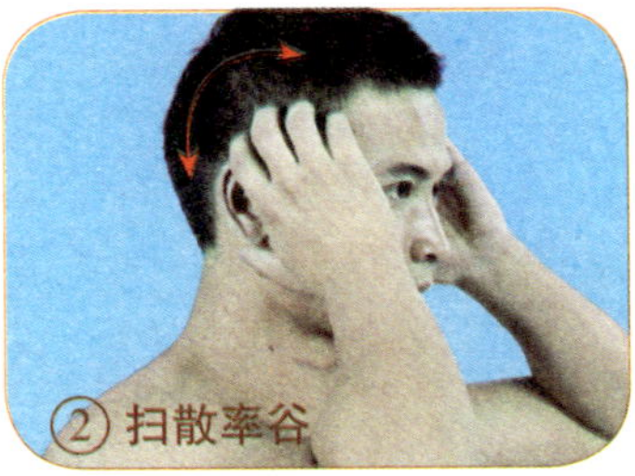

② 扫散率谷

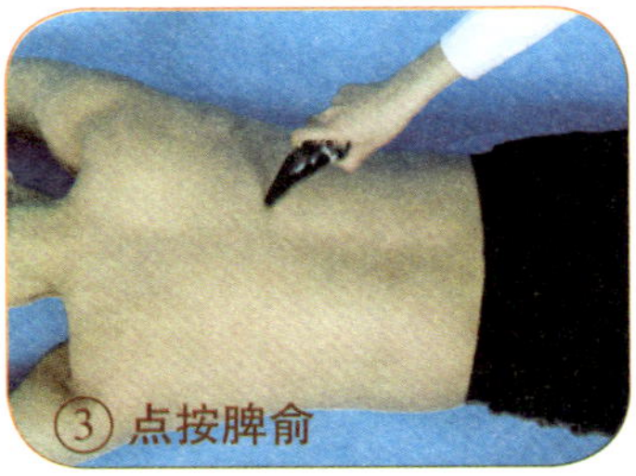

③ 点按脾俞

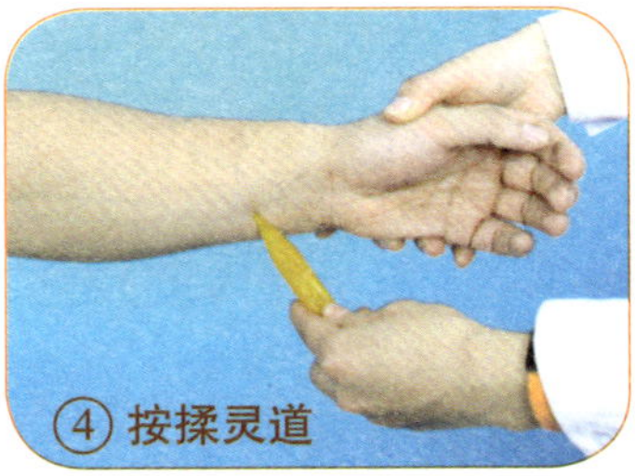

④ 按揉灵道

揉2分钟。

7. 施术者用按摩工具按揉受术者神门、内关、灵道（上页图④）各1～2分钟，以局部有酸胀感为宜。

【刮痧疗法】

> 特效穴位

四神聪、百会、神门、三阴交。兼有头晕、健忘、面白无华者，加心俞、脾俞、足三里；阴虚火旺者，加太溪、肾俞；因胃肠不和所致者，加中脘、足三里；兼心胆气虚所致者，加心俞、胆俞。

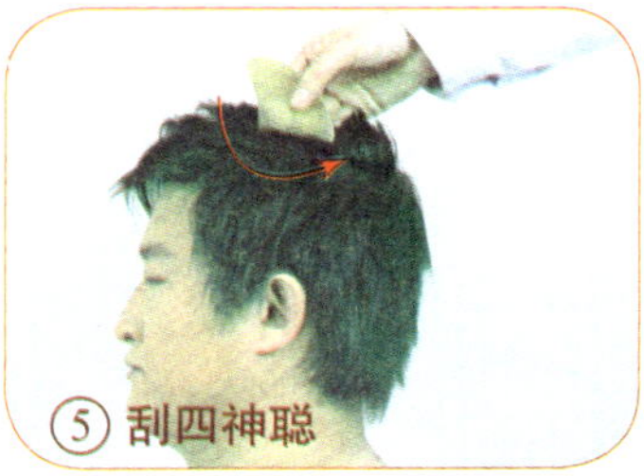

⑤ 刮四神聪

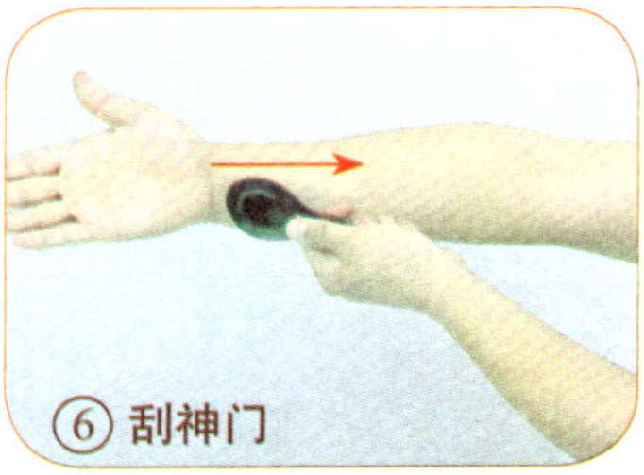

⑥ 刮神门

> 操作手法

刮拭百会、四神聪的时候需要将受术者的头发剃掉，以百会穴为中心，向四周方向刮拭（图⑤）。神门可以用刮痧板的短端刮拭（图⑥），三阴交要循着脾经的方向进行刮拭，以皮肤出现痧痕为度。

【拔罐疗法】

> 特效穴位

膀胱经背部第一侧的心俞、膈俞、肾俞、大椎、神道、内关、神门、中脘、关元。

特别提示

皮肤过敏、溃疡破损、肌肉瘦削、骨骼凹凸不平或毛发多处不宜使用。拔罐时要避免烫伤受术者皮肤。

> 操作手法

1. 施术者以拇指指腹在受术者心俞、膈俞（图⑦）、肾俞上进行反复重力揉按5次左右，然后于两侧膀胱经上各拔罐4个（均匀分布），留罐30分钟，每周施术2次，6次为1个疗程。

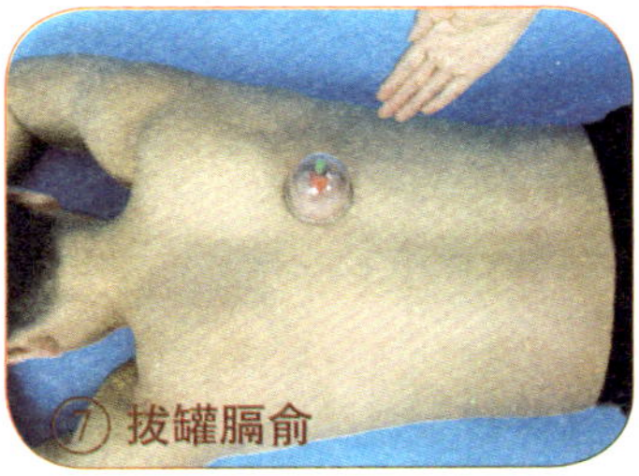

⑦ 拔罐膈俞

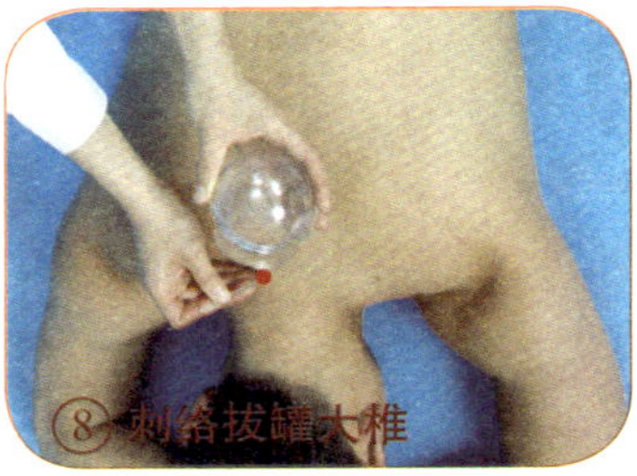

⑧ 刺络拔罐大椎

2. 在局部常规消毒后，用三棱针点刺所选穴位后立即加以拔火罐（图⑧），使之出血。留罐10～15分钟，起罐后，揩净血迹。每周施治2～3次，待病情好转时，可减至每周1～2次。

健忘症

健忘是指记忆力差、遇事易忘的症状，多因心脾亏损、阴虚火旺、年老精气不足或淤痰阻痹等所致。常见于脑萎缩、头部内伤、中毒等疾病。按摩、刮痧、拔罐起着重要的调节作用，可以帮助气血清阳的上承，是辅助治疗健忘的重要方法之一。

【典型症状】

记忆力差、遇事易忘。

【按摩疗法】

> 特效穴位

百会、四神聪、率谷、印堂、头维、足三里、三阴交、攒竹、鱼腰、丝竹空、太阳、角孙。

> 操作手法

1. 双手食指、中指、无名指并拢，分抹攒竹，经鱼腰至两侧丝竹空（图①），每次10～20次，推按速度不宜过快。
2. 食指指腹按于百会，其余三指和拇指相握以助力，点揉百会（图②）5～10分钟，以局部有热感为度。
3. 双手食指、中指分别按揉四神聪（百会前、后、左、右各1寸处），逐渐用力点，每次按揉3～5分钟。
4. 手指分开，弯曲似爪状，以率谷为中心，扫散头侧部，可逐渐用力快速操作，以局部酸胀痛感为宜。
5. 受术者取坐位，施术者双手拇指指腹点按受术者的印堂，沿前正中线交替向上点按至百会（图③），反复操作5～10遍。
6. 施术者用拇指指腹点揉受术者的头维、率谷、角孙（图④）、神门、足三里、三阴交，每穴每次1分钟，至感觉酸胀为宜。
7. 受术者取俯卧位，施术者双掌重叠按揉其背部膀胱经，两侧交替进行，每侧按揉3遍。

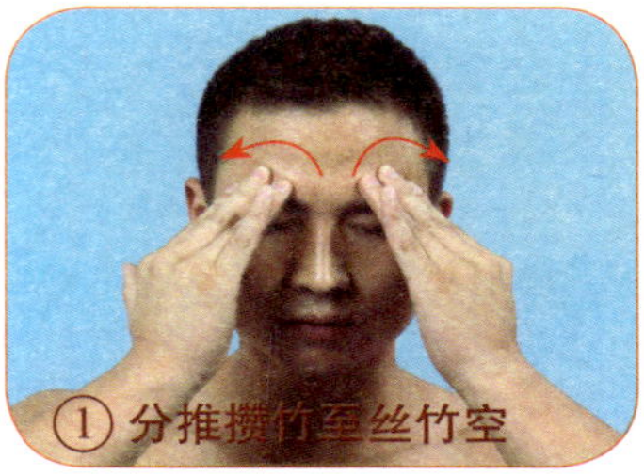
① 分推攒竹至丝竹空

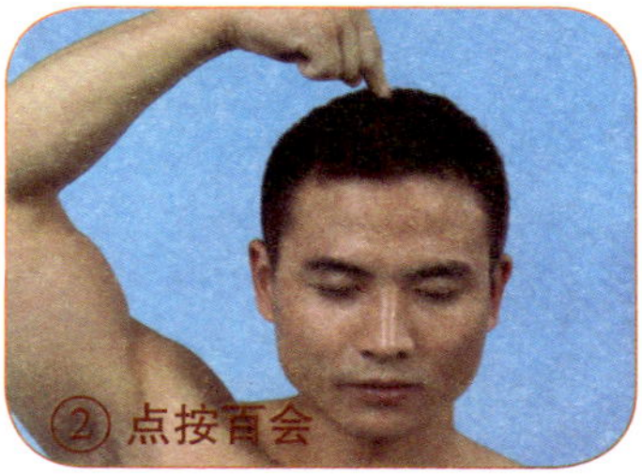
② 点按百会

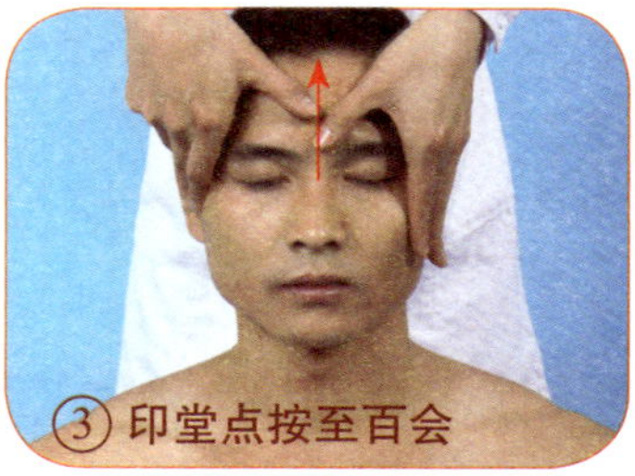
③ 印堂点按至百会

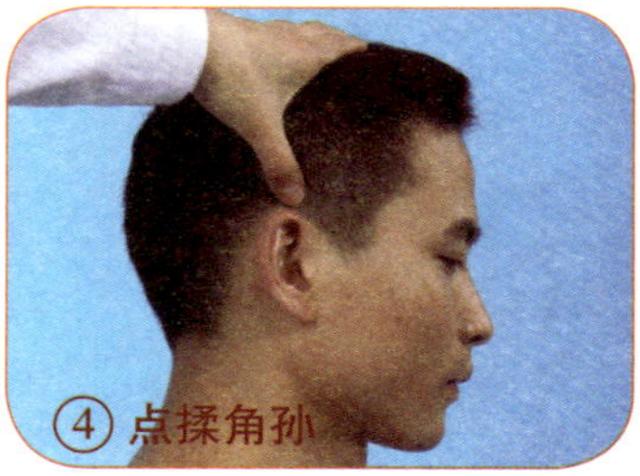
④ 点揉角孙

【刮痧疗法】

> 特效穴位

百会、太阳、风池、内关、神门、灵道、三阴交、涌泉、心俞、肝俞、脾俞、肾俞。兼有经络淤阻者，加丰隆、膈俞、地机。

> 操作手法

1. 受术者取坐位，施术者用刮痧板的棱角点按百会穴，利用腕力点揉，以受术者无疼痛感为宜。

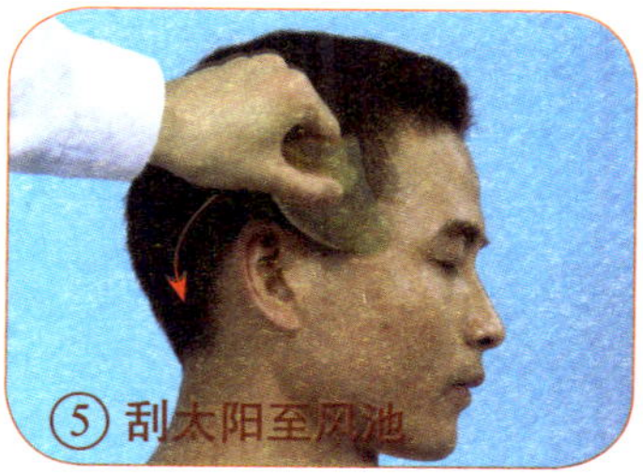
⑤ 刮太阳至风池

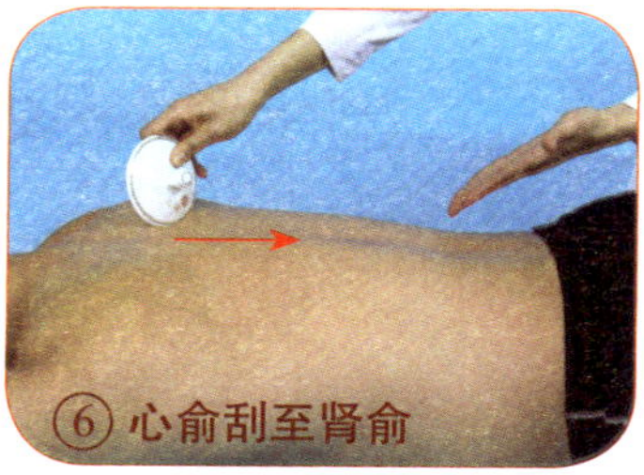
⑥ 心俞刮至肾俞

2. 受术者取坐位，施术者一手扶持其头部一侧，另一手握刮痧板刮拭头部另一侧，从太阳附近开始，呈弧形向风池刮拭（图⑤），反复操作8～10次。

3. 受术者仰卧，在上肢内侧均匀涂抹刮痧介质，用刮痧板的平面刮拭内关、神门、灵道，手法轻柔，由上至下刮拭5～8次。

4. 施术者屈膝，暴露小腿下部，均匀涂抹刮痧介质，用刮痧板刮试三阴交、涌泉，力度适中，每穴刮 16～18次。

5. 受术者取俯卧位，用刮痧板循着足太阳膀胱经的平行路线，由上而下、由心俞刮至肾俞（图⑥），每侧各刮16～18次。

【拔罐疗法】

> 特效穴位

百会、中脘、足三里、志室。脾胃不足，气血虚弱者，加脾俞、三阴交；兼有心悸失眠者，加神门、郄门。

> 操作手法

按照常规方法对志室（图⑦）、中脘、足三里、百会进行拔罐，留罐30分钟，每天1次，5次为1个疗程。并随症加拔上述配穴。

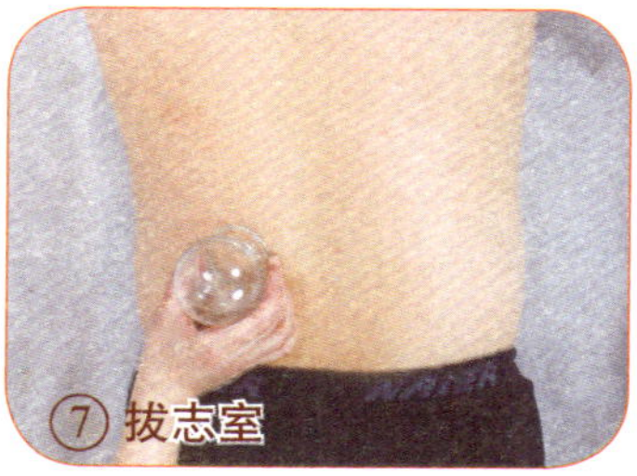
⑦ 拔志室

慢性疲劳综合征

随着社会竞争的激烈，生活节奏的加快，人们承受的压力越来越重，患疲劳综合征的概率也就越来越大。慢性疲劳综合征是亚健康状态的一种特殊表现。简单地说，就是以持续或反复发作的严重疲劳（时间超过6个月）为主要特征的综合征。按摩、刮痧、拔罐可以有效缓解这种症状。

【典型症状】

自觉疲乏无力、身体沉重、昏昏欲睡等。

【按摩疗法】

> 特效穴位

攒竹、鱼腰、丝竹空、太阳、印堂、百会、四神聪、率谷、角孙、神庭、中脘、天枢、气海、关元、血海、三阴交、足三里。

> 操作手法

1. 双手食指、中指并拢，以手指指腹自攒竹向两侧分抹，经鱼腰、丝竹空至太阳（图①），轻揉太阳5分钟，反复操作5～10次。注意分抹速度不宜过快。
2. 双手拇指扶于头侧部作为支撑，中指、无名指并拢，二指指腹由印堂抹至神庭，双手交替按摩5分钟，反复操作10次。
3. 用食指指腹按揉百会（图②）、四神聪、率谷、角孙各5次，每穴每次1分钟，以局部有酸麻胀感最佳。
4. 施术者用拇指指腹按揉受术者中脘、天枢、气海（图③）、关元、血海、三阴交、足三里各5次，每穴每次2分钟。
5. 最后受术者取坐位，施术者的双手食指、中指、无名指微屈，置于受术者头侧部，以率谷为中心扫散其头侧率谷部（图④），时间以1分钟为宜。

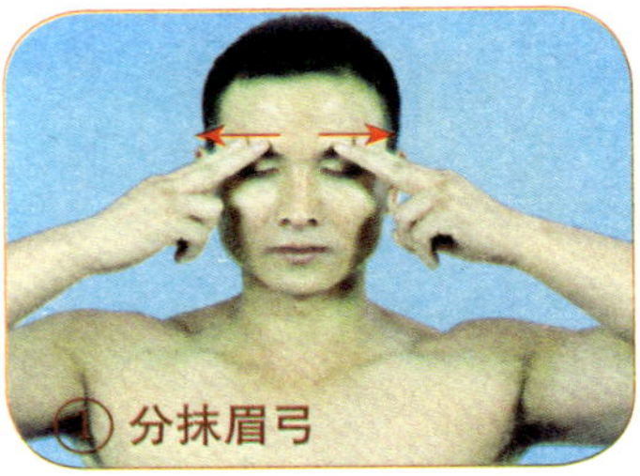
① 分抹眉弓

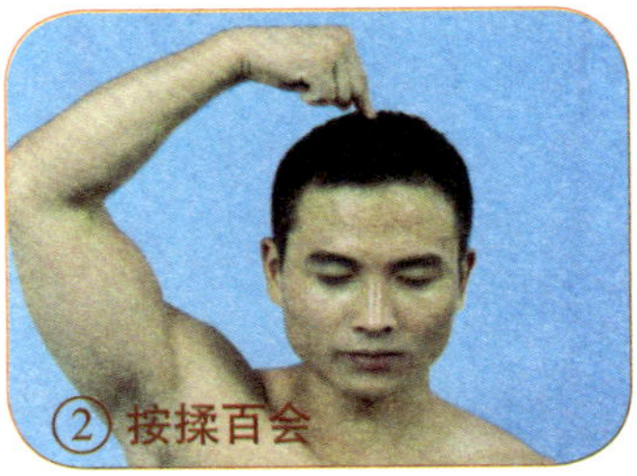
② 按揉百会

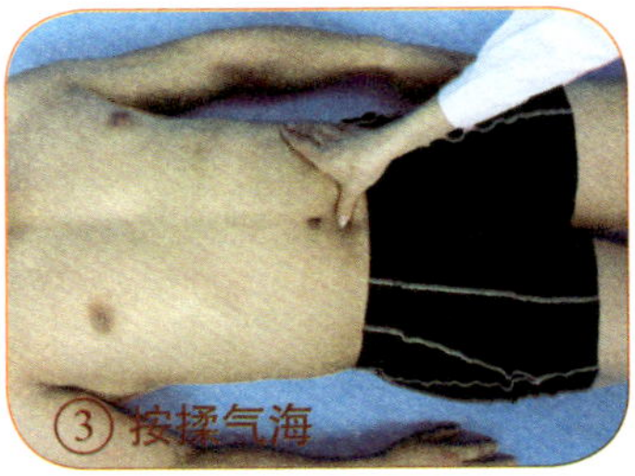
③ 按揉气海

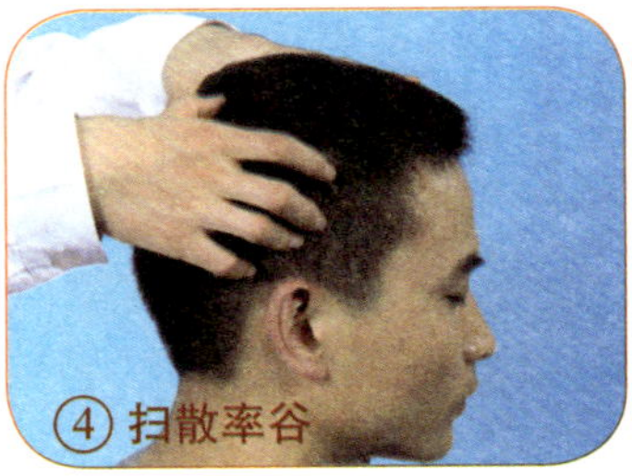
④ 扫散率谷

好生活百事通系列

【刮痧疗法】

特效穴位

太阳、天柱至风门、风池至肩井、合谷、内关、曲池、手三里、血海、三阴交、足三里。

操作手法

1. 受术者取坐位，施术者用刮痧板刮拭其太阳（图⑤），并由天柱刮至风门，再由风池刮至肩井，以局部皮肤出现红晕为度。

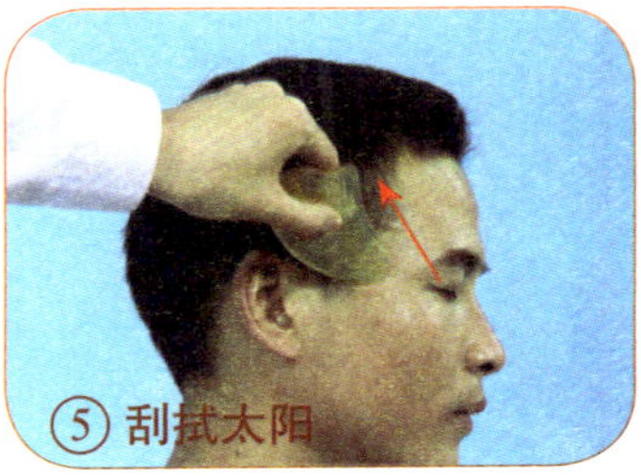
⑤ 刮拭太阳

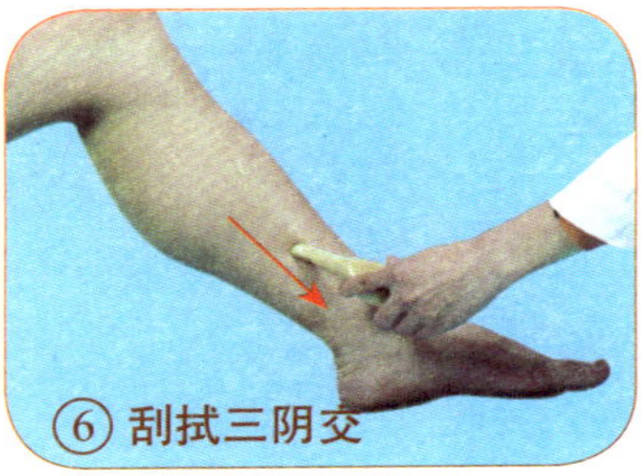
⑥ 刮拭三阴交

2. 受术者取坐位，暴露上肢，施术者用刮痧板刮拭其上肢外侧大肠经的合谷、曲池、手三里及心包经的内关，每侧每次刮拭16～18下。

3. 受术者取仰卧位，屈膝，施术者用勺柄刮拭受术者下肢外侧胃经的足三里、脾经的血海及三阴交（图⑥）。

【拔罐疗法】

特效穴位

肺俞、心俞、膈俞、肝俞、三焦俞、肾俞、足三里、三阴交。

操作手法

1. 受术者取俯卧位，施术者用闪火法吸定于膀胱经的穴位上（图⑦），拔罐时先在所拔部位的皮肤上涂一层润滑油（如植物油、润肤油等），然后一手中指和无名指分开夹于火罐颈部，另一手握住罐底，稍倾斜，前边略提起，两手一前一后协调用力，慢慢向前推动，来回推拉移动数次，至皮肤出现潮红、充血为度，每次走罐10～20次。

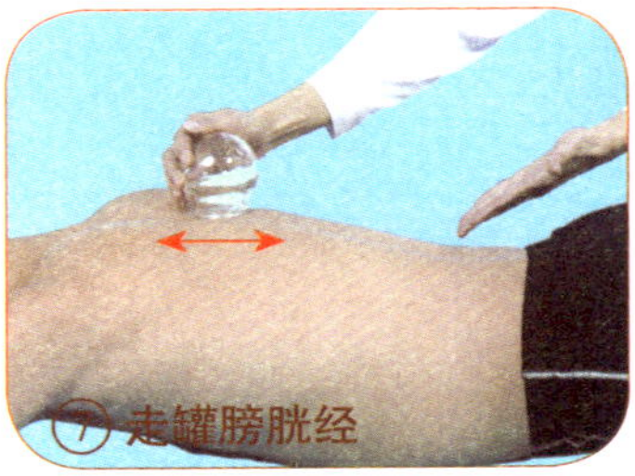
⑦ 走罐膀胱经

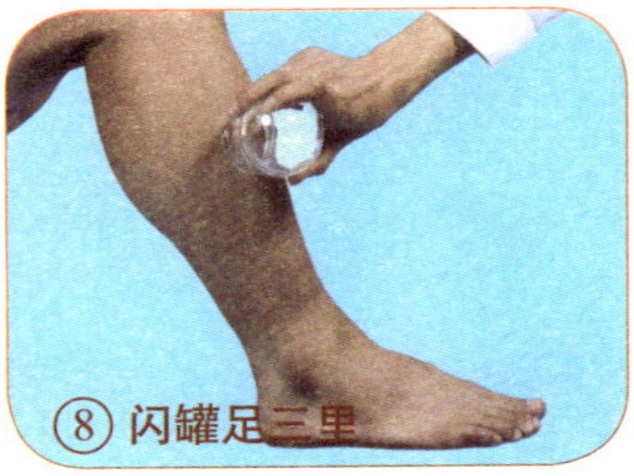
⑧ 闪罐足三里

2. 受术者取坐位，暴露下肢，施术者用闪火法将火罐吸定于足三里（图⑧），一起一吸，拔至皮肤出现红晕、发热的现象为度，隔日1次，10次为1个疗程。

更年期综合征

更年期综合征是由卵巢功能减退，垂体功能亢进，引起自主神经功能紊乱，从而出现的月经变化、面色潮红、情绪不稳定等一系列症状。按摩、刮痧、拔罐能调整植物神经紊乱的状态，从而达到辅助治疗此病的目的。

【典型症状】

月经不调、闭经、心悸、失眠、情绪不稳定、注意力难于集中。

【按摩疗法】

> 特效穴位

印堂、太阳、率谷、百会、膻中、中脘、气海、关元、天枢、风池、神门、内关、足三里、三阴交、太溪、神庭、心俞、肝俞、脾俞、肾俞。

> 操作手法

1. 双手中指、食指并拢，自印堂向两侧分抹至太阳处（图①），并按揉太阳。
2. 食指、中指、无名指、小指四指分开，以指端扫散侧头部，以率谷为中心，扫散速度稍快，力度稍重，往返操作3～5分钟。
3. 用拇指指腹按压百会、印堂、膻中、中脘、天枢、气海、关元，每穴每次2分钟。
4. 用按摩工具点按风池、神门（图②）、内关、足三里、三阴交、太溪，逐渐用力，以局部产生酸胀感为宜。
5. 受术者取坐位，施术者双手拇指指腹自其印堂向上抹至神庭（图③），双手拇指交替进行，反复操作5～10次。
6. 受术者取俯卧位，施术者用双手手掌重叠按揉受术者心俞（图④）、肝俞、脾俞、肾俞各2分钟。

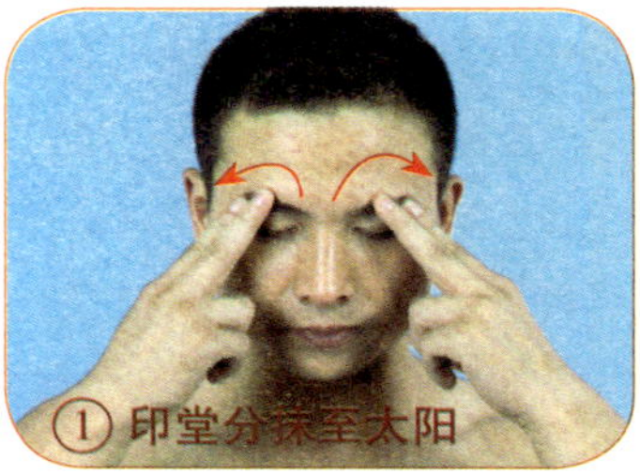
① 印堂分抹至太阳

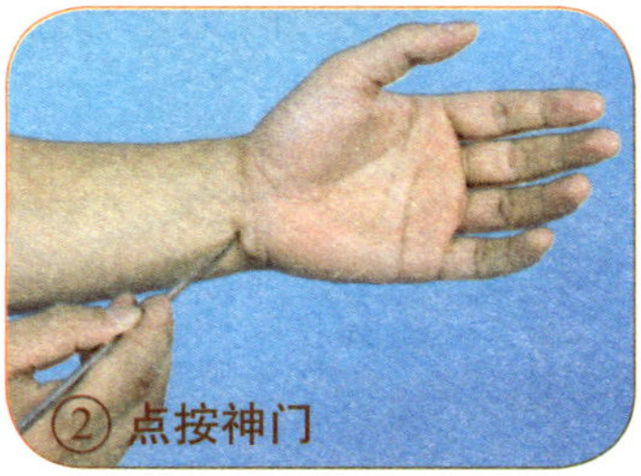
② 点按神门

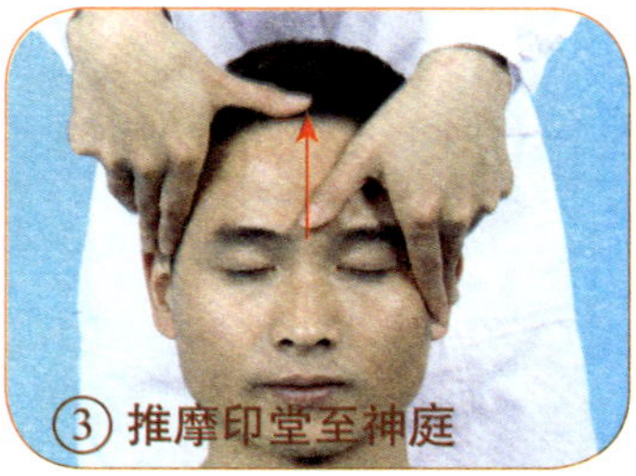
③ 推摩印堂至神庭

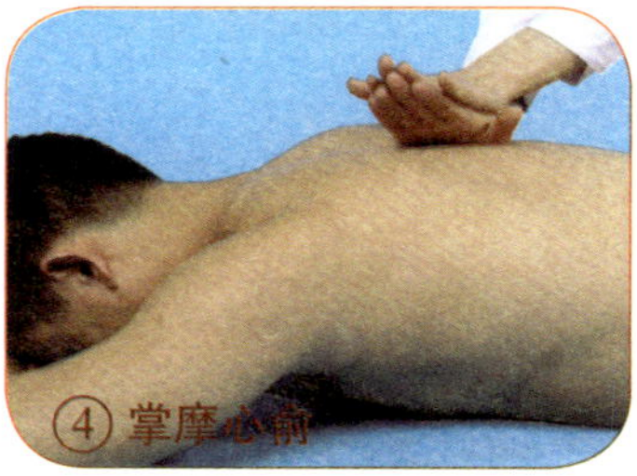
④ 掌摩心俞

【刮痧疗法】

> 特效穴位

心俞至肾俞、命门至腰阳关、太阳。

> 操作手法

1. 受术者取俯卧位，充分暴露背部、腰部皮肤，用热毛巾清洁局部，均匀涂抹刮痧介质，用刮痧板刮拭心俞至肾俞，直线刮拭15～18次，以局部皮肤红润或出现紫红色痧点为宜。

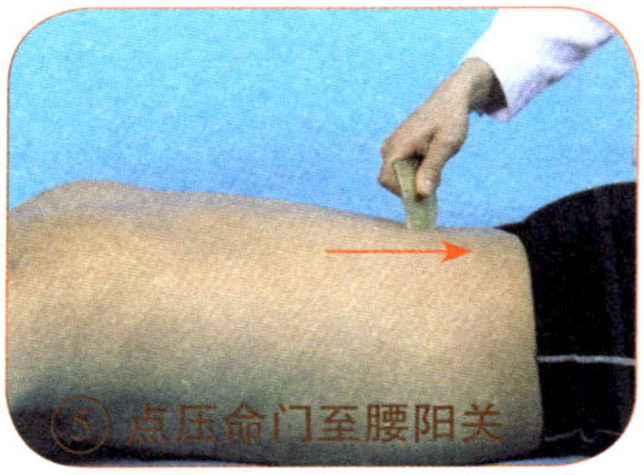
⑤ 点压命门至腰阳关

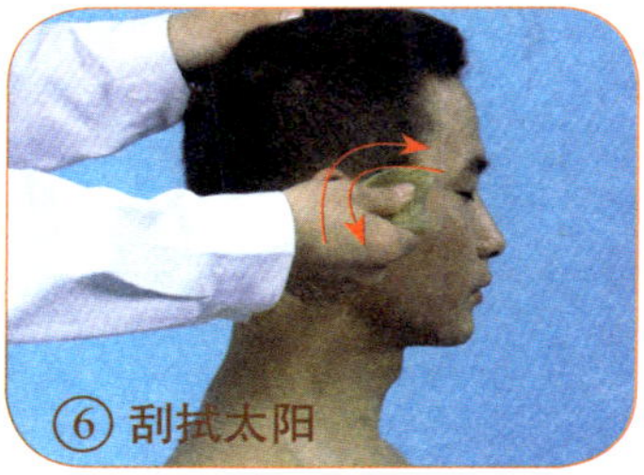
⑥ 刮拭太阳

2. 用刮痧板棱角点压命门至腰阳关的椎间隙（图⑤），自上向下，每个椎间隙按压5～8秒。

3. 施术者一手扶按受术者头侧部，另一手使刮痧板的棱角按于太阳穴处，顺时针、逆时针方向各刮拭8～10次（图⑥）。

【拔罐疗法】

> 特效穴位

心俞、肝俞、脾俞、肾俞、腰眼、气海俞、足三里、三阴交。

特别提示

在为更年期患者拔罐时，每次选用一种拔罐方法，留罐时间不宜过长，敏感皮肤应缩短留罐时间。

> 操作手法

1. 受术者取仰卧位，全身放松，选择大小相应的火罐或抽气罐，吸定于足三里上（图⑦），如伴有腰部酸痛可在腰部阿是穴进行拔罐，每次取上述穴位2～4个，留罐10～15分钟，每日1次。

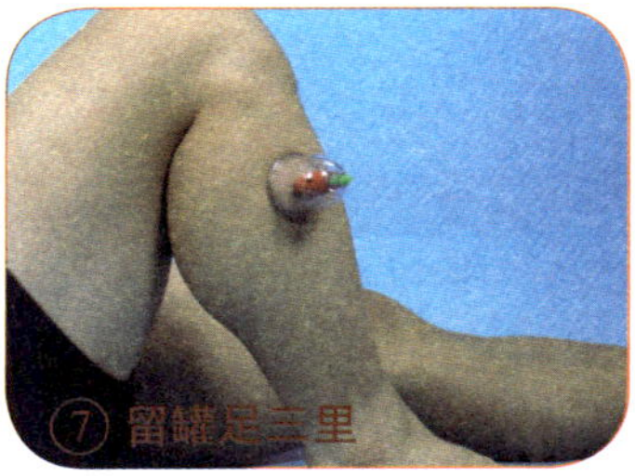
⑦ 留罐足三里

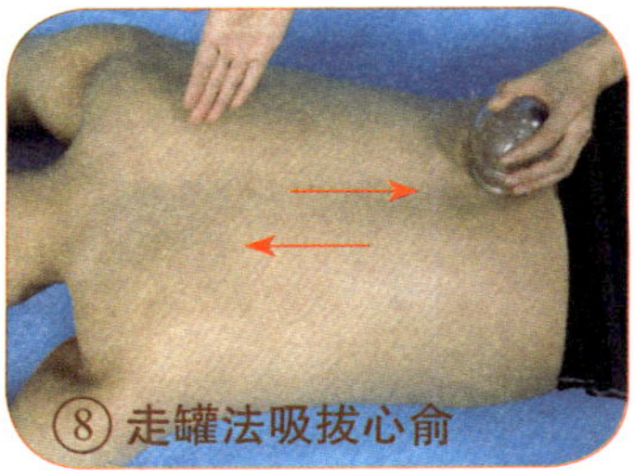
⑧ 走罐法吸拔心俞

2. 受术者取俯卧位，在所要走罐的部位的皮肤上涂抹润滑剂，以闪火法吸定于心俞，以手握住罐体，前边略提起，两手一前一后协调用力，沿脊柱两侧往返推动，至皮肤红润为度（图⑧）。

食欲不振

长期食欲不振会导致精神疲惫、体重减轻、记忆力下降、抗病力减弱等严重后果，是内科常见病之一。食欲不振应根据病因，通过各种方式达到促进消化的目的，以此进行治疗。其中按摩、刮痧与拔罐疗法就是很好的辅助治疗方式之一。

【典型症状】

进食欲望降低，厌食。

【按摩疗法】

> 特效穴位

膻中、中脘、气海、关元、天枢、内关、足三里、丰隆、三阴交、胃俞、大肠俞、下脘、大横、脾俞。

> 操作手法

1. 手掌按于膻中，顺时针、逆时针各按揉2分钟。
2. 用按摩槌叩击足三里、丰隆（图①）、三阴交穴，叩击时可根据自身的耐受性和肌肉丰厚度来灵活调整力度。
3. 受术者仰卧，用拇指指腹依次点按中脘、下脘（图②）、大横、气海、关元，可单手操作，也可双手同时操作。
4. 受术者仰卧，施术者用双手拇指指腹点按其双侧天枢，其余四指贴于腹部以助力，用力稍重，每穴2分钟。
5. 施术者用拇指指腹点按受术者的内关穴，同时配以揉法，力度适中，每次3分钟。
6. 施术者双手相对，拇指与其余四指分开，横握住受术者的足三里（图③），做与肌腱垂直方向的弹拨动作。
7. 受术者俯卧，施术者双手十指交叉，沿其脊柱两侧按压20次（图④）。接着，再用拇指指腹按压其脾俞、胃俞、大肠俞，用力稍重。

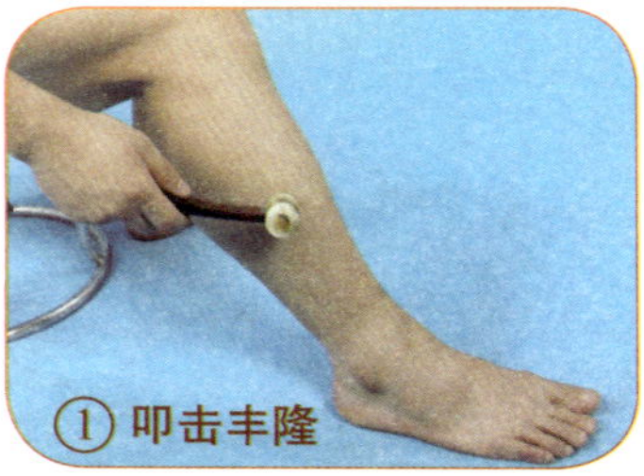
① 叩击丰隆

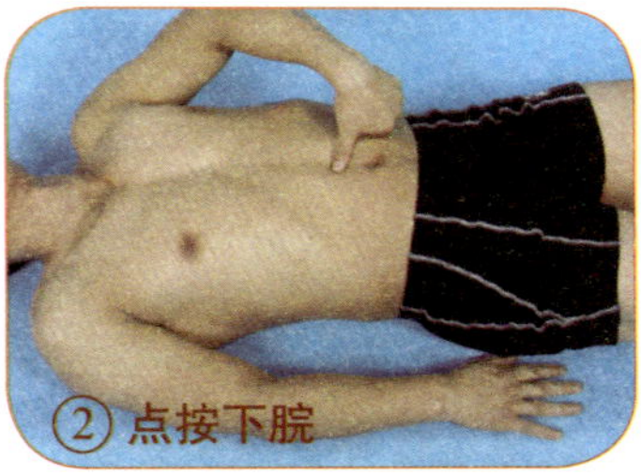
② 点按下脘

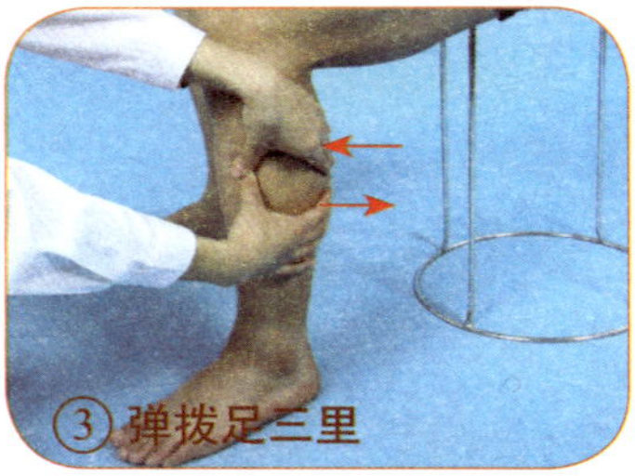
③ 弹拨足三里

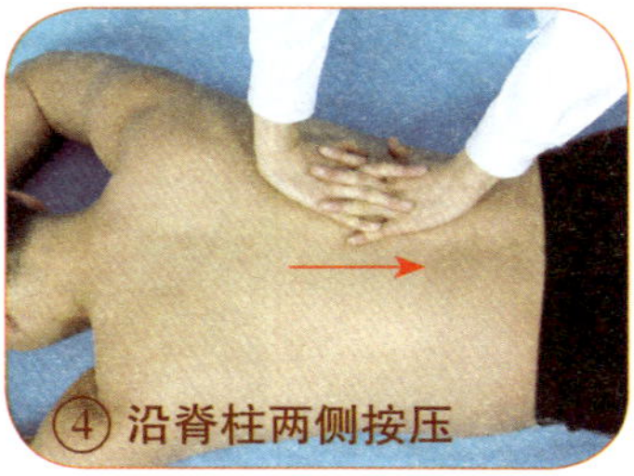
④ 沿脊柱两侧按压

【刮痧疗法】

> 特效穴位

上脘、中脘、下脘、足三里、阳陵泉、肝俞、胆俞、脾俞、胃俞、肾俞、小肠俞。

> 操作手法

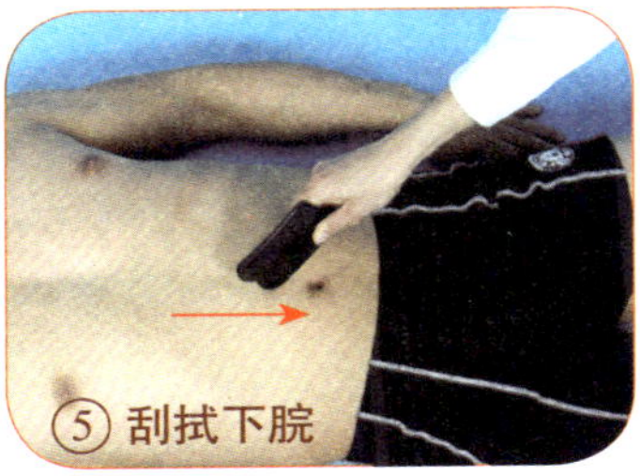

⑤ 刮拭下脘

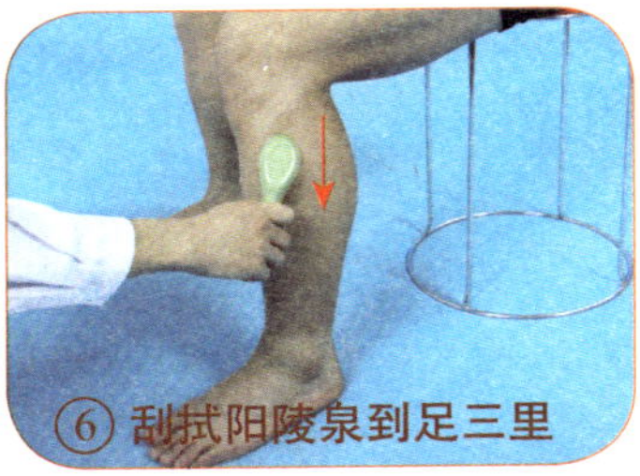

⑥ 刮拭阳陵泉到足三里

1. 受术者取仰卧位，施术者用刮痧板自上至下直接刮拭其上脘、中脘、下脘（图⑤），每次刮拭16～18次；然后用刮痧板按顺时针方向绕脐按揉摩擦5～8次，以受术者感觉有热度为宜。

2. 受术者取坐位或仰卧，暴露双下肢，施术者用刮痧板点按其足三里、阳陵泉，再由阳陵泉刮拭到足三里（图⑥）16～18次，可用重手法加强刺激。

3. 受术者俯卧，施术者用刮痧板刮拭其肝俞、胆俞、脾俞、胃俞、肾俞、小肠俞，每侧各刮16～18次。

【拔罐疗法】

> 特效穴位

中脘、天枢、关元、肝俞、胆俞、脾俞、胃俞、三焦俞、膏肓俞。

> 操作手法

1. 每次选2～4个穴位，根据穴位的具体位置确定相应的体位，选择大小适中的火罐，将罐吸定于穴位上（图⑦），留罐10～15分钟后起罐。

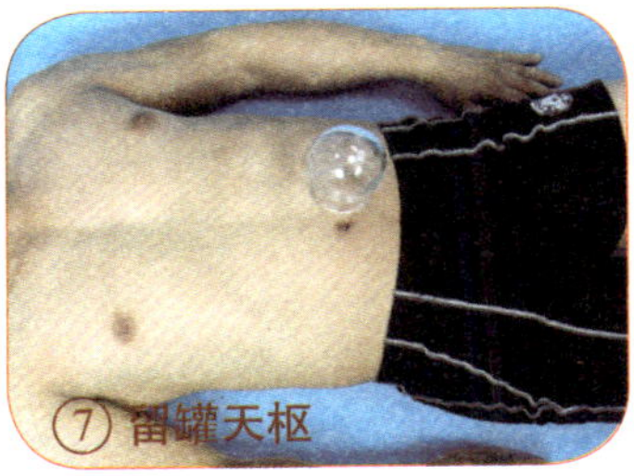

⑦ 留罐天枢

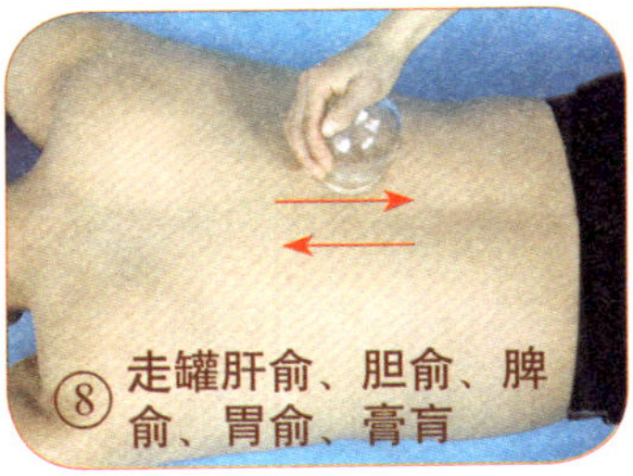

⑧ 走罐肝俞、胆俞、脾俞、胃俞、膏肓

2. 受术者取俯卧位，施术者选择大小合适的火罐，在其背部膀胱经循行路线上均匀涂抹润滑剂，用闪火法使罐吸定于背部膏肓上，双手协调用力，夹住火罐一前一后推动火罐，使火罐在皮肤表面进行移动，至皮肤出现潮红为止（图⑧）。

月经不调

月经不调是一种妇科常见病，主要表现为月经周期或出血量的异常，常伴有月经前或经期时的腹痛及全身不适症状。病因可能是器质病变或是功能失常。按摩、刮痧主要适用于功能失调引起的月经不调，可在经期前后几天睡觉和起床时各做一次。

【典型症状】

月经周期或出血量的异常。

【按摩疗法】

> 特效穴位

筑宾、血海、阴陵泉、中都、中脘。

> 操作手法

1. 受术者取仰卧位，施术者双手拇指并拢用指腹按压其中脘穴（图①），注意按压时用力要稍重，每次3分钟。
2. 施术者一手握住受术者的小腿，一手按压受术者的血海（图②）、阴陵泉、中都、筑宾穴，每穴每次1分钟。

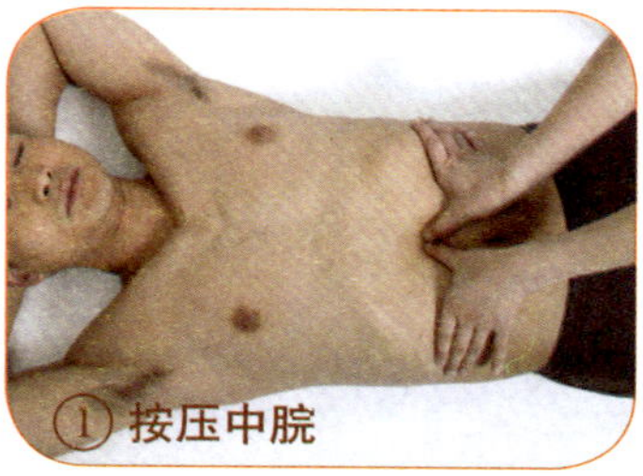
① 按压中脘

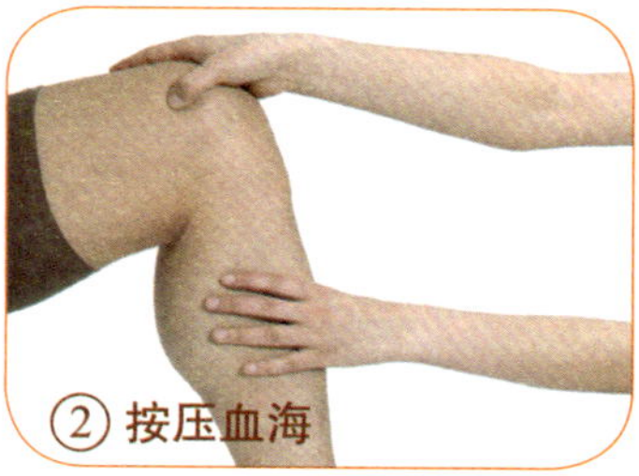
② 按压血海

【刮痧疗法】

> 特效穴位

地机、血海、三阴交、行间、肝俞。

> 操作手法

首先对以上穴位进行刮拭。其中，地机（图③）、血海需用刮痧板的厚缘沿着由近端至远端的方向刮拭。行间既可用刮痧板的厚缘刮拭，一般在刮拭后点刺放血（图④）。

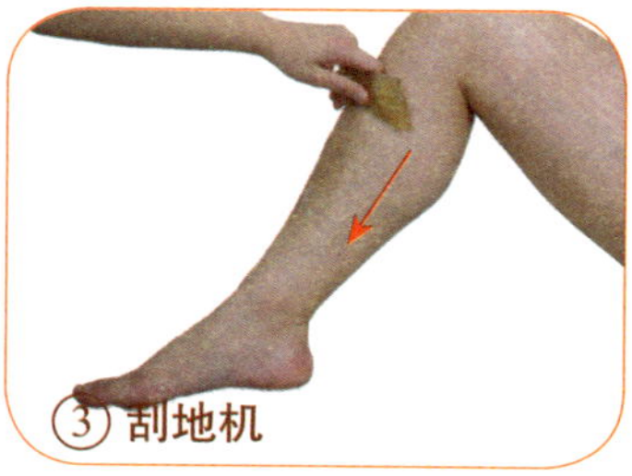
③ 刮地机

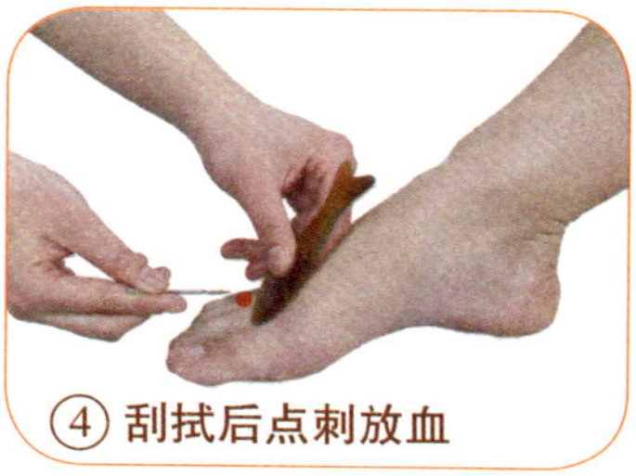
④ 刮拭后点刺放血

小腿抽筋

小腿抽筋又叫肌肉痉挛，是一种肌肉强直性收缩的病变，经常发生在小腿和脚趾部位。此病发作时常常令人疼痛难忍。它经常在夜间睡觉、疲劳过度、寒冷刺激、游泳或缺钙时发作。减轻此病症最有效、最简便的方法就是按摩特效穴位。

【典型症状】

小腿部一组或几组肌肉突然收缩，并伴有剧痛。

【按摩疗法】

> 特效穴位

承山、承筋、飞扬、昆仑、太溪。

> 操作手法

1. 当抽筋急性发作时，受术者取俯卧位，施术者用拇指重手法弹拨承山，以受术者能耐受为度，每次2～3分钟。
2. 施术者双手握空拳或用木槌交替叩击受术者小腿肚的飞扬（图①）、承筋、承山等穴，以受术者能耐受为度，每穴每次2分钟。
3. 施术者一手拇指和食指相对用力，捏揉受术者跟腱两侧的昆仑和太溪（图②），每穴每次1分钟，然后拇指弹拨跟腱1分钟，反复操作3～5次。
4. 旋转踝关节，顺时针、逆时针各1圈，反复操作5次。然后，将小腿折向大腿方向，用力稍重，将臀部坐在脚掌上，使脚掌翘到最大角度。
5. 待疼痛症状稍稍缓解后，用双手拇指与其余四指相对用力拿捏小腿后侧，着重拿捏承筋（图③）、飞扬，上下往返操作3次。
6. 健侧拇指点按患侧承山（图④），逐渐用力，也可用拇指弹拨承山，每次2分钟。

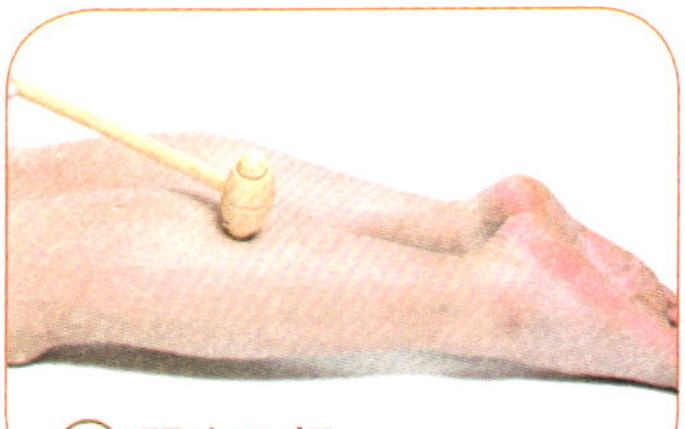
① 叩击飞扬

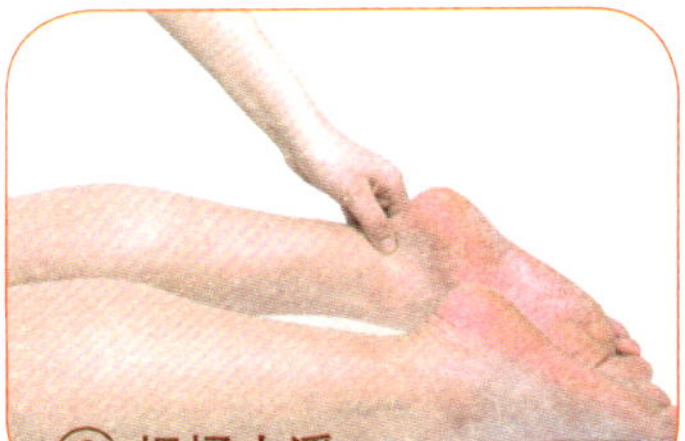
② 捏揉太溪

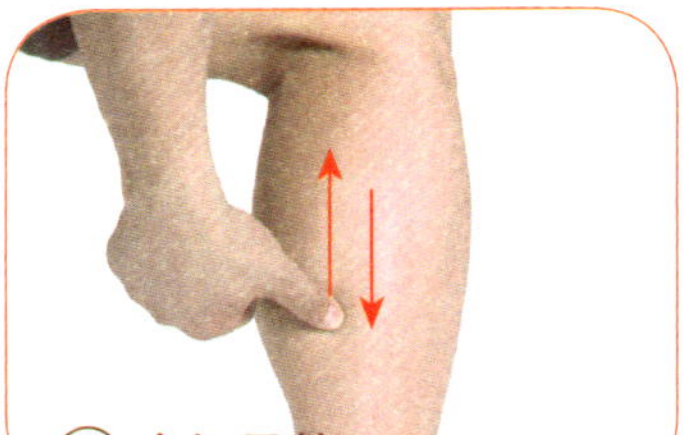
③ 拿捏承筋

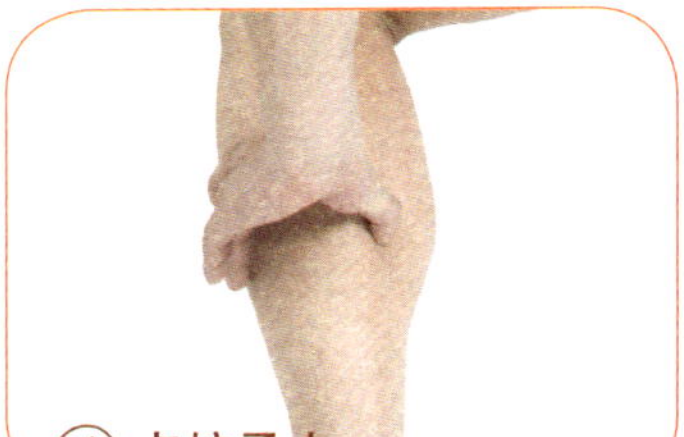
④ 点按承山

鼻出血

鼻出血是临床常见病症之一，多因鼻腔病变引起，也可由全身疾病引起，偶有因鼻腔邻近病变出血经鼻腔流出者。鼻出血多为单侧，亦可为双侧；可间歇反复出血，亦可持续出血；出血量多少不一，轻者仅鼻涕中带血，重者可引起失血性休克。采用中医按摩可有效制止鼻出血，并能从根本上改善病症。

【典型症状】

鼻腔内出血，可见喷射性或搏动性小动脉出血。

【按摩疗法】

＞特效穴位

大椎、合谷、迎香、肩井。

＞操作手法

1. 施术者一只手固定受术者的肩部，另一只手用力按压大椎（图①）2分钟，按压此穴，不仅可以阻止流鼻血，还能缓和颈部僵硬。

2. 受术者取坐位，施术者用食指和拇指掐捏、挤压肩井穴，然后将其肩部肌肉向上提起3～5秒钟，反复3遍为1次，每次间歇2分钟。

3. 用双手拇指指端用力按压鼻翼两侧的迎香（图②），缓慢指压，反复10次。

4. 鼻子出血时，用拇指和食指拿捏脚后跟的跟腱（图③），自己捏或别人捏都可以。左鼻出血捏右脚跟，右鼻出血捏左脚跟，数分钟内即可止血。捏跟腱还有改善足部功能、解除下肢疲劳、增强脚力的作用。

5. 用力掐合谷（图④）2分钟，不仅可以缓解流鼻血的症状，而且还能改善流鼻血的体质。

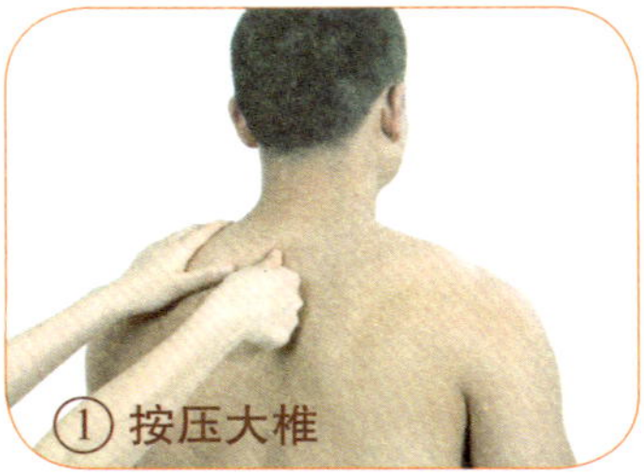
① 按压大椎

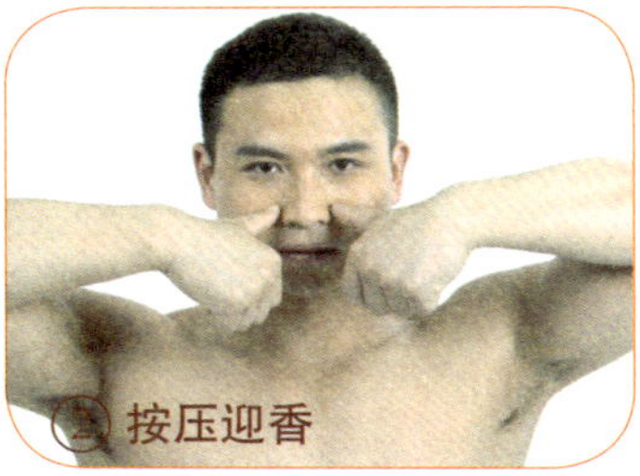
② 按压迎香

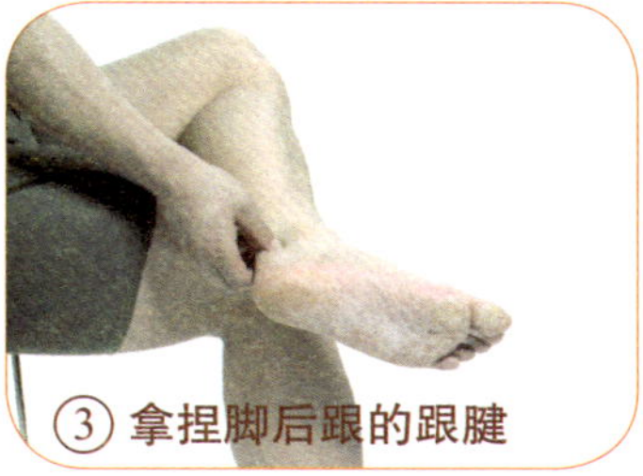
③ 拿捏脚后跟的跟腱

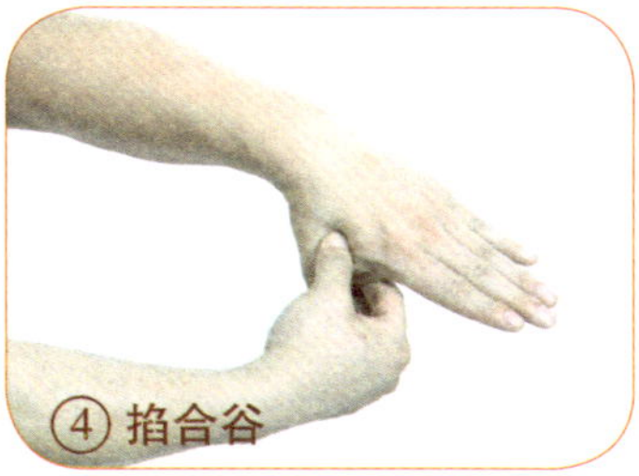
④ 掐合谷

妊娠呕吐

妊娠呕吐多发生在怀孕2～3个月，轻者即妊娠反应，不需特殊治疗，如果反应严重，呈持续性呕吐，甚至不能进食、饮水，并伴有上腹堵闷不适、头晕乏力即为妊娠呕吐。刮痧、拔罐可以有效地调节气机，起到降逆止呕的作用。

【典型症状】

恶心、呕吐、厌食或食入即吐。

【刮痧疗法】

> 特效穴位

中脘、内关、足三里、太冲、膻中。

> 操作手法

受术者取仰卧位，施术者用刮痧板先刮其胸腹部膻中至中脘（图①），然后刮前臂内关，再刮下肢外侧足三里，最后刮足背部太冲（图②）。隔日1次，7日为1个疗程。

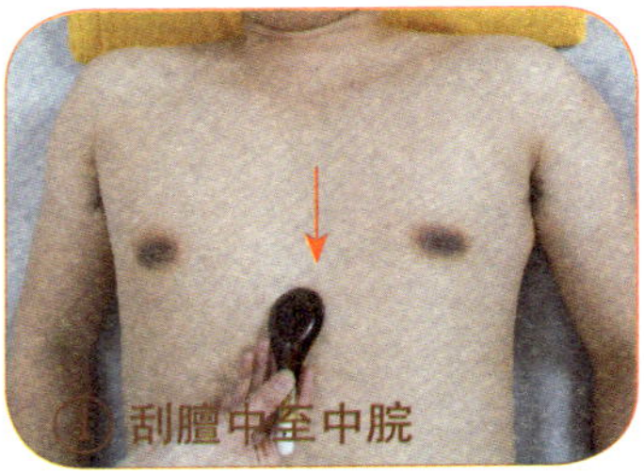
① 刮膻中至中脘

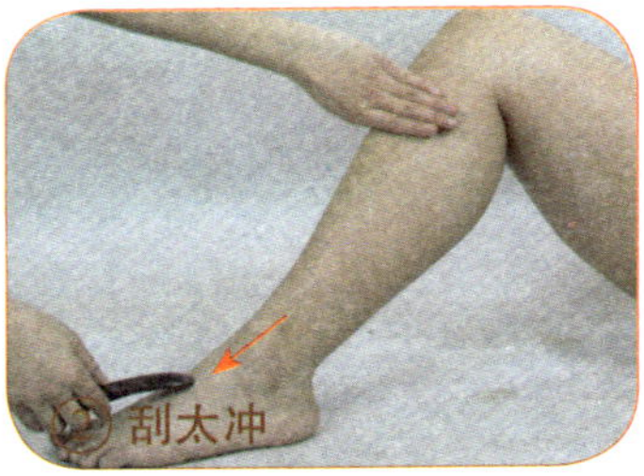
② 刮太冲

【拔罐疗法】

> 特效穴位

足三里、中脘、阴陵泉、丰隆、内关。

> 操作手法

足三里用闪罐的方法进行，直至局部皮肤变成紫红色。中脘需要选用中号的火罐，吸拔时间不宜过长，以局部皮肤变红即可。丰隆亦需要选用中号的火罐（图③），其吸力宜稍强，留罐10分钟左右。阴陵泉、内关（图④）都用小号的火罐。

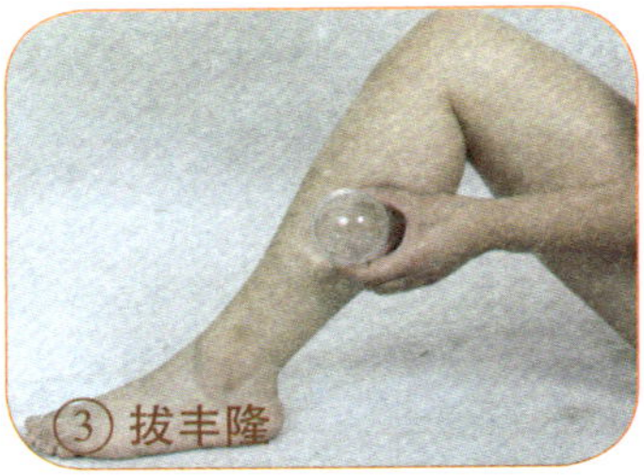
③ 拔丰隆

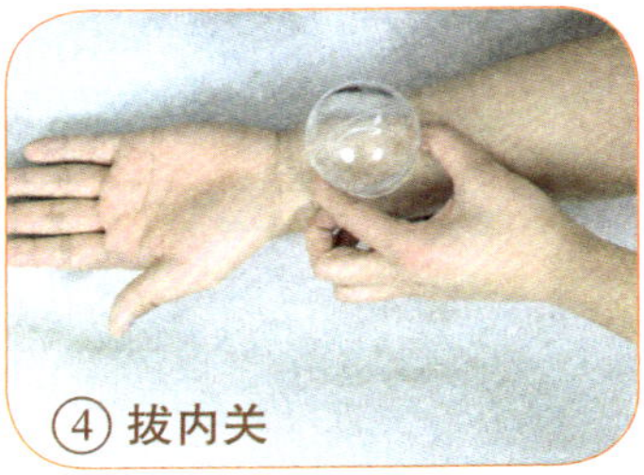
④ 拔内关

踝关节扭伤

踝关节扭伤是在外力作用下，超过正常活动量时，踝关节突然偏向一侧活动，引起关节周围软组织的撕裂伤，重者韧带完全断裂，甚至发生关节脱位。按摩、刮痧、拔罐疗法可以疏通局部的气血，达到缓解筋肉痉挛、减轻疼痛的目的。

【典型症状】

踝外侧疼痛、肿胀、走路跛行。

【按摩疗法】

特效穴位

解溪、足三里、昆仑、太溪、公孙、太白、三阴交、环跳、丘墟、悬钟、阳陵泉。

操作手法

1. 受术者取仰卧位，施术者一手托住受术者的足部，另一手用推法从远心端向近心端轻推踝关节肿胀部位（图①），每次2分钟，每分钟60～80次。

2. 施术者找到受术者的踝关节疼痛点，施术者食指、中指、无名指并拢，从痛点周围慢揉（图②），逐渐按到中心，用力由轻渐重，每次3分钟。

3. 施术者用拇指指腹按压受术者的环跳、昆仑（图③）、解溪、丘墟、悬钟、阳陵泉、太溪、公孙、太白等穴，每穴每次2分钟。

4. 施术者如见损伤部位皮下淤血，加按三阴交（图④）、足三里，按压时力度要适中，每穴每次2分钟。

—— 特别提示 ——

对于损伤比较严重的患者，建议还是应该到医院进行治疗，症状不是很严重的患者建议每天做一次按摩。

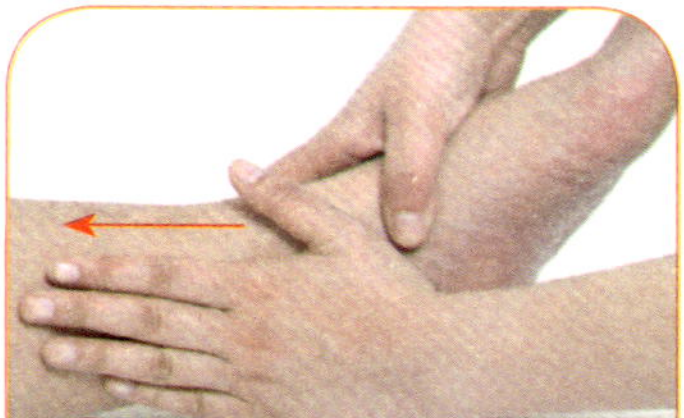
① 推揉肿胀部位

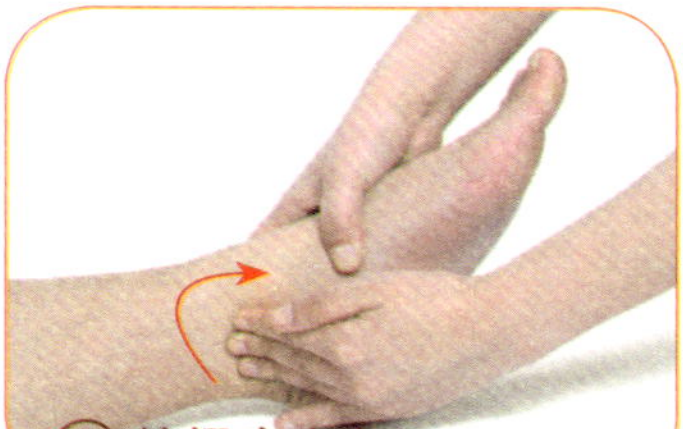
② 按揉疼痛点

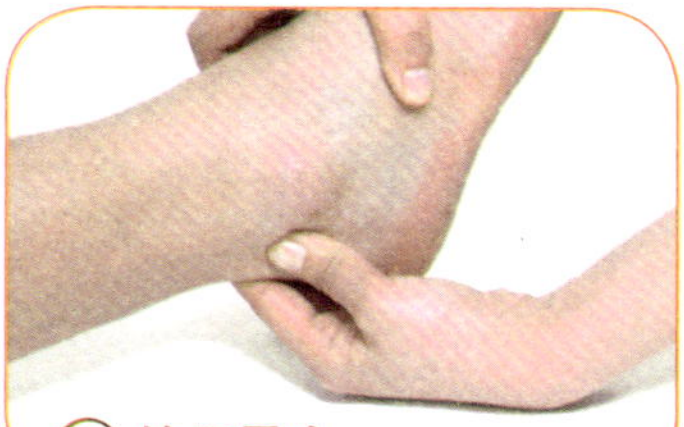
③ 按压昆仑

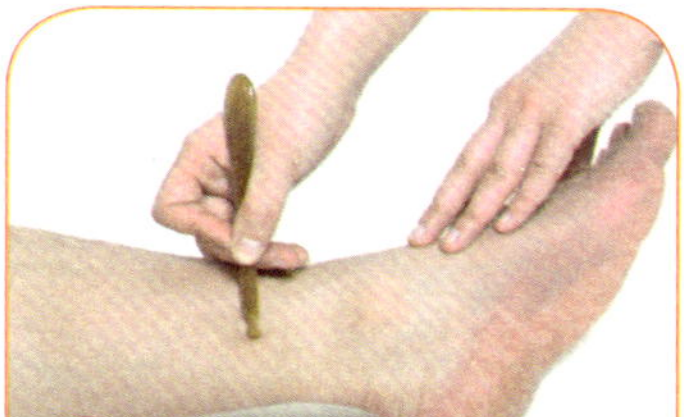
④ 按压三阴交

【刮痧疗法】

> 特效穴位

阳陵泉、悬钟、丘墟、曲泉、三阴交、中封、太冲、解溪、太溪。

> 操作手法

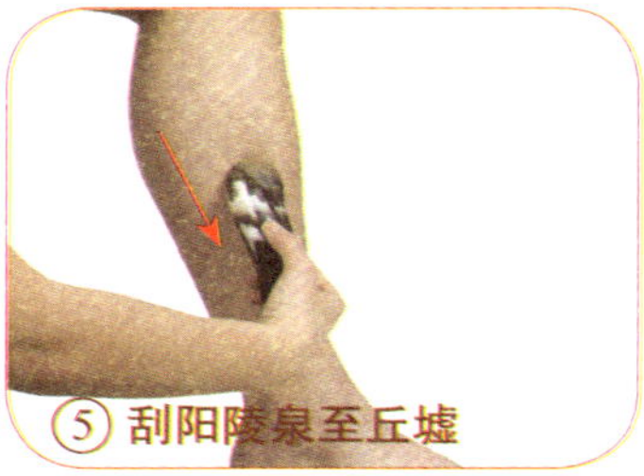
⑤ 刮阳陵泉至丘墟

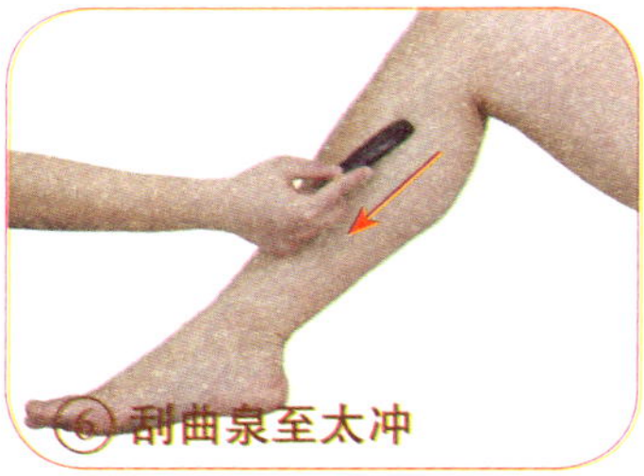
⑥ 刮曲泉至太冲

首先从足少阳胆经的阳陵泉开始，沿着小腿的外侧正中，经过悬钟，刮至丘墟（图⑤），然后从足厥阴肝经的曲泉穴开始，沿着小腿的内侧，经三阴交、中封等穴，刮拭至太冲穴（图⑥）。对于踝关节附近的解溪、太溪，直接用刮痧板的角端进行点按即可。

【拔罐疗法】

> 特效穴位

阿是穴。外踝疼痛明显者，加丘墟、悬钟；内踝疼痛明显者，加商丘、三阴交。

> 操作手法

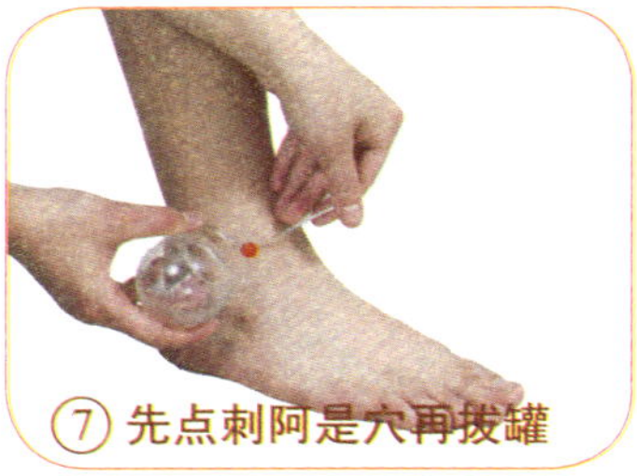
⑦ 先点刺阿是穴再拔罐

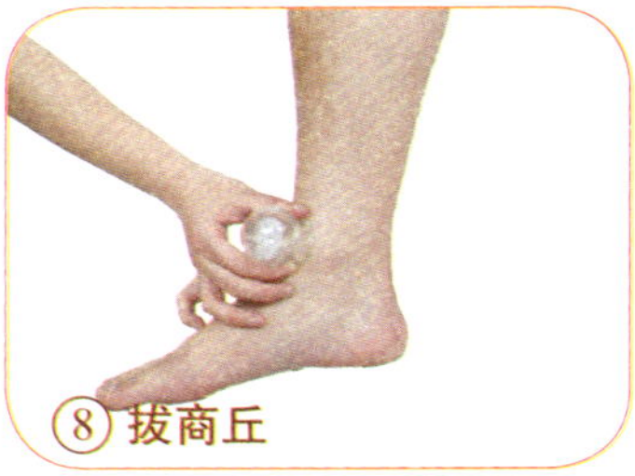
⑧ 拔商丘

找出最痛点，常规消毒，用三棱针叩刺数下后放血，待血由紫黑转为红色后，取1个中号火罐，用闪火法吸拔在阿是穴（图⑦）上，10分钟后取下，将淤血擦净。最后随症配伍丘墟、商丘等穴位，亦采用以上的操作进行（图⑧）。

—— 特别提示 ——

踝关节损伤是由筋肉受损后引起的疼痛和功能障碍，如果治疗不当或不及时，可导致受伤部位的气血凝滞，再加上风寒湿邪乘虚侵袭，会导致伤处气血凝滞、血不荣筋，出现筋肉的挛缩、疼痛。用放血疗法加拔罐可以促进淤血的排出，恢复关节的功能。

遗精

遗精可分为生理性遗精与病理性遗精。有梦而遗者称为梦遗，无梦而遗，甚至清醒时精液自行滑出者，称为滑精。遗精多由肾虚，精关不固，心肾不交，或湿热下注所致。按摩、刮痧、拔罐可以通过对经络的刺激调理脏腑，对遗精者非常有益。

【典型症状】

精液自遗。

【按摩疗法】

＞ 特效穴位

天枢、四满、中注、命门、神阙、阴交、气海、关元、阴陵泉、足三里、三阴交、太溪、照海、肾俞、三焦俞、关元俞、志室。

＞ 操作手法

1. 取仰卧位，双掌相对搓摩生热后，快速覆于肚脐两侧的天枢、四满（图①）、中注，待热量减弱后重复上述手法，反复操作5次。
2. 食指、中指、无名指和小指四指并拢，以指腹用力横向搓擦命门（图②），搓擦速度宜快，利于热量的产生，以透热为度，反复操作2～3分钟。
3. 施术者用拇指指腹点按受术者神阙、阴交、气海、关元、四满、中注（图③），每穴每次2分钟。
4. 施术者用拇指指腹点按受术者的阴陵泉、足三里、三阴交、太溪（图④）、照海，以穴位局部有酸胀感为佳，足三里可适当加重力度或配合弹拨手法，每穴每次1分钟。
5. 受术者俯卧，施术者用双手拇指按揉肾俞、三焦俞、关元俞、志室，逐渐用力按揉，至穴位局部有酸胀感为宜。

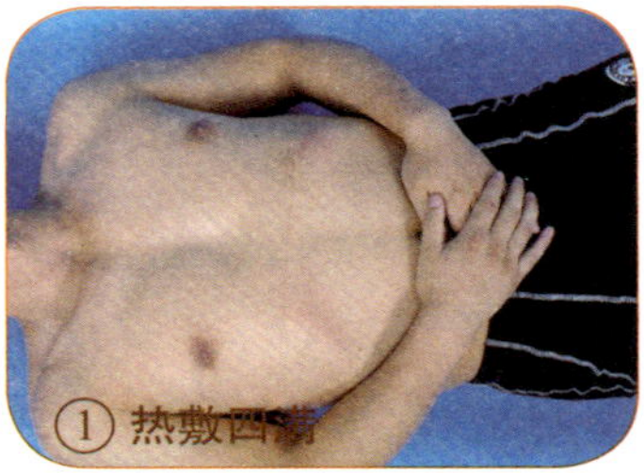
① 热敷四满

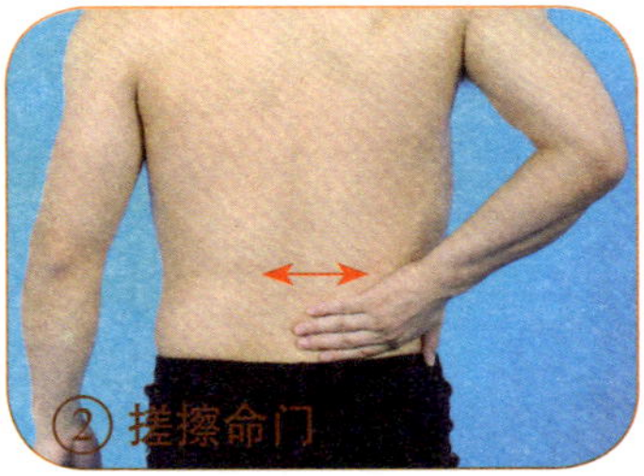
② 搓擦命门

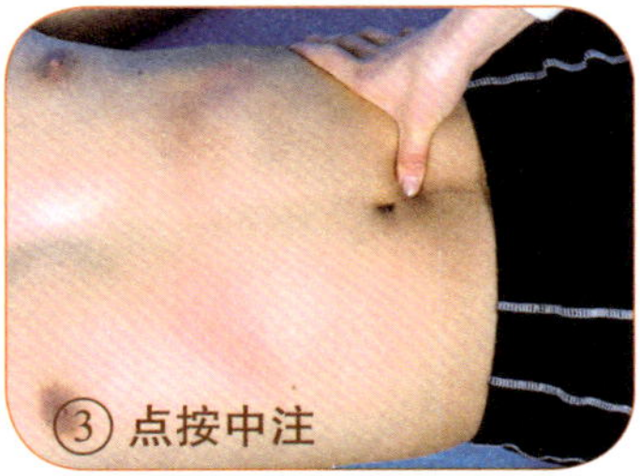
③ 点按中注

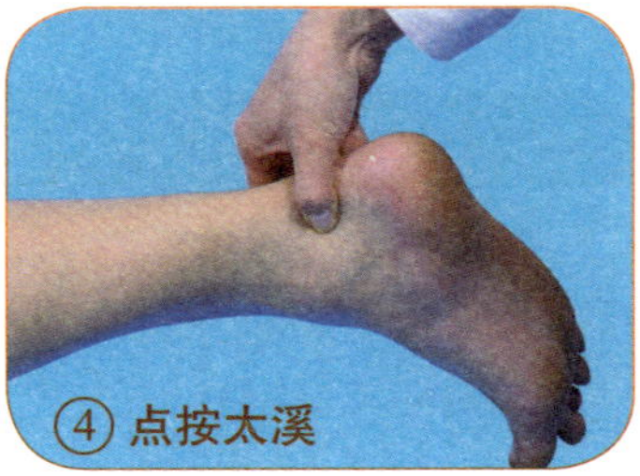
④ 点按太溪

【刮痧疗法】

> 特效穴位

气海、关元、中注、中极、三阴交、涌泉、太溪、肝俞、肾俞。

> 操作手法

1. 受术者取仰卧位，暴露所刮拭的部位，施术者一手持刮痧板，用刮痧板的棱角点按其中注穴，每次10～15次，以局部皮肤红润为度。

特别提示

刮拭骨骼附近穴位时，如太溪、三阴交穴，操作时应避免触碰骨骼而引起疼痛。

2. 施术者用刮痧板由上向下刮拭气海至中极，每次刮拭16～18次，再用刮痧板逆时针绕脐按揉摩擦5～8次，以受术者感觉有热度为宜。

3. 受术者屈膝，暴露小腿下部，施术者用刮痧板点按三阴交、太溪、涌泉（图⑤），力度适中。

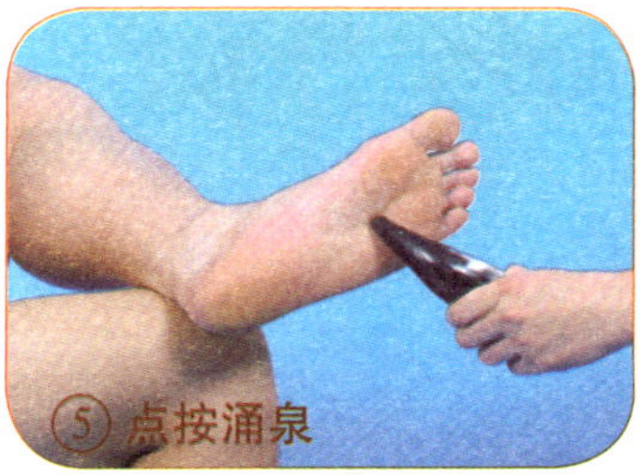

⑤ 点按涌泉

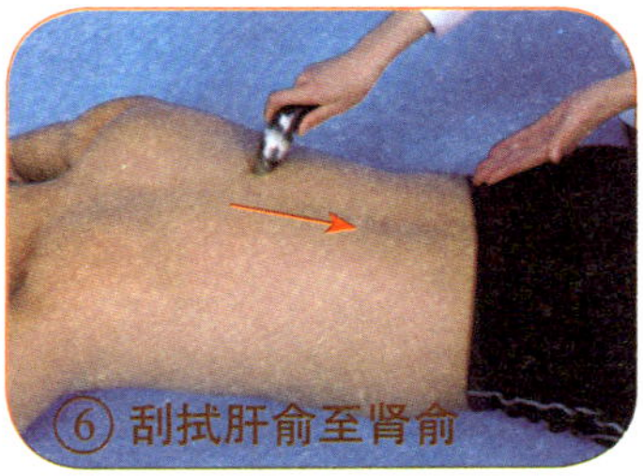

⑥ 刮拭肝俞至肾俞

4. 受术者取俯卧位，暴露背腰部，施术者用热毛巾清洁需刮拭的部位，再均匀涂抹刮痧介质，用刮痧板刮拭肝俞至肾俞（图⑥），由上向下直线刮拭，每侧各刮拭16～18次，以局部皮肤出现紫红色痧点为宜。

【拔罐疗法】

> 特效穴位

肾俞、关元、大赫、内关、神门、足三里、三阴交、太溪、中极、气海。因湿热下注引起口苦舌黄腻者，加阳陵泉、曲池。

> 操作手法

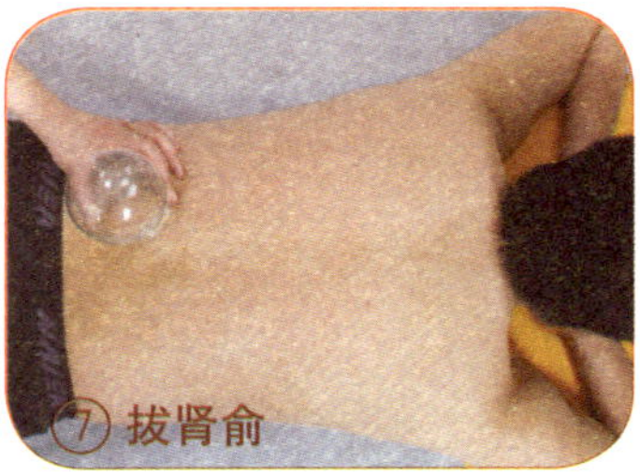

⑦ 拔肾俞

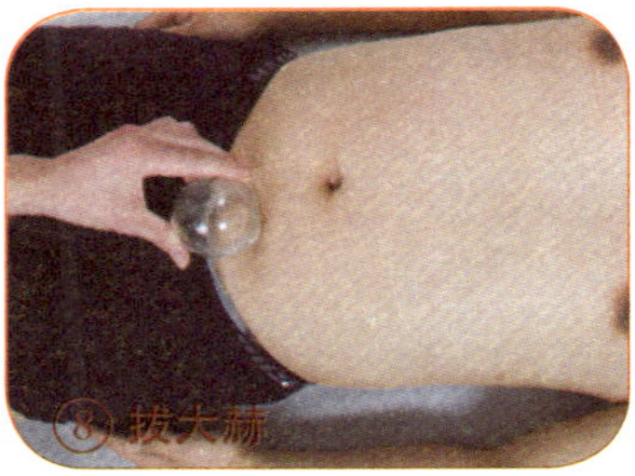

⑧ 拔大赫

肾俞（图⑦）、大赫（图⑧）等主穴经消毒以后，分别用闪火法拔罐，留罐10～15分钟，每天1～2次，以皮肤出现紫红色淤血为度。并随症加拔配穴。曲池亦可用三棱针点刺放血，如属寒者，则不适宜用此法。

腹泻

腹泻是一种常见症状，是指排便次数明显超过平日习惯的频率，粪质稀薄，水分增加。腹泻分急性和慢性两类。急性腹泻发病急剧，病程在2～3周之内。慢性腹泻指病程在两个月以上或间歇期在2～4周内的复发性腹泻。按摩、刮痧、拔罐有补虚扶弱的作用，可达到缓解腹泻的效果。

【典型症状】

粪便稀薄、排便次数增加。

【按摩疗法】

> 特效穴位

曲池、手三里、内关、合谷、中脘、大巨、天枢、足三里、上巨虚、下巨虚、阳陵泉、脾俞、胃俞、大肠俞、小肠俞、膏肓俞、下脘、三阴交。

> 操作手法

1. 用拇指指腹按揉曲池、手三里、内关、合谷等穴，逐渐用力，力度以能耐受为宜，以局部穴位有酸胀感为佳。两手交替进行，每穴每次各2分钟。
2. 用拇指指腹按揉中脘、下脘（图①）、大巨、天枢，力度稍轻，每穴每次2分钟。
3. 手握空拳，连续叩击足三里（图②）、三阴交、上巨虚、下巨虚、阳陵泉，可适当增加力度，每穴每次连续叩击20～30次。
4. 受术者俯卧，施术者用拇指指腹按压其脾俞（图③）、胃俞、大肠俞、小肠俞，按压时可逐渐用力配以揉法，每穴每次1～2分钟。
5. 施术者双手手掌相重叠，按揉受术者的膏肓俞（图④）1～2分钟。

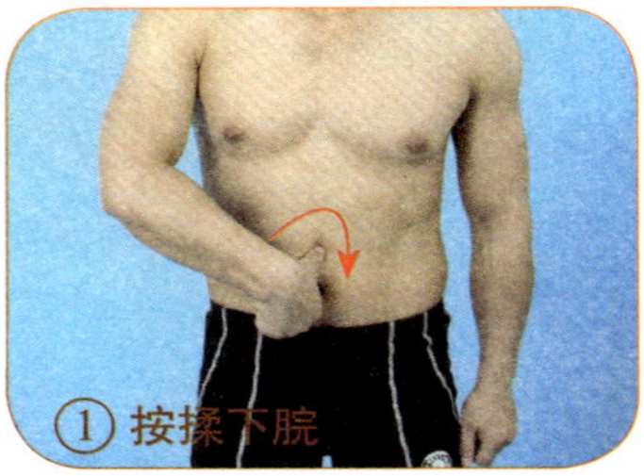
①按揉下脘

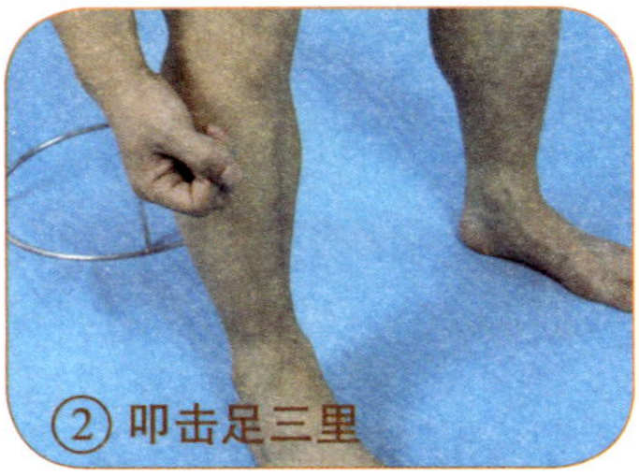
②叩击足三里

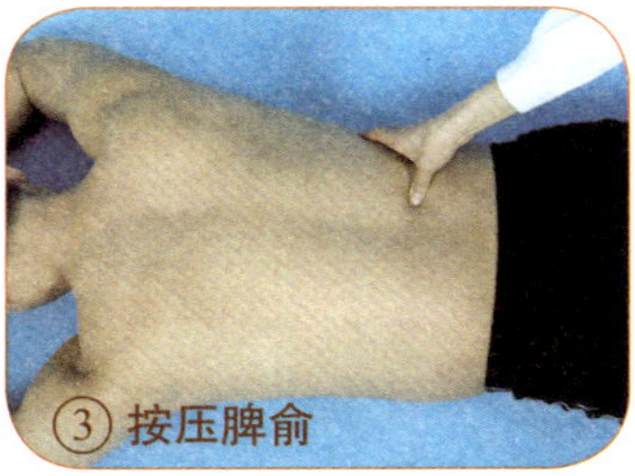
③按压脾俞

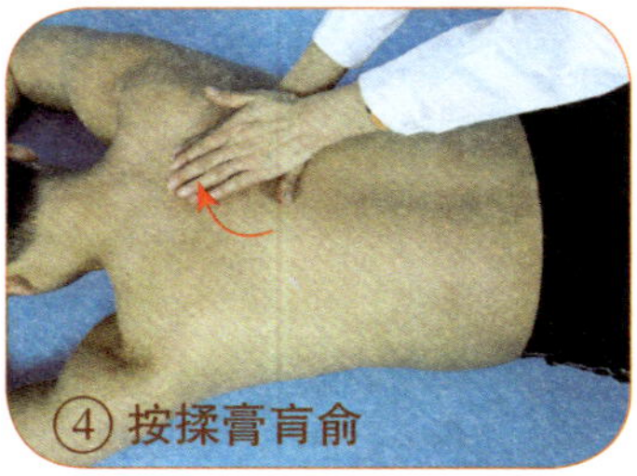
④按揉膏肓俞

【刮痧疗法】

> 特效穴位

天枢、气海、关元、中极、足三里、阳陵泉、丰隆、脾俞、胃俞、肾俞、大肠俞。

> 操作手法

1. 受术者取仰卧位，暴露所刮拭的部位，施术者用热毛巾清洁其局部，均匀涂抹刮痧介质。先用刮痧板点按其天枢（图⑤），而后自上向下有规律地自天枢刮拭至气海、关元、中极等穴，每穴各12～16次，每侧各刮15～20次。

—— 特别提示 ——

背部膀胱经的刮拭应由上至下单向操作；刮拭关节附近穴位时，常用点压法，手法宜轻，避免造成损伤。

2. 受术者取坐位，暴露双下肢，施术者用刮痧板点压、按揉、刮拭其双下肢的足三里、阳陵泉、丰隆各15～20次。

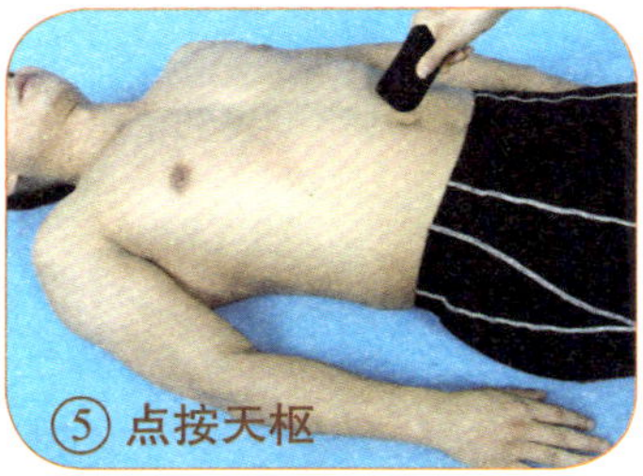
⑤ 点按天枢

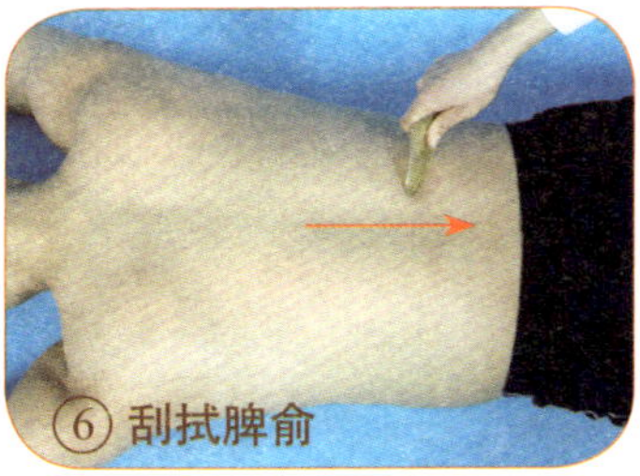
⑥ 刮拭脾俞

3. 受术者取俯卧位，暴露背部，施术者先均匀涂抹刮痧介质，再用刮痧板自受术者脊柱两侧由上向下有规律地刮拭其膀胱经的脾俞（图⑥）、胃俞、肾俞、大肠俞，每侧15～20次。

【拔罐疗法】

> 特效穴位

神阙、大椎及背脊两侧膀胱经循行部位。

> 操作手法

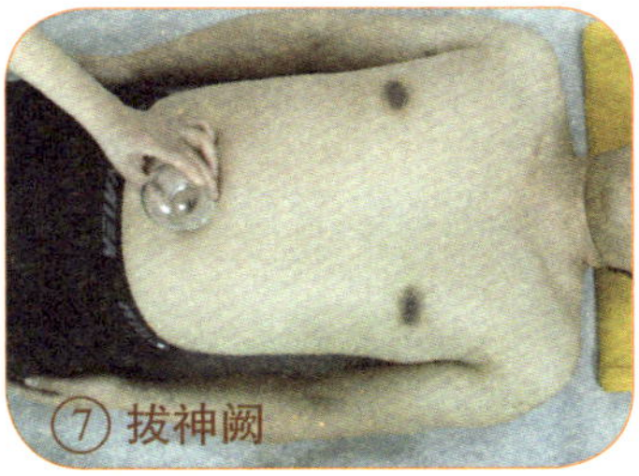
⑦ 拔神阙

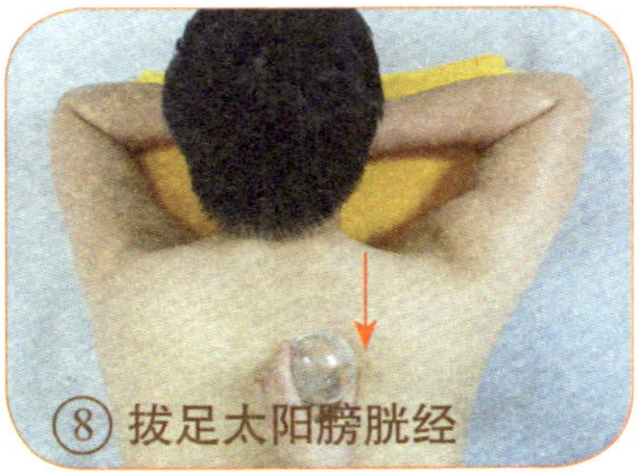
⑧ 拔足太阳膀胱经

1. 取神阙穴，用单纯罐法（图⑦），将罐吸拔在穴位上留罐5～10分钟，每日1次，以局部皮肤明显淤血为佳。

2. 用火罐以走罐法拔背部的足太阳膀胱经（图⑧）。

口腔溃疡

口腔溃疡，又称为“口疮”，是发生在口腔黏膜上的浅表性溃疡，从米粒至黄豆大小不等，是口腔黏膜的常见病症。诱因可能是局部创伤、精神紧张、食物、药物、激素水平改变及维生素、微量元素缺乏。通过按摩有效穴位可缓解该症状。

【典型症状】

口、唇、舌等部位红肿发炎或形成水疱、溃疡糜烂等。

【按摩疗法】

> 特效穴位

颊车、迎香、颧髎、人中、地仓、承浆、下关、涌泉、合谷、神门、劳宫。

> 操作手法

1. 双手食指、中指并拢按揉颊车（图①）、迎香、颧髎，每穴每次按揉1～2分钟。
2. 双手食指、中指、无名指并拢，以三指指腹点按口唇周围，由人中向两侧经地仓按至下颌唇沟的承浆，然后再由承浆返回至人中穴，往返操作3～5次，力度适中。
3. 受术者取坐位，施术者用双手拇指指腹按压其下关（图②），力度适中，每次1～2分钟，以穴位局部感觉酸胀为宜。
4. 施术者拇指指腹按揉受术者的合谷、神门、劳宫（图③），用力稍重，每穴每次1分钟，劳宫穴可重点按揉，至感觉酸胀为宜。

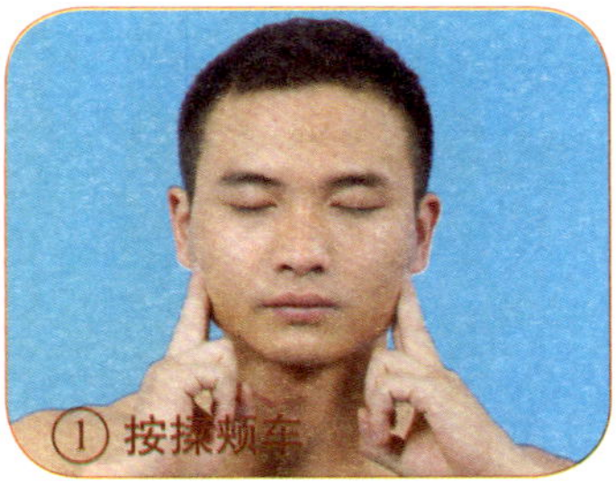
① 按揉颊车

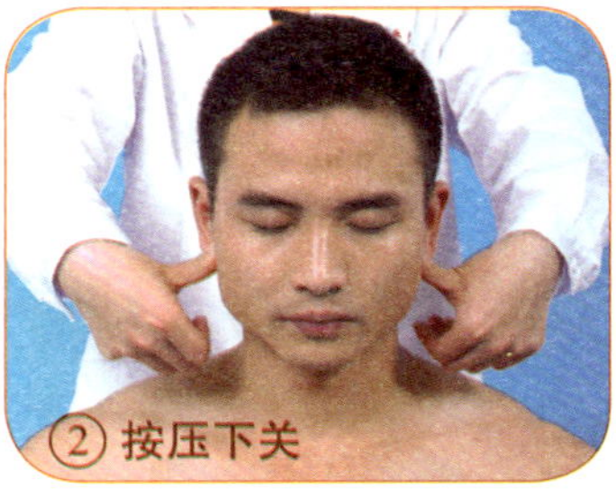
② 按压下关

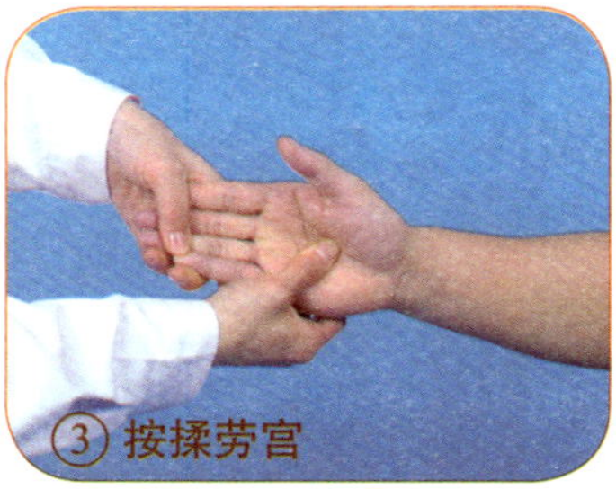
③ 按揉劳宫

—— 特别提示 ——

第一次按摩时，溃疡可能有些疼痛，但逐渐可以适应，按摩几次溃疡面可见明显的好转。

面瘫

面瘫，是以面部表情肌群出现运动障碍为主要特征的一种常见病，常表现为口眼歪斜。它不受年龄限制，患者面部往往连最基本的抬眉、闭眼等动作都无法完成。按摩、刮痧可以疏通气血，对面瘫有很好的疗效，是临床辅助治疗面瘫的常用方法。

【典型症状】

口眼歪斜、流泪或流涎。

【按摩疗法】

> 特效穴位

丝竹空、睛明、四白、瞳子髎、阳白、颧髎、攒竹、水沟、承浆、翳风、颊车、地仓穴。

> 操作手法

1. 用拇指按揉以上诸穴，每穴每次2分钟（图①）。
2. 用拇指固定食、中、无名指猛力弹出，以指端自上而下依次弹击面颊（图②），注意弹击时力度要适中。

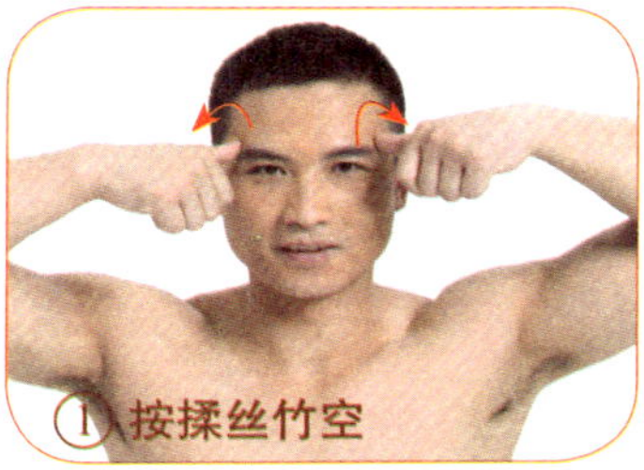

① 按揉丝竹空

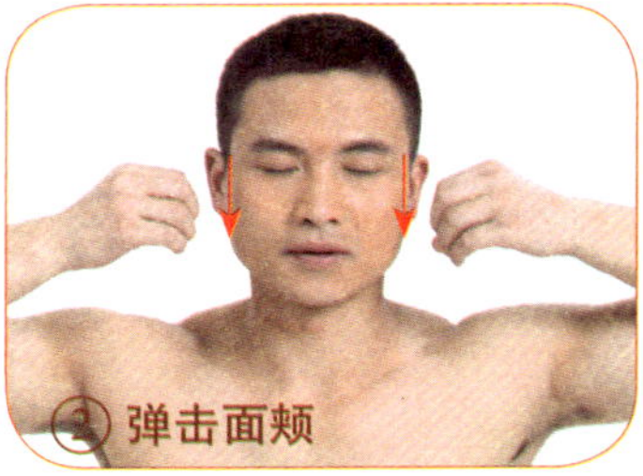

② 弹击面颊

【刮痧疗法】

> 特效穴位

攒竹、瞳子髎、丝竹空、颧髎、率谷。发热者，加曲池。

> 操作手法

对所有面部穴位皆用刮痧板的厚缘刮拭，用力要轻。兼有口眼歪斜者，加阳白、颊车、合谷。先刮头面颧髎至瞳子髎（图③）、攒竹至丝竹空（图④），再刮拭头侧的率谷。

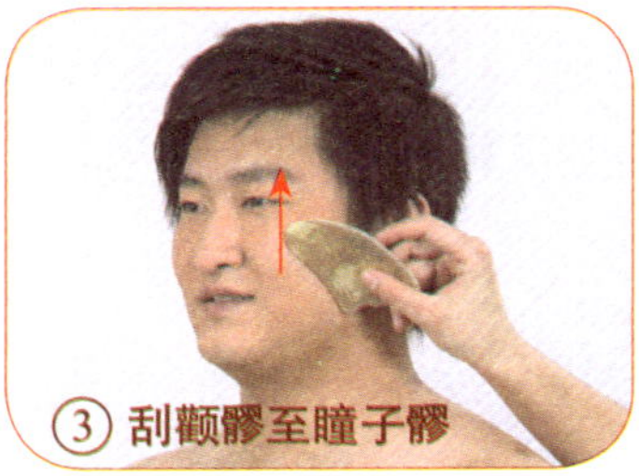

③ 刮颧髎至瞳子髎

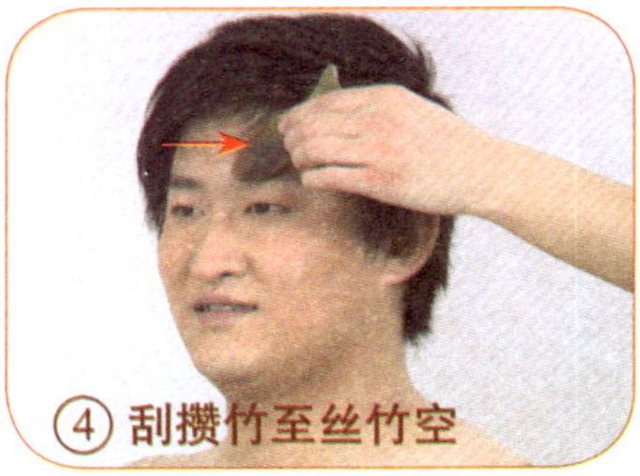

④ 刮攒竹至丝竹空

哮喘

哮喘是一种常见、反复发作的过敏性疾病，主要是因支气管痉挛、黏膜水肿、分泌物增多而引起支气管阻塞。其典型的表现是呼吸困难，并伴有哮鸣音，严重者会出现干咳或咯大量白色泡沫痰等现象。哮喘可在瞬间突然发作，可持续数小时甚至数天。

【典型症状】

咳嗽、喘息、呼吸困难、胸闷、咳痰。

【按摩疗法】

> 特效穴位

膻中、鸠尾、天突、内关、列缺、曲池、足三里、丰隆、大椎、肺俞、风门、脾俞、肾俞、命门。

> 操作手法

1. 患者食指、中指并拢或食指、中指、无名指三指并拢按揉膻中1～2分钟。然后由膻中向下推按至鸠尾，反复操作6～10次。
2. 用拇指或食指指腹点按天突（图①）、内关、列缺、曲池各1～2分钟。
3. 手握拳叩击足三里（图②）、丰隆，每次各3～5分钟，每天3～5次，10天为1个疗程，症状可明显缓解，同时可延长发作间隔时间。
4. 受术者取仰卧位，施术者站在其体侧，双掌自胸部中央向两侧分推，反复操作10次，以感觉温热为度，操作时要全掌用力。
5. 受术者取俯卧位，施术者用拇指指腹点按其大椎（图③），

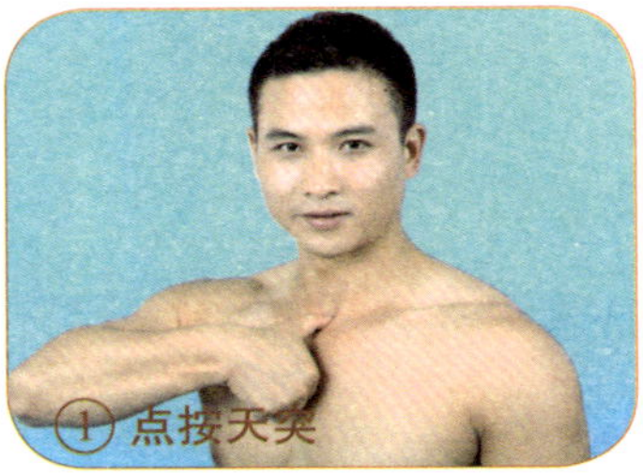
① 点按天突

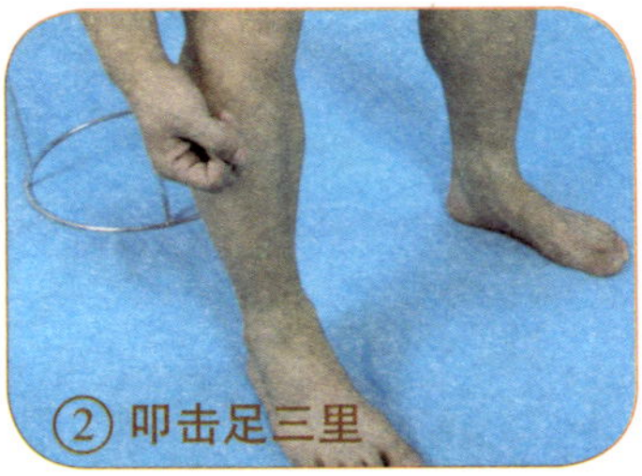
② 叩击足三里

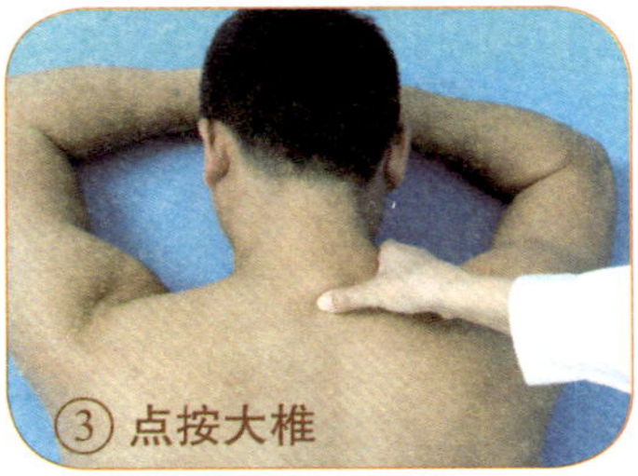
③ 点按大椎

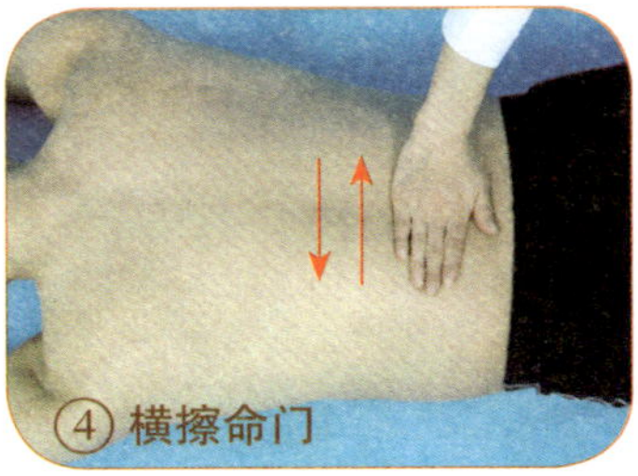
④ 横擦命门

反复操作5～10次，以背部有温热感为度。

6. 施术者点按受术者的肺俞、风门、脾俞、肾俞，各2～3分钟，要逐渐用力。

7. 施术者用手掌横擦受术者腰部肾俞、命门（上页图④），以局部透热为度，手法宜轻快，避免擦破皮肤。

【刮痧疗法】

＞ 特效穴位

肾俞、天突至膻中、大杼至膈俞、尺泽至太渊、足三里至丰隆、脾俞至志室。

＞ 操作手法

1. 受术者取仰卧位，双手自然放于身体两侧，施术者用热毛巾清洁其局部皮肤，涂抹上刮痧介质，用刮痧板的平面迅速而均匀地摩擦要刮的部位，以受术者感到局部有热感为度。

2. 施术者用刮痧板从受术者的天突刮至膻中，直线刮拭10～20次，以局部皮肤出现红晕为宜。

3. 施术者持硬币从受术者尺泽刮至太渊（图⑤），反复操作10～15次，然后持小勺子由其足三里刮拭至丰隆（图⑥），反复15～18次，由上至下单向刮动，以局部皮肤出现红晕为度。

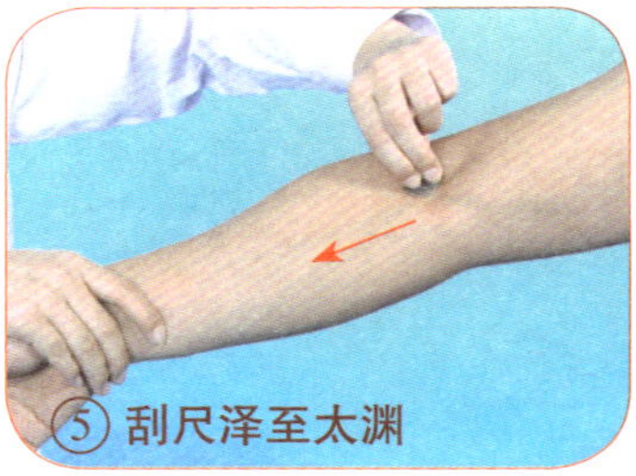
⑤ 刮尺泽至太渊

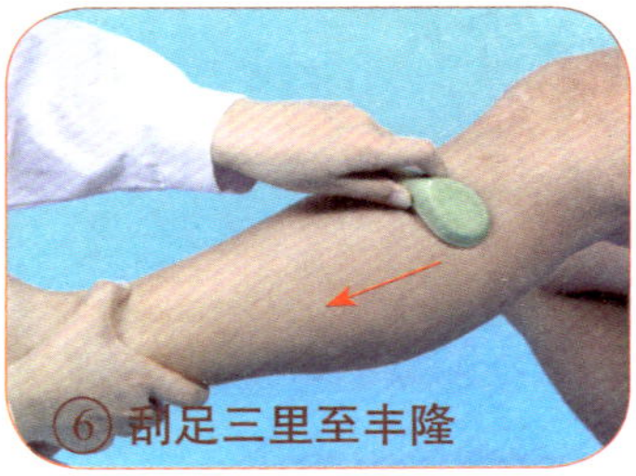
⑥ 刮足三里至丰隆

4. 受术者取俯卧位，施术者由受术者的大杼刮至膈俞、脾俞至志室，刮拭15～18次，以局部皮肤出现红晕或紫红色痧点为宜。

特别提示

胸部刮痧手法要轻柔。单方向刮动，力度要均匀适中，以局部出现紫红色的痧痕为度。

辅助治疗小贴士

◎饮食宜清淡，少刺激，不宜过饱、过咸、过甜，忌生冷、酒、辛辣等刺激性食物。
◎突击性强烈的或长时间的体力劳动以及紧张的竞技性运动，均可诱发哮喘。
◎寻找过敏因素，并加以预防。有30%～40%的支气管哮喘者可查出过敏原。尘螨、猫狗等动物的皮垢、霉菌、花粉、牛奶、禽蛋、蚕丝、羽毛、飞蛾、棉絮、真菌等都是重要的过敏原。哮喘患者应在生活中尽量避免与上述物品接触。

腰椎骨质增生

腰椎骨质增生一般是因为人随着年龄的增长，椎间盘逐渐失去水分，椎间隙变窄，椎体不稳，纤维环在椎体边缘外发生撕裂，导致髓核突出，将后纵韧带的骨膜顶起，其下产生新骨，形成骨刺或骨质增生。实施家庭按摩可作为该慢性病的保健康复手段之一。

【典型症状】

腰部酸痛、腰部僵硬、弯腰受限。

【按摩疗法】

> 特效穴位

肾俞、腰眼、命门、大杼、腰阳关、委中、后溪。

> 操作手法

1. 用手把网球置于腰眼穴上，手掌环状按压网球（图①），使力量通过网球间接作用于腰眼穴，反复操作5分钟。
2. 双手拇指置于腰部肾俞，逐渐用力，以局部有胀感为宜，点按2分钟。
3. 双手握拳，将拳眼贴于双侧肾俞穴，顺时针、逆时针各摩擦20圈，同时双脚跟轻轻抬起再落地，反复操作5～10分钟。
4. 五指并拢，双手掌快速摩擦至有热感，再将手掌紧贴于腰部命门及两侧肾俞（图②），然后上下往返搓擦腰部两侧，至发热为宜。
5. 施术者拇指指腹点按受术者大杼（图③）、腰阳关各2分钟，逐渐用力，以局部有酸胀感为宜。
6. 施术者双掌横向快速摩擦受术者腰部命门，双掌前后交替进行，以透热为度。
7. 施术者用拇指指腹按揉受术者委中、后溪（图④）各1分钟，以局部感觉酸胀为宜。

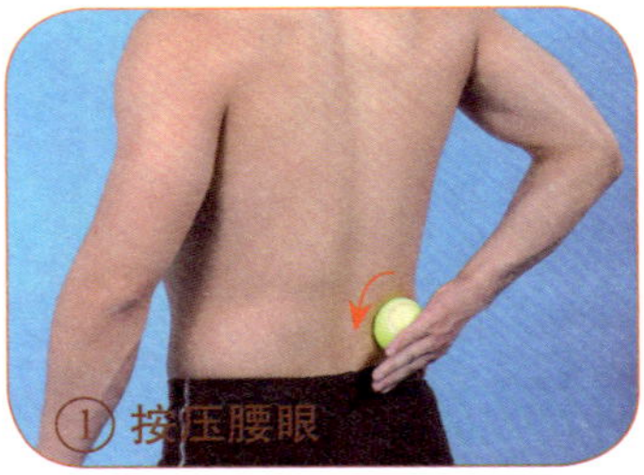
① 按压腰眼

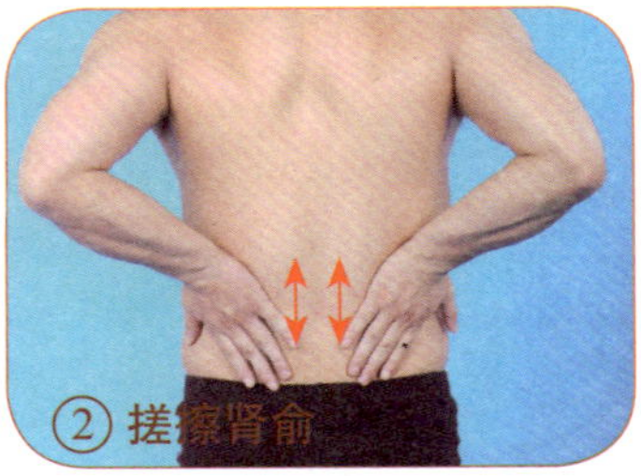
② 搓擦肾俞

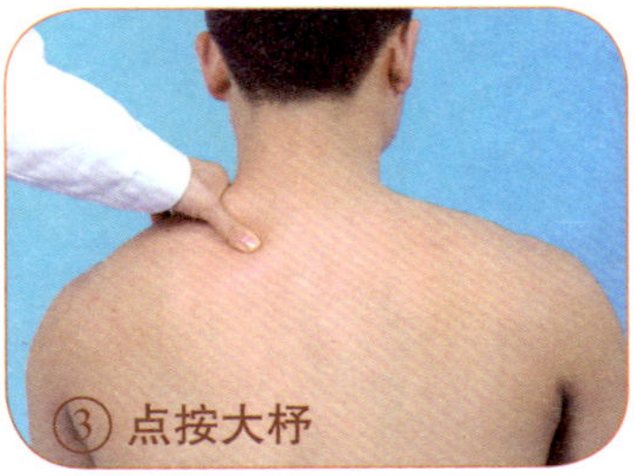
③ 点按大杼

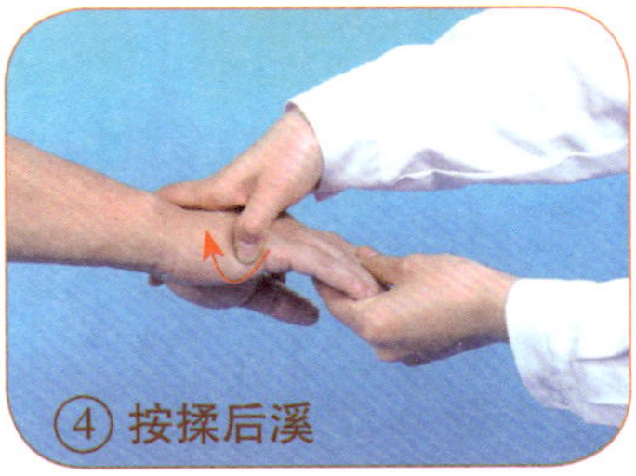
④ 按揉后溪

慢性胃炎

慢性胃炎是由多种病因引起的各种慢性胃黏膜炎性病变，其起病缓慢，多于进食后有胃脘部的不适或疼痛、食欲减退、恶心、呕吐、腹胀及嗳气等现象。刮痧、拔罐可以通过对胃肠气机的调理，恢复其正常的功能，是中医学的特色疗法。

【典型症状】

上腹隐痛、食欲减退、餐后饱胀。

【刮痧疗法】

> 特效穴位

双侧的膈俞至脾俞、胃俞、中脘、天枢。

> 操作手法

1. 受术者取俯卧位，施术者从其膈俞到脾俞（图①）、胃俞沿着从上至下的方向进行刮拭，以补法为主。
2. 用刮痧板厚缘刮拭受术者的中脘、天枢（图②）。

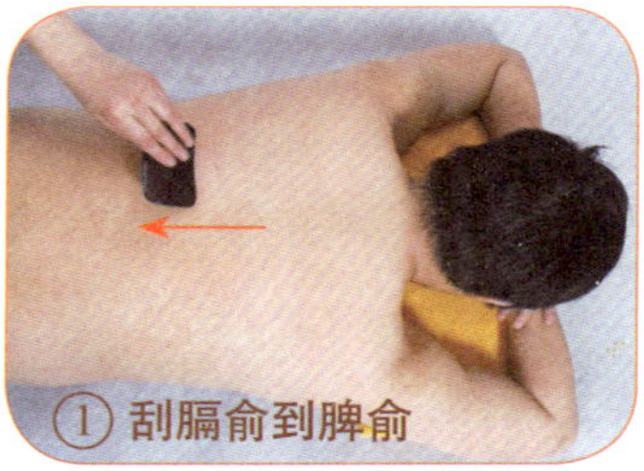
① 刮膈俞到脾俞

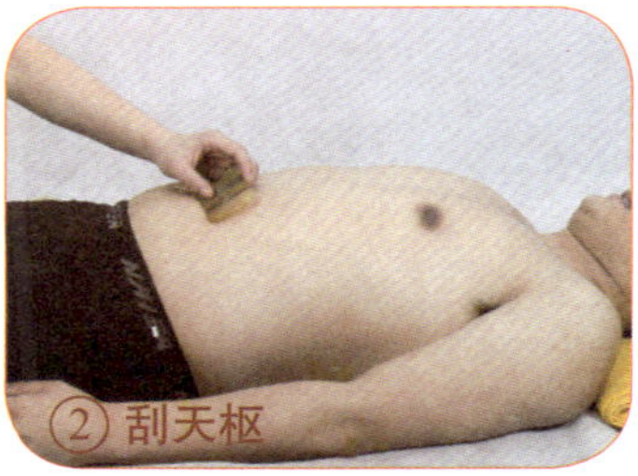
② 刮天枢

【拔罐疗法】

> 特效穴位

脾俞、胆俞、胃俞、大椎。

> 操作手法

1. 受术者取坐位，施术者用常规拔罐法拔其脾俞、胆俞（图③）、胃俞，留罐10分钟，隔日1次。
2. 受术者取俯卧位，施术者先用三棱针点刺放血后，再用闪火法拔罐大椎（图④），留罐10分钟，隔日1次。

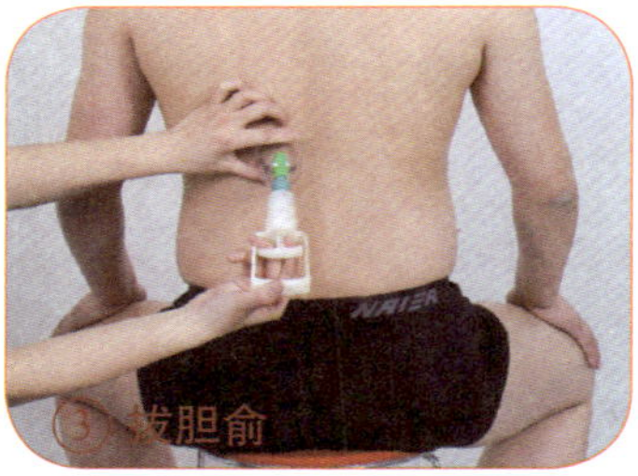
③ 拔胆俞

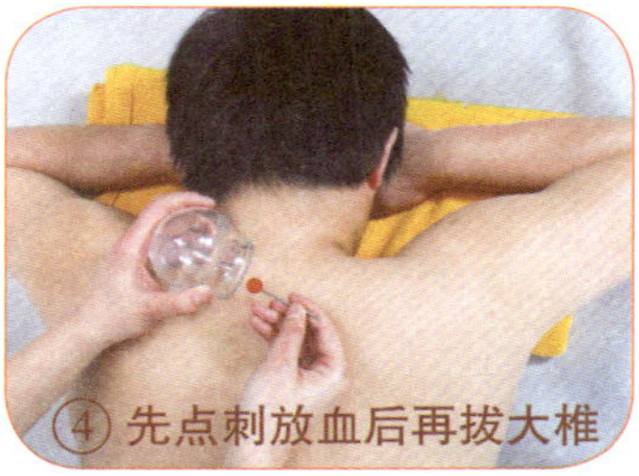
④ 先点刺放血后再拔大椎

糖尿病

糖尿病是一种常见的代谢紊乱性疾病，是胰岛素绝对或相对分泌不足所引起的病症，包括糖、蛋白质、脂肪、水以及电解质等代谢的紊乱，其特点为血糖过高。按摩、刮痧、拔罐可通过对穴位的调理作用，达到治本补虚、平衡代谢的作用。

【典型症状】

多尿、多饮、多食、消瘦。

【按摩疗法】

> 特效穴位

印堂、睛明、四白、足三里、三阴交、血海、肺俞、肾俞、脾俞、胃俞、中脘。

> 操作手法

1. 食指指腹按揉印堂、睛明、四白（图①），顺时针、逆时针各10圈。

2. 手握空拳或按摩槌敲击下肢足三里（图②）、三阴交，每穴敲击2～3分钟。

3. 受术者俯卧，施术者用双手拇指按揉其脾俞，逐渐用力，再逐渐放松，点压3～5分钟，以受术者感到酸胀为宜。

4. 施术者双手拇指重叠按于受术者的肺俞，做与膀胱经循行路线相垂直方向的弹拨按摩，其余四指置于背部以助力，两侧分别进行，按摩至肾俞止，弹拨力度以受术者能耐受为度。

5. 施术者用拇指按揉受术者的肺俞（图③）、脾俞、胃俞、肾俞，用力稍重，每穴每次2分钟，以受术者感到酸胀为宜。

6. 受术者端坐，施术者拇指和其余四指相对用力按揉其中脘、血海（图④）、足三里、三阴交，每穴每次1～2分钟。

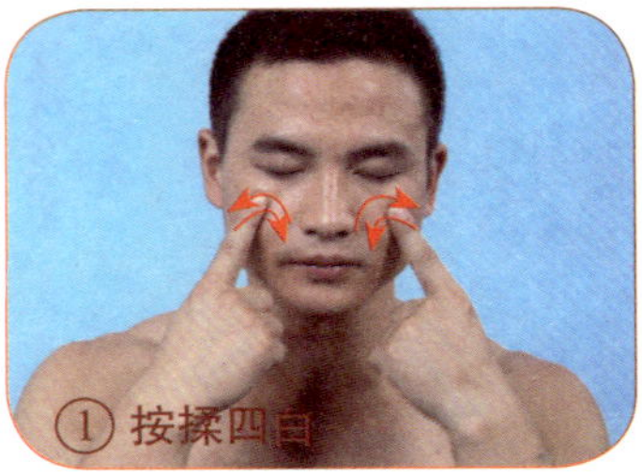

① 按揉四白

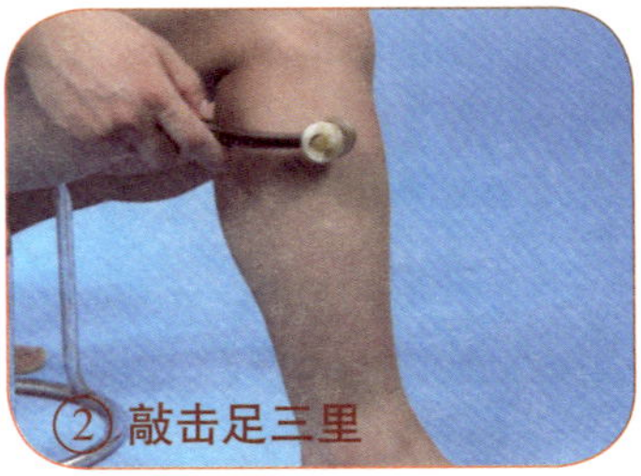

② 敲击足三里

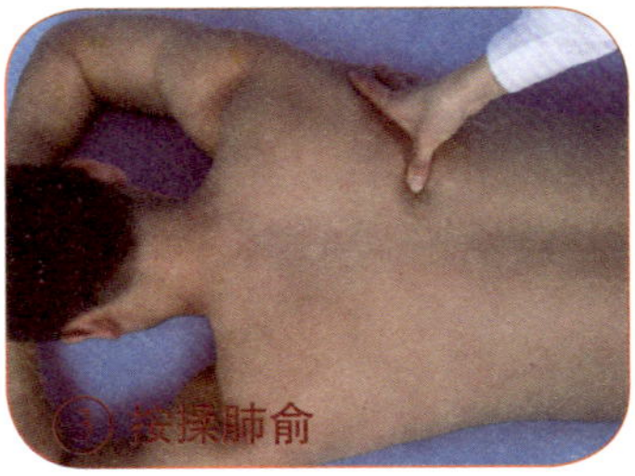

③ 按揉肺俞

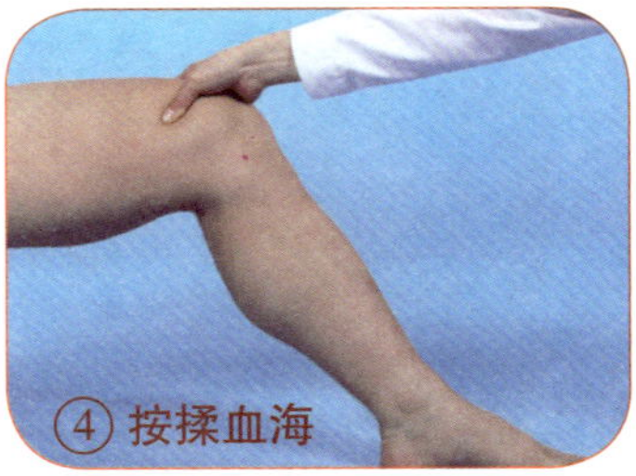

④ 按揉血海

【刮痧疗法】

> 特效穴位

肺俞、脾俞、中脘、足三里。

> 操作手法

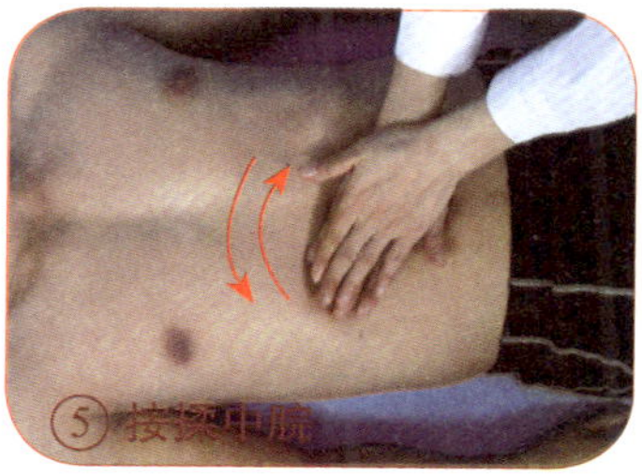
⑤按揉中脘

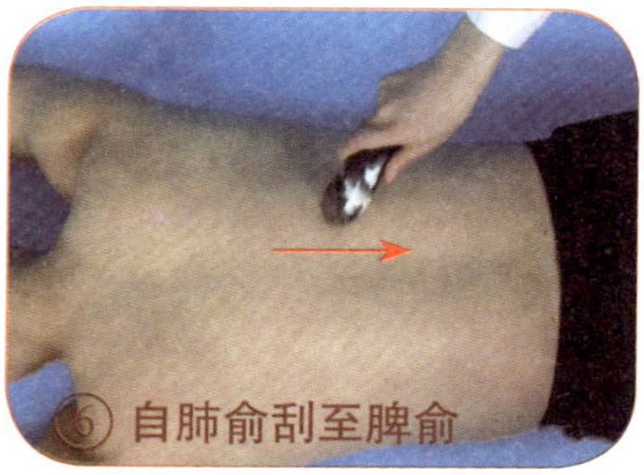
⑥自肺俞刮至脾俞

1. 受术者取仰卧位，在相应穴位涂抹刮痧介质，双手重叠按于中脘（图⑤）上，利用腕关节力量点压，有规律地按顺、逆时针方向各按揉6～8次。

2. 受术者取仰卧位，将刮痧板的棱角按置在其足三里上，利用手腕部的力量有规律地做旋转，每次每侧2～3分钟。速度宜慢，力量可稍重。

3. 受术者取俯卧位，用刮痧板自肺俞至脾俞进行直线刮拭（图⑥），以局部皮肤出现红晕为宜。

【拔罐疗法】

> 特效穴位

双侧肺俞至肾俞、足三里、三阴交、太溪。以消谷善饥为主要症状者，加梁门、天枢。

> 操作手法

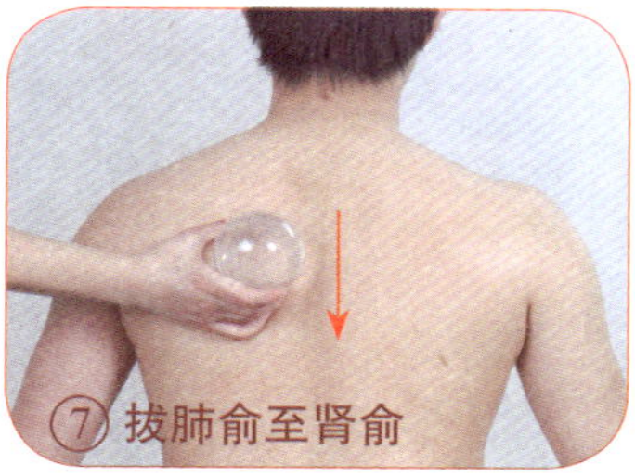
⑦拔肺俞至肾俞

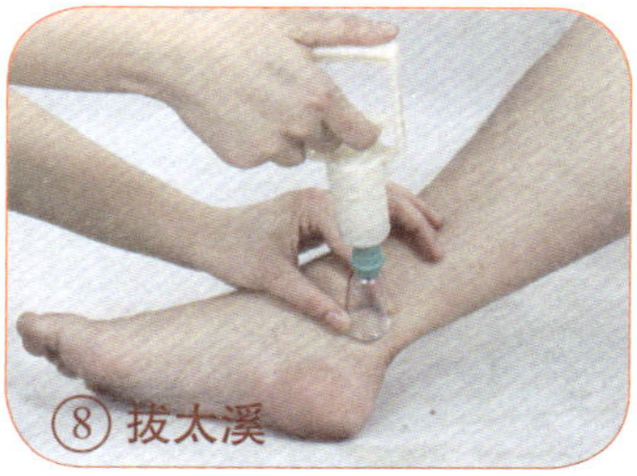
⑧拔太溪

吸拔肺俞至肾俞（图⑦）、足三里、三阴交、太溪（图⑧），拔罐后各留罐10～20分钟，亦可用排罐法。

—— 辅助治疗小贴士 ——

◎饮食定时定量，每餐饮食按照计划进食，不可任意增减。
◎配合长期性且适当的运动、药物、饮食的控制。
◎烹调多采用清蒸、水煮、凉拌、涮、烤、烧、炖、卤等方式。不可太咸，每日盐的摄入量以6克以下为宜。

慢性阑尾炎

慢性阑尾炎是阑尾急性炎症消退后遗留的慢性炎症病变，临床上将其分为原发性慢性阑尾炎和继发性慢性阑尾炎两种。其特点为病程持续较长，症状发展缓慢。刮痧和拔罐疗法可以作为慢性阑尾炎的辅助疗法，以缓解其症状。

【典型症状】

右下腹部的疼痛，呈间断性隐痛或胀痛。

【刮痧疗法】

> 特效穴位

大肠俞、关元俞、梁门、大横、天枢、阑尾穴。

> 操作手法

大肠俞和关元俞在刮拭的时候要按照足太阳膀胱经的循行由上至下进行治疗，梁门（图①）、大横（图②）、天枢等穴刮拭的时候力度要轻，以平补平泻为宜。

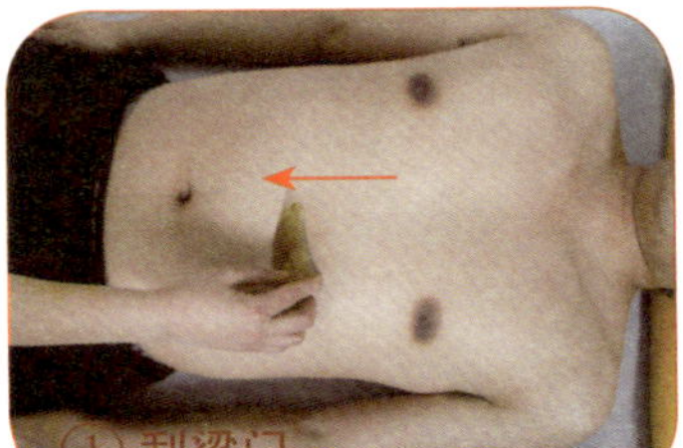
①刮梁门

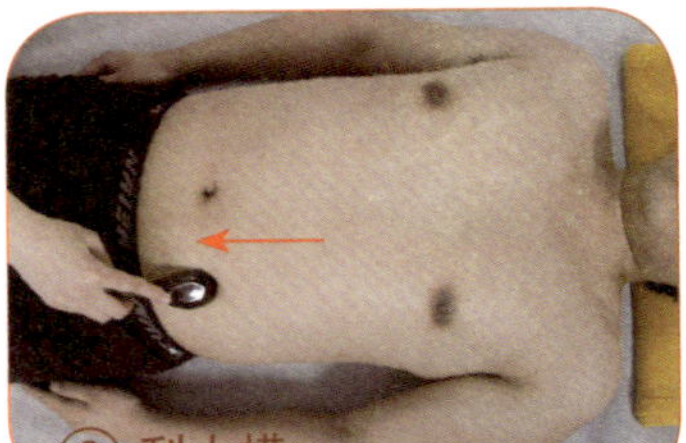
②刮大横

【拔罐疗法】

> 特效穴位

大肠俞、天枢、上巨虚、阑尾穴。急性阑尾炎者，加足三里；慢性阑尾炎者，加居髎、血海、阴陵泉、三阴交。

> 操作手法

每次选两个穴位，先对阑尾穴（图③）、天枢进行吸拔，配以居髎（图④），用闪火法留罐10～15分钟，每日2～3次，7日为1个疗程。

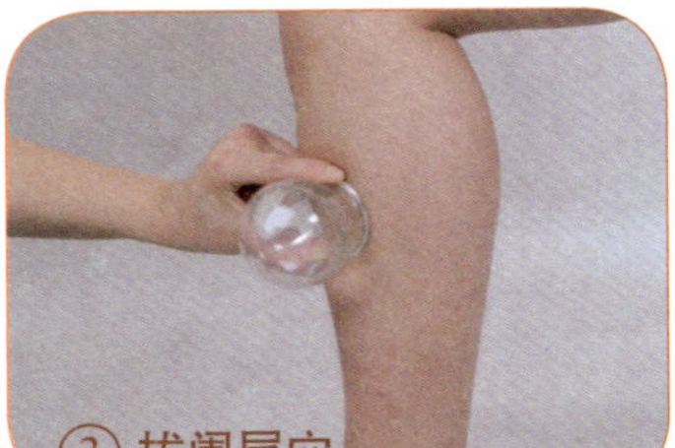
③拔阑尾穴

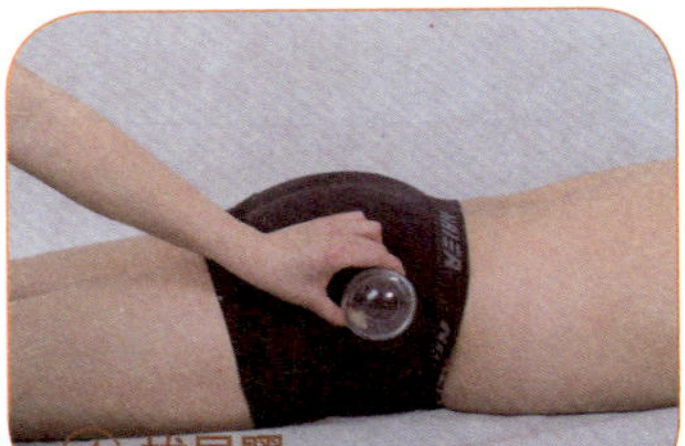
④拔居髎

慢性胆囊炎

胆囊炎为胆囊的常见病，在腹部外科中的发病率仅次于阑尾炎。胆囊炎有急、慢性之分，慢性胆囊炎多由急性转变而来，主要表现为腹胀、嗳气和厌食等消化不良症状，右上腹部可有轻度压痛。按摩、刮痧的特殊作用可作为治疗此病的主要辅助疗法。

【典型症状】

胃部灼热、腹胀、嗳气、厌食。

【按摩疗法】

> 特效穴位

支沟、手三里、内关、合谷、风市、阳陵泉。

> 操作手法

1. 坐位，一手拇指按揉另一侧上肢的支沟（图①）、手三里、内关、合谷，每穴每次2分钟，以穴位局部有酸胀麻痛感为宜。
2. 手握空拳（或用按摩槌）叩击同侧下肢的足少阳胆经循行路线，重点叩击风市（图②）、阳陵泉，反复操作10分钟左右。

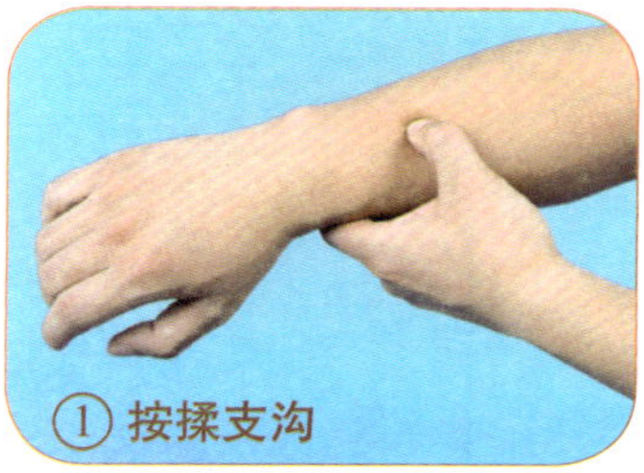

① 按揉支沟

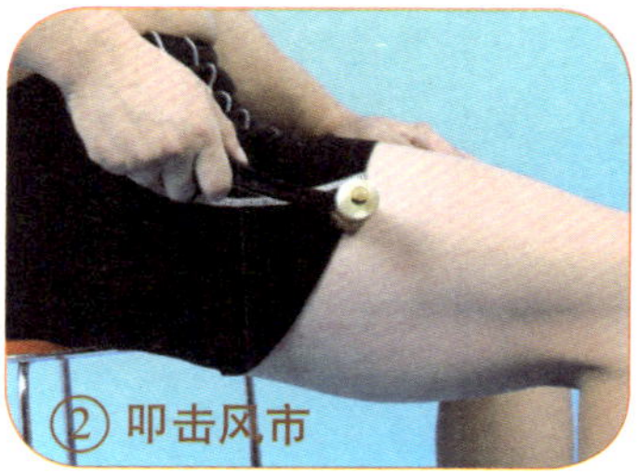

② 叩击风市

【刮痧疗法】

> 特效穴位

期门、章门、风市至阳陵泉。

> 操作手法

1. 施术者用刮痧板的棱角处点按受术者的期门、章门（图③），每穴每次10～15次。
2. 受术者取侧卧位，施术者在其风市至阳陵泉（图④）之间均匀涂抹刮痧介质，用刮痧板自上而下反复刮拭15～20次。

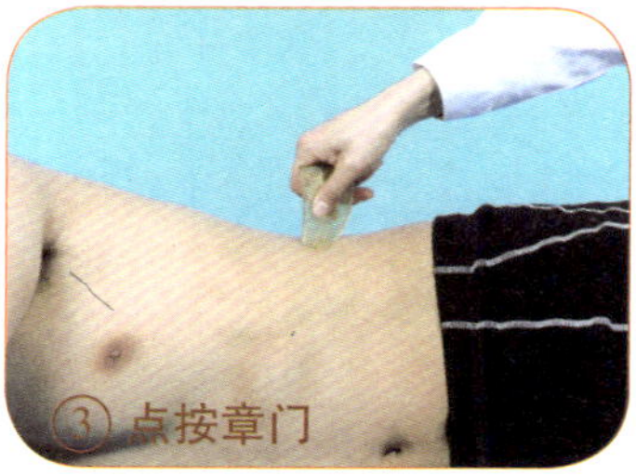

③ 点按章门

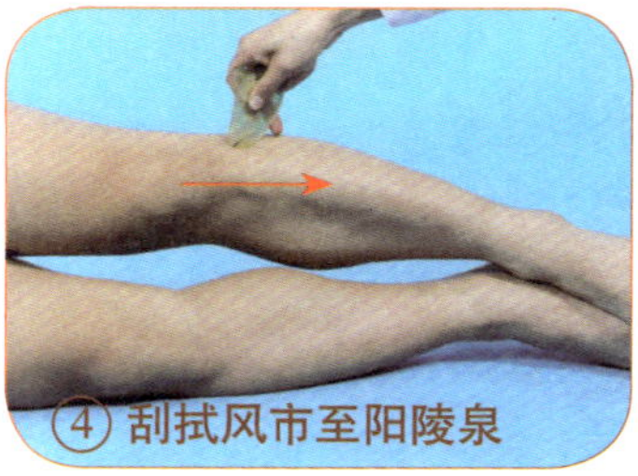

④ 刮拭风市至阳陵泉

高血压

高血压病是指在静息状态下动脉收缩压或舒张压增高（≥140/90毫米汞柱），并常有脂肪和糖代谢紊乱以及心、脑、肝、肾等器官的损害，以器官重塑为特征的全身性疾病。按摩、刮痧、拔罐可以有效减轻高血压的一系列症状，从而达到辅助治疗的效果。

【典型症状】

眩晕、头疼、心悸气短、耳鸣。

【按摩疗法】

> 特效穴位

印堂、神庭、膻中、太阳、风池、涌泉、心俞、肝俞、胆俞、肾俞、攒竹、脾俞。

> 操作手法

1. 双手拇指指腹自印堂抹至神庭（图①），其余四指置于头顶以助力。双手拇指交替进行，反复操作10次。
2. 双手食指、中指并拢，以手指指腹自攒竹向两侧施行抹法，经鱼腰至太阳，轻揉太阳，两手同时进行，往返操作10次。
3. 手掌伸直，掌心横贴于涌泉穴，相对用力搓擦至脚心（图②）、手心发热为宜。
4. 受术者取仰卧位，施术者五指自然分开，手掌紧贴于其膻中，从胸部正中沿肋间隙向两侧分推（图③），由上依次向下进行，反复操作3～5次。
5. 受术者取俯卧位，施术者用拇指指腹按揉其心俞、肝俞、脾俞、胆俞、肾俞，各2分钟。
6. 受术者端坐，施术者用拇指按揉其风池2分钟，然后拇指和其余四指相对用力按揉颈部肌肉（图④），反复20次，以感到局部酸胀为宜。

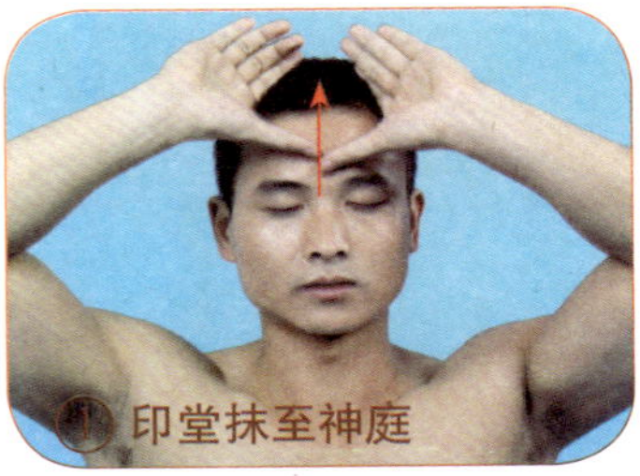
① 印堂抹至神庭

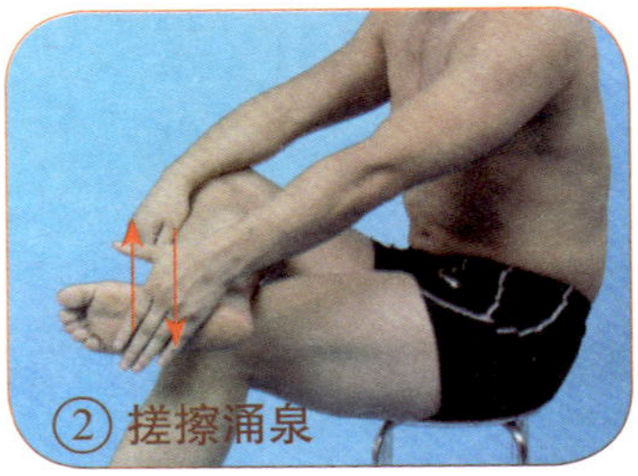
② 搓擦涌泉

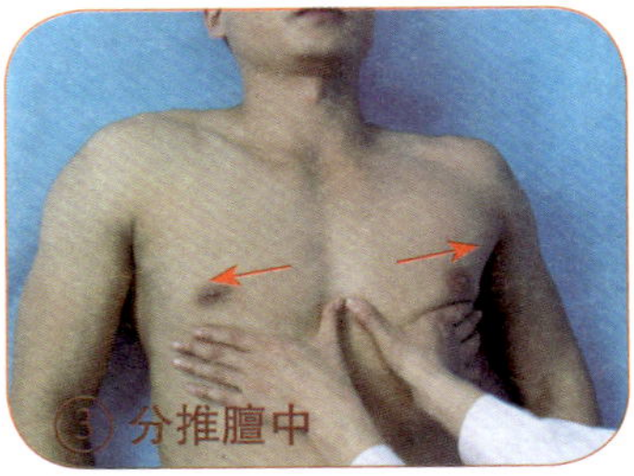
③ 分推膻中

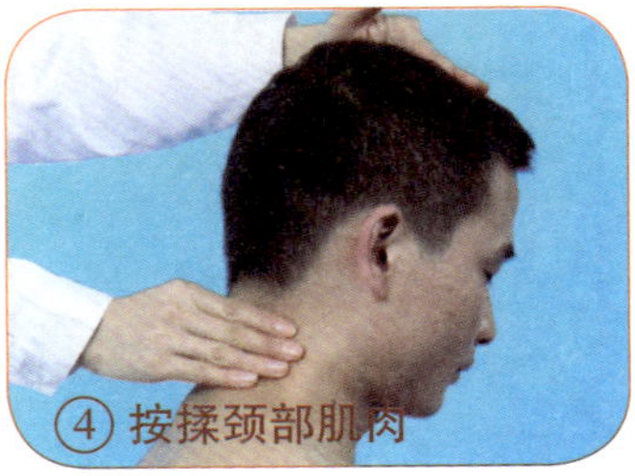
④ 按揉颈部肌肉

【刮痧疗法】

> 特效穴位

风池、肩井、曲池、足三里、三阴交、太冲、大椎至命门、肺俞至肾俞、风池至大杼、风府至大椎。

> 操作手法

受术者取俯卧位或坐位，充分暴露刮拭部位，施术者立于一侧，用热毛巾清洁其局部皮肤，将刮痧介质涂于相应刮拭部位。先刮拭颈项，使刮痧板的棱角按于风池或肩井（图⑤）上，做有规律地旋转按揉6～8次，而后用刮痧板的平面均匀地从风府刮至大椎（图⑥），由风池刮至大杼。然后刮拭背部，由大椎刮至命门、肺俞刮至肾俞。最后，施术者一手固定其肢体，另一手握刮痧板，使刮痧板的棱角按于曲池、足三里、三阴交、太冲，选取其中两穴进行刮拭，有规律地进行旋转按揉点压6～8次。

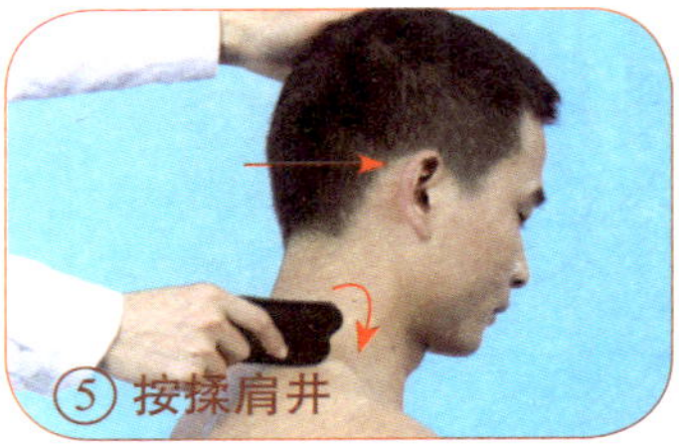
⑤ 按揉肩井

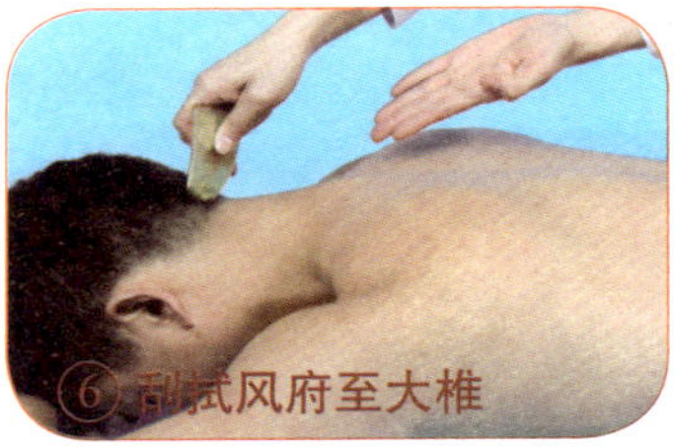
⑥ 刮拭风府至大椎

【拔罐疗法】

> 特效穴位

肝俞、肺俞、心俞、膈俞、三焦俞、肾俞、曲池、足三里、三阴交。

> 操作手法

1. 受术者取俯卧位，施术者选择大小相应的火罐，以闪火法吸定于膀胱经的特效的穴位上，拔罐时先在所拔部位的皮肤上涂一层凡士林油或其他润滑油，然后，以手握住罐底，稍倾斜，即在推动方向的后方着力，前边略提起，两手一前一后协调用力，慢慢向前推动，如此在皮肤表面上下或左右来回推拉移动数次，至皮肤出现潮红、充血为度（图⑦）。

2. 受术者取坐位，施术者选择大小适合的火罐，用闪火法将火罐吸定于所选择的穴位（图⑧）上，拔至皮肤出现红晕、发热的现象为度，隔日1次，10次为1个疗程。

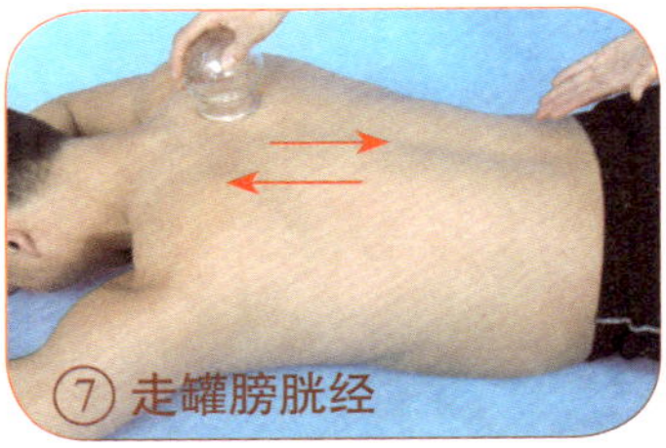
⑦ 走罐膀胱经

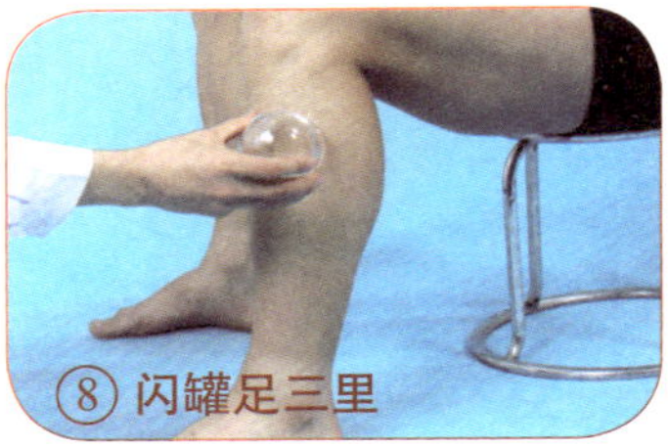
⑧ 闪罐足三里

慢性鼻炎

慢性鼻炎是指受物理或化学因素的刺激，导致鼻腔黏膜和黏膜下层慢性充血肿胀的一种炎症性疾病。其症状通常在白天劳动或运动时减轻，而在夜间静坐或寒冷时鼻塞加重。按摩、刮痧、拔罐法缓解慢性鼻炎不仅简单有效，还无任何不良反应，不失为鼻炎患者的上选。

【典型症状】

间歇性两侧交替鼻塞、鼻涕较多，常伴有声音重浊、张口呼吸、嗅觉欠佳等症状。

【按摩疗法】

> 特效穴位

印堂、迎香、曲池、头维、风池、上星、合谷、肺俞、风门、睛明、列缺。

> 操作手法

1. 受术者取坐位，施术者双手食指指端用力点揉其睛明（图①），每次1分钟，然后双手食指自睛明向下沿鼻柱两侧上下往返搓揉，反复操作5分钟，至局部有酸、胀感为宜，按揉后鼻炎症状有明显缓解。

2. 施术者拇指按压受术者头维（图②）、列缺、曲池、合谷，每穴每次1分钟。

3. 受术者俯卧，施术者拇指按揉其风池、肺俞、风门，每穴每次2分钟。

4. 拇指自印堂向上抹至上星穴，其余四指并拢握拳以助力，并在上星穴处重点按揉（图③）。双手交替进行，反复操作5～10次。

5. 食指指端点揉面部的迎香（图④），轻重交替进行，每次5～8分钟。

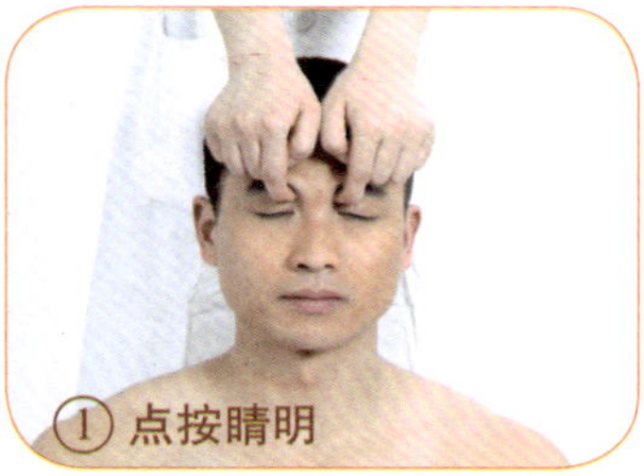
①点按睛明

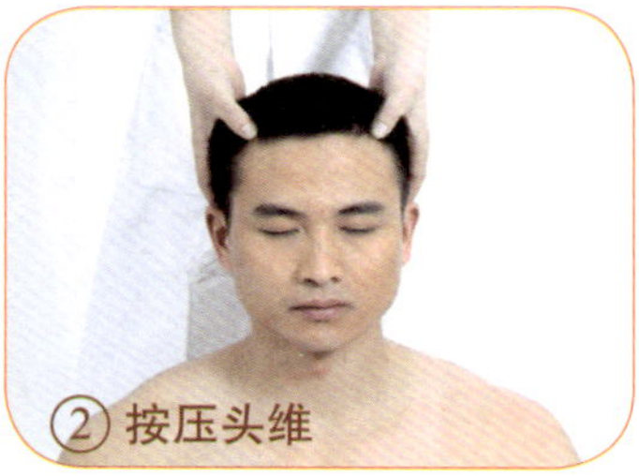
②按压头维

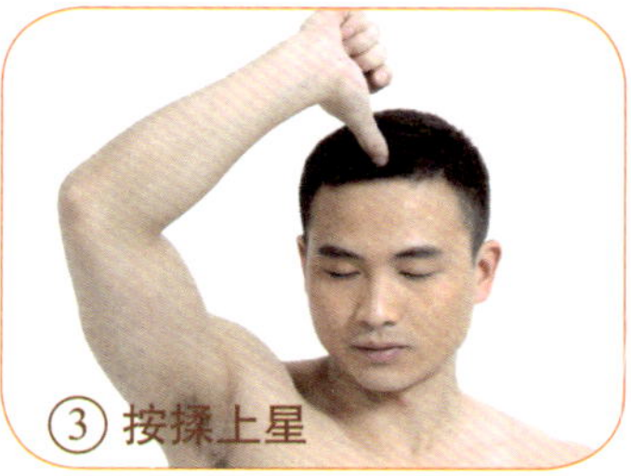
③按揉上星

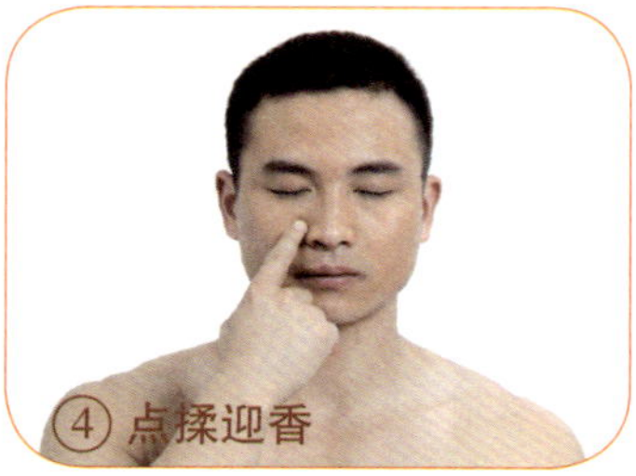
④点揉迎香

【刮痧疗法】

> 特效穴位

迎香、印堂、上星、肺俞至脾俞、尺泽、合谷。鼻流清涕者，加风门、大椎、地仓、脾俞、丰隆；鼻流浊涕者，加大椎、曲池。

> 操作手法

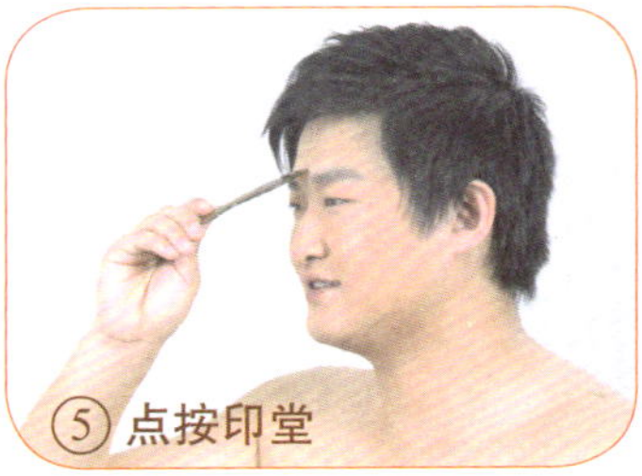
⑤ 点按印堂

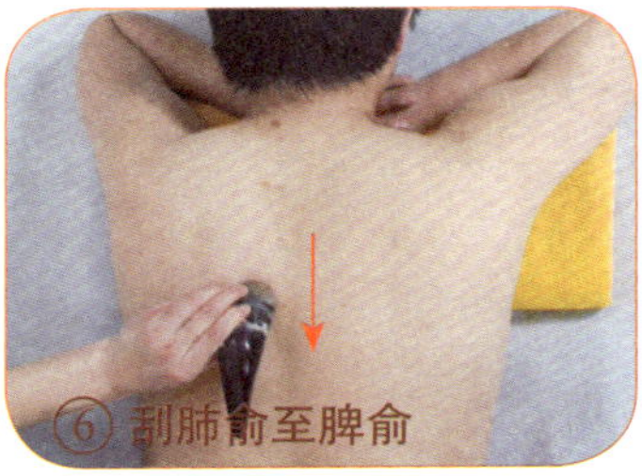
⑥ 刮肺俞至脾俞

1. 对主穴进行定位，其中，印堂（图⑤）、迎香用刮痧板的角端进行点按，以局部皮肤有酸胀感为度。

2. 刮拭上星、肺俞至脾俞（图⑥），要顺着足太阳膀胱经的经络进行刮拭，用力宜轻，属补法。

3. 对于尺泽、合谷可以在刮拭后三棱针点刺放血，以血色转红为度。

【拔罐疗法】

> 特效穴位

肺俞至气海俞、迎香、合谷、足三里、中府、华盖、风池。风寒化热者，加大椎、曲池；肝胆火旺者，加太冲；肺虚邪滞者，加风门、身柱；邪留久滞者，加大椎、太阳。

特别提示

拔肺俞至气海俞可达到补虚扶正的目的。而迎香是治疗鼻炎的特效穴。足三里是常用的补虚穴。

> 操作手法

1. 对主穴进行定位，肺俞至气海俞采用走罐的方法（图⑦），反复3～5次，以皮肤充血潮红为宜，每日1次。

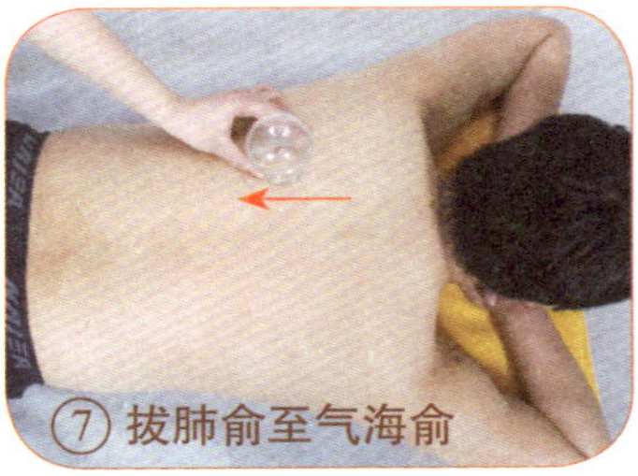
⑦ 拔肺俞至气海俞

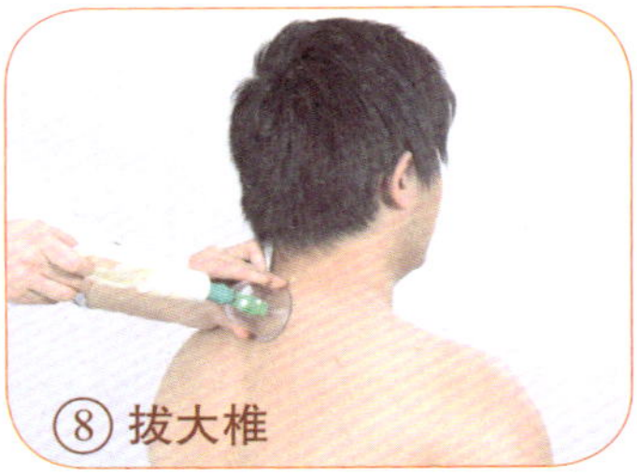
⑧ 拔大椎

2. 迎香、合谷、足三里、中府、华盖、风池均用闪火法进行吸拔，留罐15～20分钟，以局部充血为度，大椎可以用抽气罐对其进行吸拔（图⑧）。

半身不遂

半身不遂又叫偏瘫，是指一侧上下肢、面肌和舌肌下部的运动障碍，是急性脑血管病的一个常见症状。患者虽然尚能活动，但走起路来往往上肢屈曲，下肢伸直，单侧肢体活动不利，严重者常卧床不起，丧失生活能力。临床研究发现，按摩对促进半身不遂患者康复具有很好的疗效。

【典型症状】

半身肢体活动不灵、口眼歪斜、言语不利。

【按摩疗法】

＞ 特效穴位

曲池、温溜、阳谷、膝眼、委中、太溪、足三里。

＞ 操作手法

1. 受术者取仰卧位，施术者一手固定受术者的手臂，另一手拇指指腹按压受术者的曲池（图①）、阳谷、温溜等穴，注意按压时用力要稍重，每穴每次3分钟。
2. 施术者用手掌沿受术者身体前正中线任脉走行（图②），上下反复推摩10次。
3. 施术者一手握住受术者的脚踝，另一手用拇指指腹按压受术者的膝眼、足三里、委中、太溪穴，每穴每次5分钟，然后慢慢轻度活动腿部（图③），反复5次。
4. 施术者用双手手掌按压受术者左右肩胛骨内侧（图④），自上而下反复进行，至受术者肌肤发热为宜。

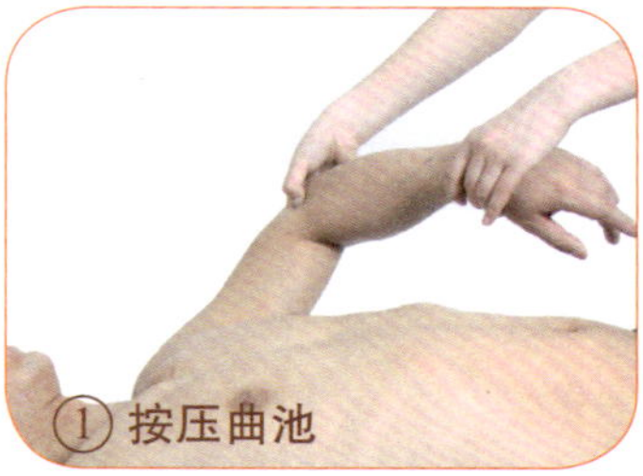
① 按压曲池

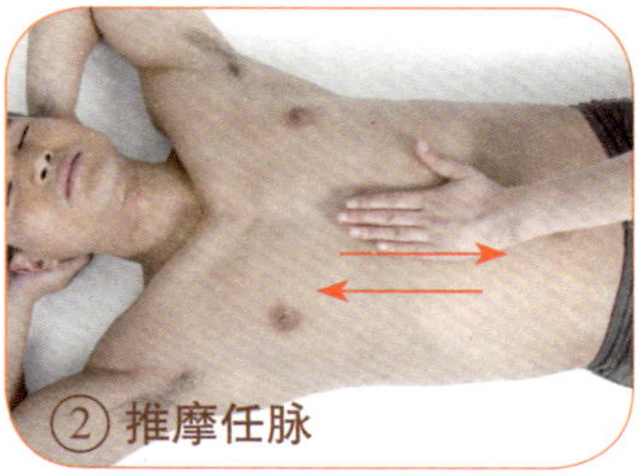
② 推摩任脉

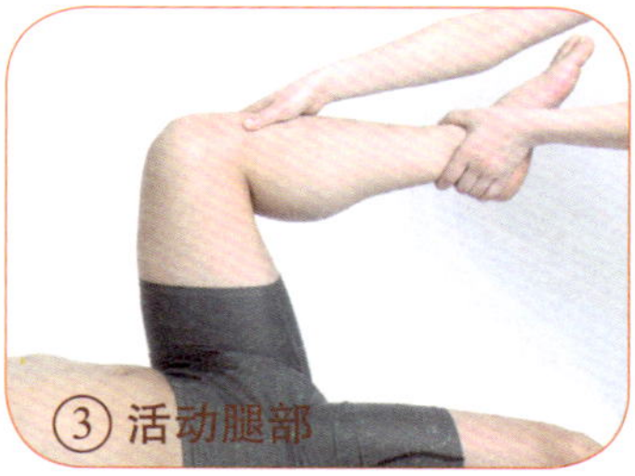
③ 活动腿部

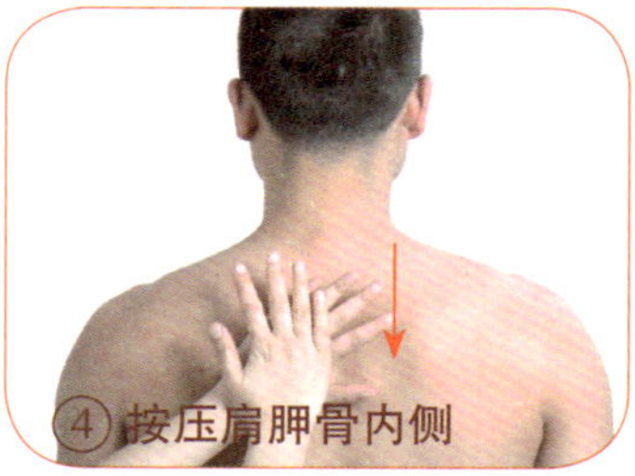
④ 按压肩胛骨内侧

—— 辅助治疗小贴士 ——

◎生活习惯要规律，避免过度劳累。
◎忌酗酒、大量吸烟。

肝硬化

肝硬化是临床常见的慢性进行性肝病，是一种或多种原因引起的肝脏损害，肝脏呈进行性、弥漫性、纤维性病变。原因多有肝炎病毒、酒精、胆汁淤积、淤血因素、药物或化学毒物因素、代谢紊乱等。刮痧、拔罐可作为治疗肝硬化的辅助疗法。

【典型症状】

全身乏力、肝区隐痛、脸消瘦、面黝黑。

【刮痧疗法】

特效穴位

内关、阴陵泉、行间。

操作手法

受术者取坐位，施术者用刮痧板顺着脾经刮拭阴陵泉（图①），内关可用刮痧板角端点按，刮拭行间（图②）需用力顺着经络的方向进行。

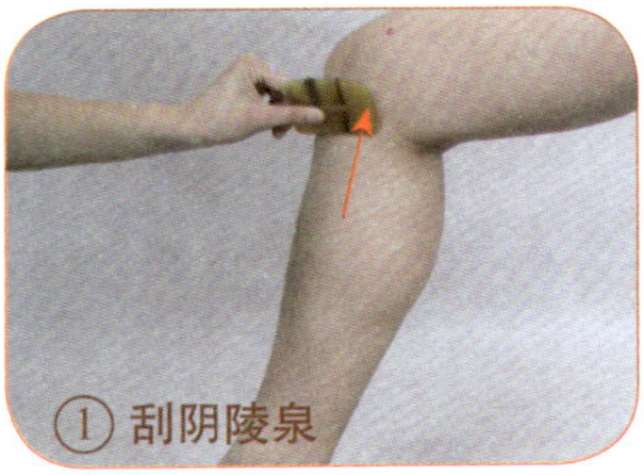

①刮阴陵泉

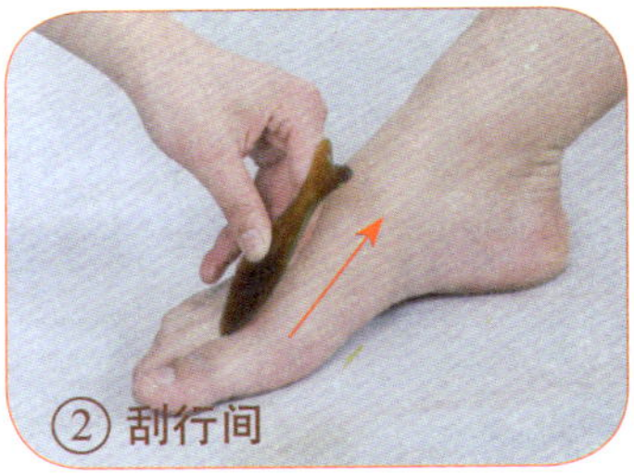

②刮行间

【拔罐疗法】

特效穴位

曲泉、肝俞、胆俞、章门、关元。兼有肾虚者，加肾俞、太溪；消化不好者，加足三里、中脘；口苦者，加阳陵泉、期门、中脘、章门、内关、阳陵泉、足三里、三阴交等。

操作手法

每次选2～3个穴位，如可先选用曲泉（图③）、章门（图④）进行操作，用常规拔罐法，留罐10～15分钟。

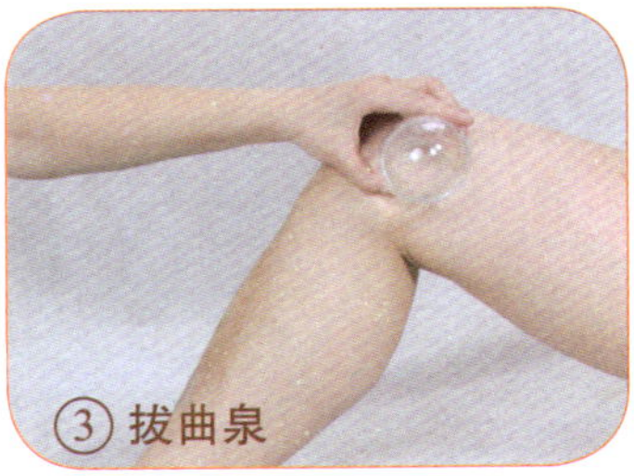

③拔曲泉

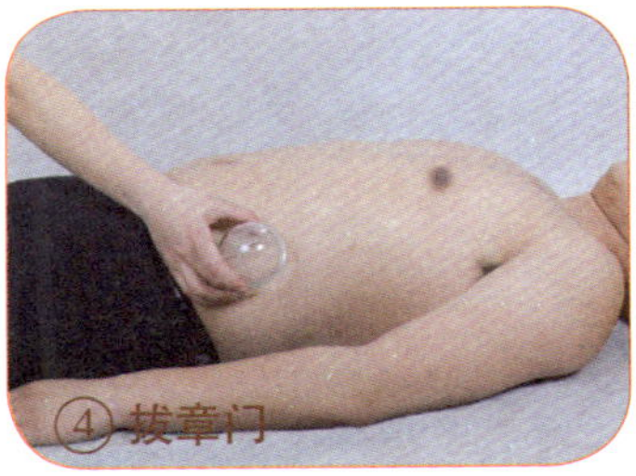

④拔章门

慢性支气管炎

慢性支气管炎指的是气管、支气管黏膜及其周围组织的慢性炎症。每年至少咳嗽、咳痰3个月，连续2年以上才符合本病的诊断。本病多发生于抵抗力较差及过敏体质的人。按摩、刮痧、拔罐通过扶正祛邪，有助于病邪的外出，兼以扶助肺气。

【典型症状】

咳嗽、咯痰，尤以晨起为著，痰呈白色黏液泡沫状，黏稠不易咳出。

【按摩疗法】

特效穴位

中脘、云门、膻中、肺俞、脾俞、肾俞。

操作手法

1. 推摩胸廓，以左手全掌由中间向外侧推摩至右侧胸廓，再以右手全掌推摩左侧胸廓，左右各2～3分钟。

2. 以全掌置于上腹中脘部做顺时针方向揉摩（图①），2～3分钟即可。

3. 取站立位，用双手拇指指腹按揉腰背部两侧的肾俞（图②），其余四指放在臀部以辅助拇指用力。按揉时要逐渐用力，每次5～6分钟。

4. 受术者取仰卧位，施术者坐于其左侧，食指、中指并拢按揉其云门（图③）2～3分钟，然后再按摩膻中2～3分钟，以局部有温热感为宜。

5. 施术者用掌根按揉受术者的中脘2～3分钟，再用双手拇指沿其肋间隙由中间向两侧自上而下的分抹至胁肋部，操作2～3遍。

6. 受术者俯卧，施术者食指、中指并拢，在受术者的肺俞、脾

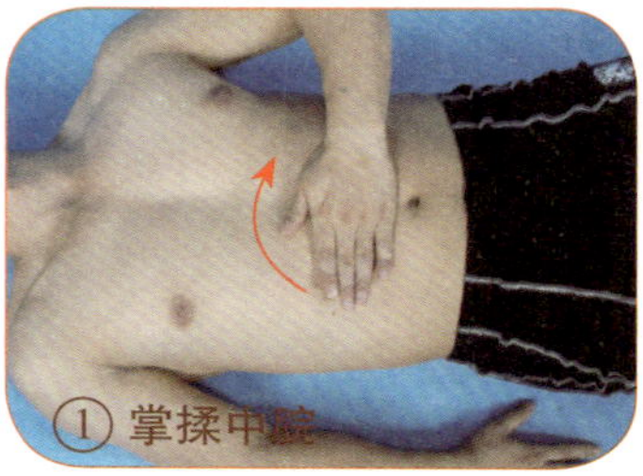
①掌揉中脘

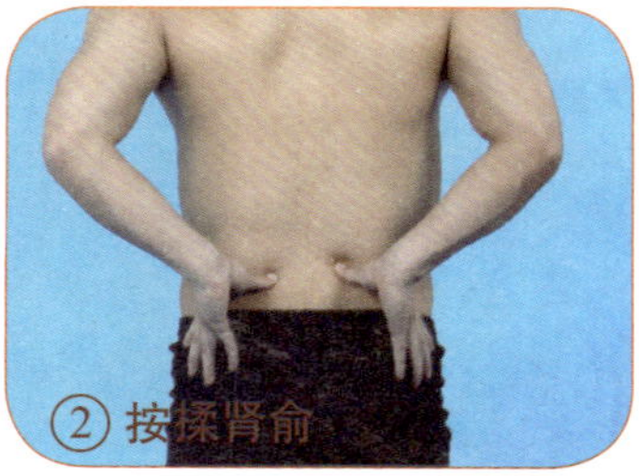
②按揉肾俞

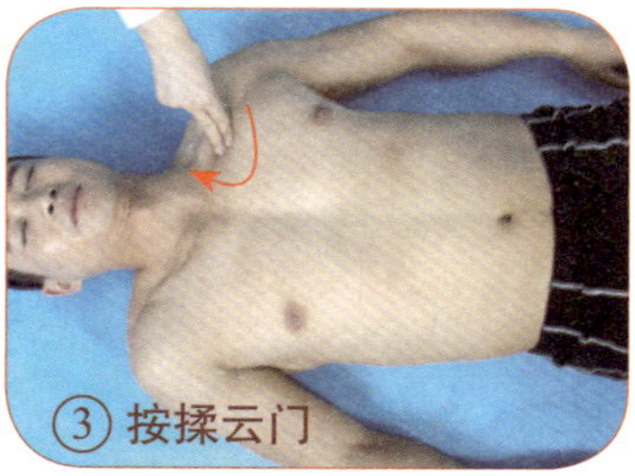
③按揉云门

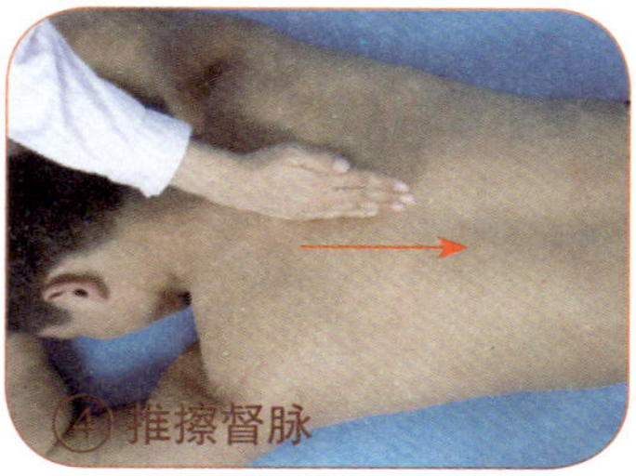
④推擦督脉

俞、肾俞等穴上点揉，每穴各1～2分钟。

7. 施术者用小鱼际推擦受术者的背部膀胱经、督脉（上页图④），以背部有热感为度。

【刮痧疗法】

> 特效穴位

双侧大杼至肾俞、膻中。咳嗽气喘明显者，加用天突、太渊；体弱血虚者，加足三里、三阴交。

> 操作手法

1. 按照足太阳膀胱经走行的方向从大杼刮至肾俞（图⑤），采用平补平泻的手法，直到皮肤出现痧痕为止。

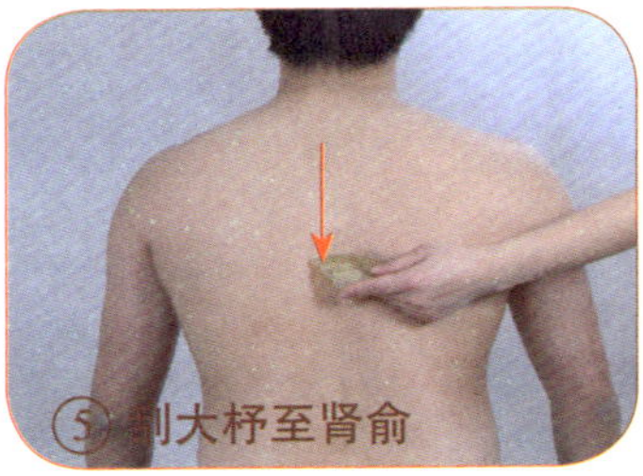
⑤ 刮大杼至肾俞

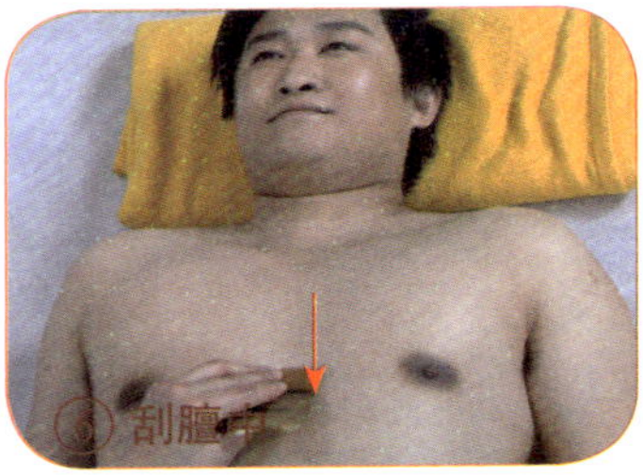
⑥ 刮膻中

2. 膻中用刮痧板的厚缘刮拭（图⑥），用力要轻。

【拔罐疗法】

> 特效穴位

大椎、身柱、大杼、风门、肺俞、膈俞、膏肓、曲池、尺泽、膀胱经侧线。

> 操作手法

1. 选取3～5个穴位，根据穴位选取口径大小适中的玻璃罐或陶瓷罐，用闪火法或投火法快速吸定于穴位（图⑦）上，每次留罐10～15分钟，皮肤敏感者可适当缩短留罐时间。

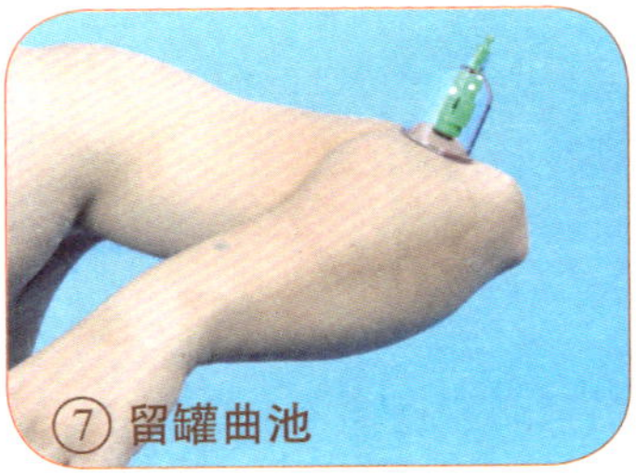
⑦ 留罐曲池

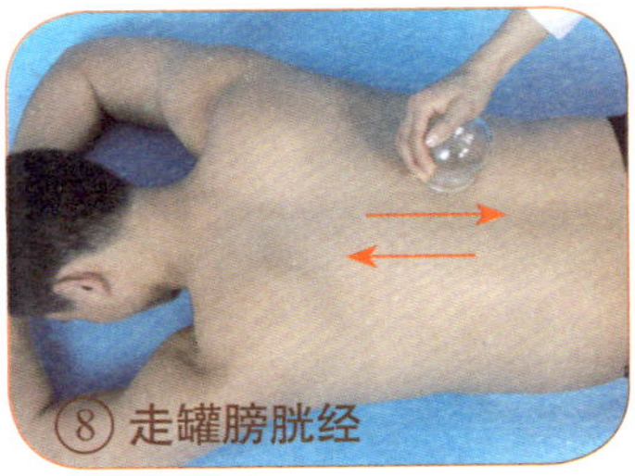
⑧ 走罐膀胱经

2. 首先在膀胱经背部第一侧线涂抹润滑剂，然后用闪火法将玻璃罐吸定于大杼上，两手夹持住罐，协调配合，使火罐在皮肤上沿膀胱经第一侧线往返滑动（图⑧），移动速度缓慢为宜，操作时间不宜过长，以皮肤出现红润现象或淤血斑点为度。

颈椎病

颈椎病主要由于颈椎长期劳损、骨质增生或周围韧带、肌腱、关节囊等软组织发生退行性病变导致颈部神经、血管、脊髓受到压迫而引起颈肩部疼痛甚至功能障碍的临床病症。多发于长期从事低头伏案工作者。通过按摩、刮痧和拔罐，可在一定程度上缓解病情。

【典型症状】

颈肩疼痛、颈部僵硬感强烈、颈部强直、抬头、低头困难。

【按摩疗法】

> 特效穴位

风池、风府、肩井、大椎、天宗、秉风、太阳。

> 操作手法

1. 双手拇指分别放在太阳穴上（图①），其余四指自然握拳，双手同时用力按揉20～30次，以局部有酸胀感为宜。

2. 双手拇指分别按于风池上，其余四指置于头顶部，拇指由轻到重按揉此穴位（图②），力度适中，每穴每次按揉20～30下，至局部产生酸胀、麻木为宜。

3. 受术者取坐位，施术者一手置于受术者头顶前部，另一手拇指指腹按揉风府，两手交替进行，每穴每次2分钟，以局部有酸胀感为宜。

4. 施术者双手拇指、食指相对用力拿捏受术者双侧肩井（图③）30次，然后四指并拢按揉搓擦颈部两侧肌肉，从上至下反复操作20次。

5. 施术者用拇指指腹点按受术者的大椎、天宗（图④）、秉风，每穴每次2分钟。

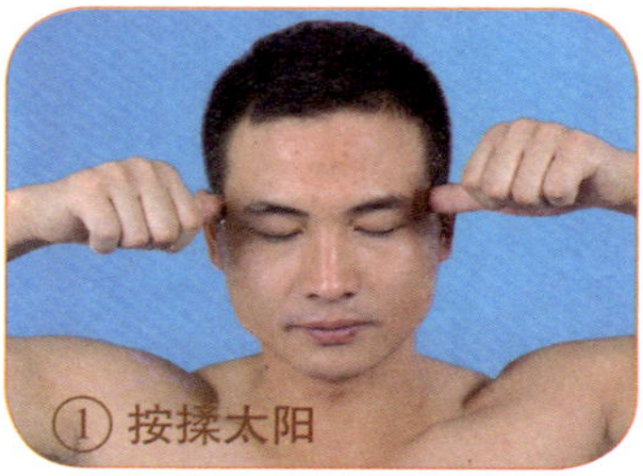
① 按揉太阳

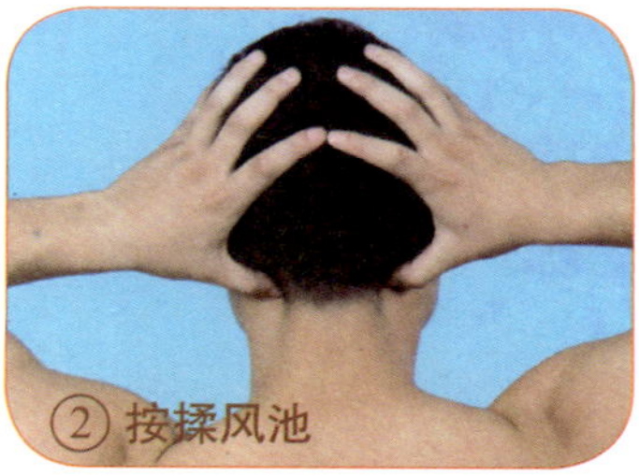
② 按揉风池

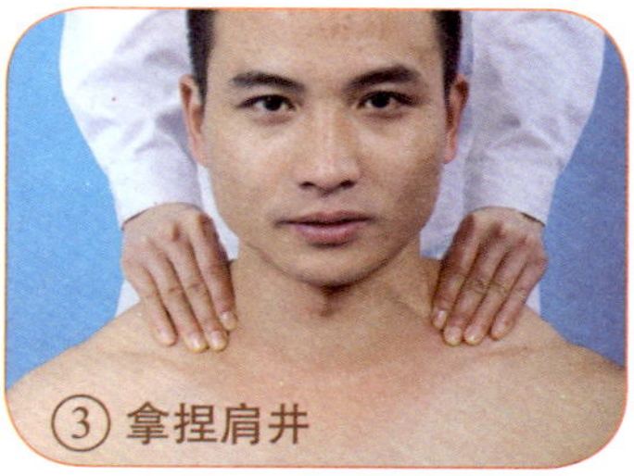
③ 拿捏肩井

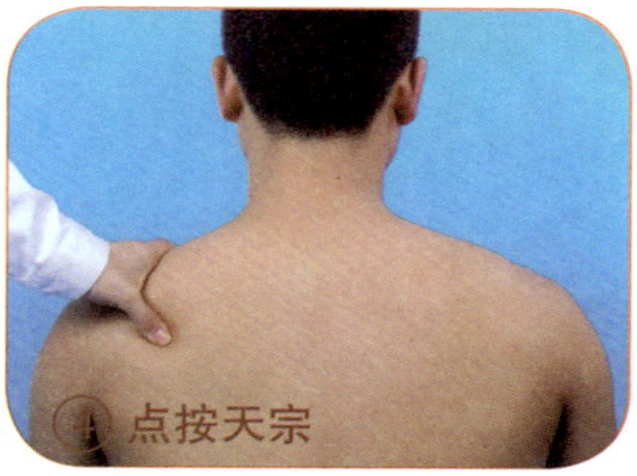
④ 点按天宗

【刮痧疗法】

> 特效穴位

风府至大椎、玉枕、天柱至大杼、风门、风池经肩井至肩髃。

> 操作手法

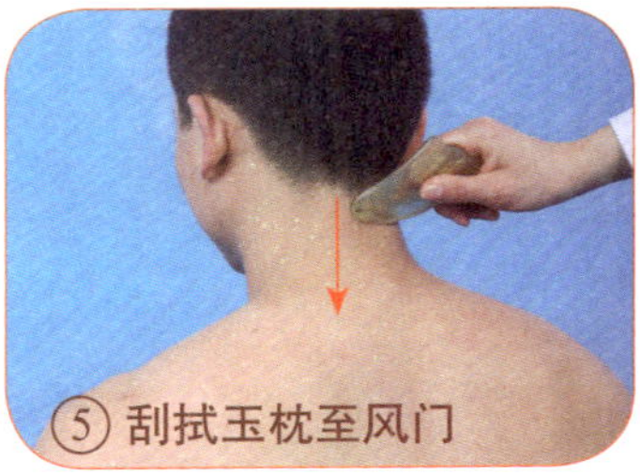
⑤ 刮拭玉枕至风门

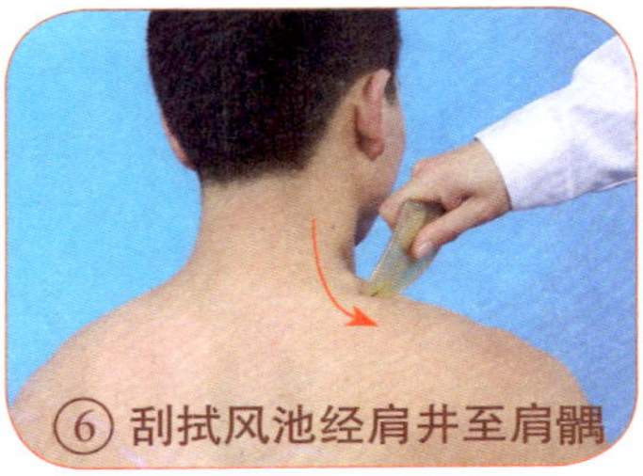
⑥ 刮拭风池经肩井至肩髃

1. 受术者取端坐低头位，施术者用刮痧板沿直线刮拭风府至大椎，并用刮痧板棱角自上而下点压按揉椎间隙，每侧各刮10～12次。

2. 受术者取端坐低头位，施术者用刮痧板从后发际向下刮拭玉枕、天柱至大杼、风门（图⑤），手法力量由轻逐渐加重，双侧各刮16～18次。

3. 受术者取端坐低头位，施术者用刮痧板由风池及乳突根部自上而下经过肩井刮至肩髃（图⑥）。

【拔罐疗法】

> 特效穴位

阿是穴、大椎、大杼、风门、秉风、天宗、肩井、肩贞。

> 操作手法

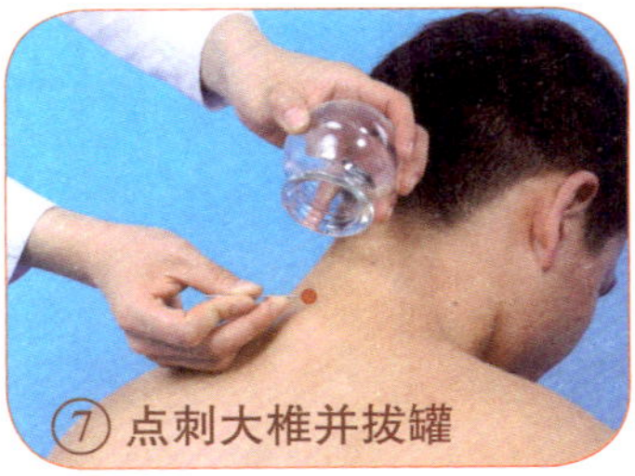
⑦ 点刺大椎并拔罐

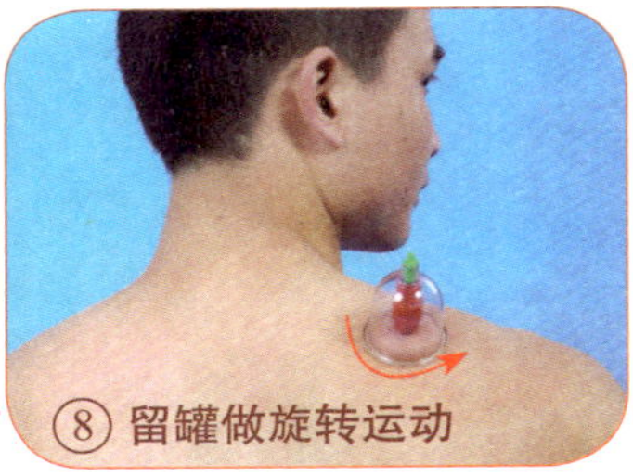
⑧ 留罐做旋转运动

1. 受术者充分暴露局部皮肤，施术者对针具和皮肤进行常规消毒，用三棱针对准大椎或者阿是穴进行针刺，直入直出，快速进针出针，出针后有少量血液流出（图⑦）。也可以用皮肤针局部叩刺至穴位皮肤微微出血。以上两种针刺后都可以加火罐（图⑧），留罐15分钟，罐内会有3～5毫升血液。去罐后做头部旋转运动，每隔3～5天1次，5次为1个疗程。

2. 施术者将大小适宜的竹罐在沸腾的药水锅内煮2～3分钟，取出并甩尽药水，然后迅速置于受术者穴位上使其吸住皮肤，10～15分钟后取下，隔日1次，10次为1个疗程。

肩周炎

肩周炎由慢性劳损、外伤、感受风寒湿邪所致，以肩周疼痛，逐渐加重，肩关节疼痛，肩部活动不便为特点。其好发年龄在50岁左右，多见于体力劳动者，为慢性发病。常因天气变化及劳累而诱发。按摩、刮痧、拔罐能有效地改善本病，缓解疼痛。

【典型症状】

肩部疼痛难忍、患肩部位怕冷。

【按摩疗法】

> 特效穴位

肩井、肩髃、肩前、肩贞、天宗、极泉。

> 操作手法

1. 取坐位，用健侧手掌置于患肩做顺时针方向按揉50次，以感觉温热为宜。
2. 用健侧手掌托住患侧肘部（图①），辅助进行前后、上下摆动。
3. 用健侧手掌托住患侧手腕部，向上抬举患肩，抬举时动作要缓慢，可反复10次。
4. 受术者取俯卧位，施术者用双手拇指指腹按压天宗穴，同时用其余四指抵住腋下的极泉穴，按摩5分钟，以产生酸胀感为宜。
5. 用一手托住受术者的手臂，另一手拇指指腹按揉肩井（图②）、肩髃、肩前、肩贞穴，每穴每次各1分钟。

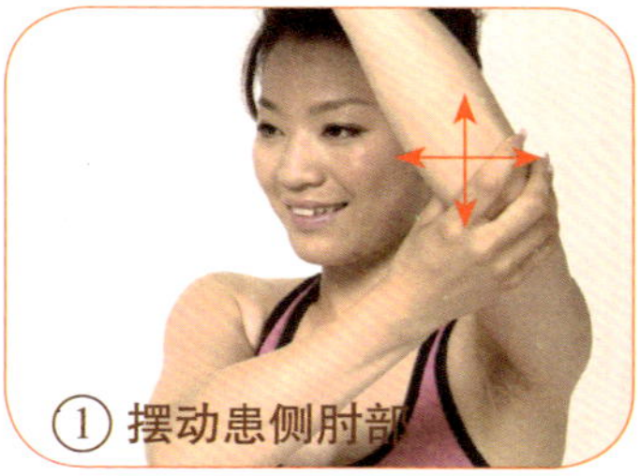
① 摆动患侧肘部

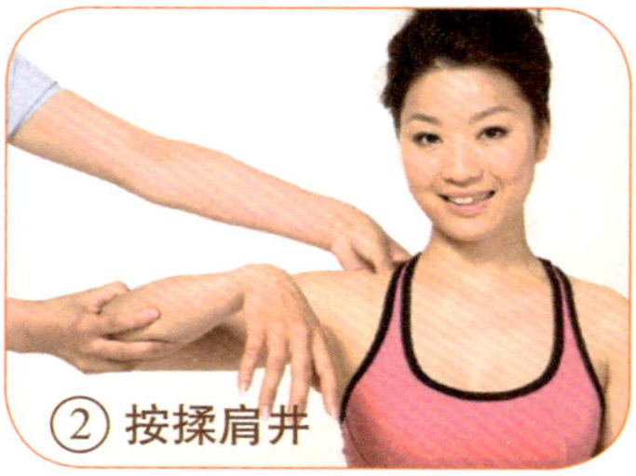
② 按揉肩井

【刮痧疗法】

> 特效穴位

风池、肩井、秉风、天宗、肩髃、肩贞。

> 操作手法

1. 受术者取端坐位，低头，暴露颈背部及患侧肩和上肢，均匀涂抹刮痧介质，施术者用刮痧板由风池自上而下刮向肩井（图③），在肩井可用刮痧板进行点压、按揉手法。

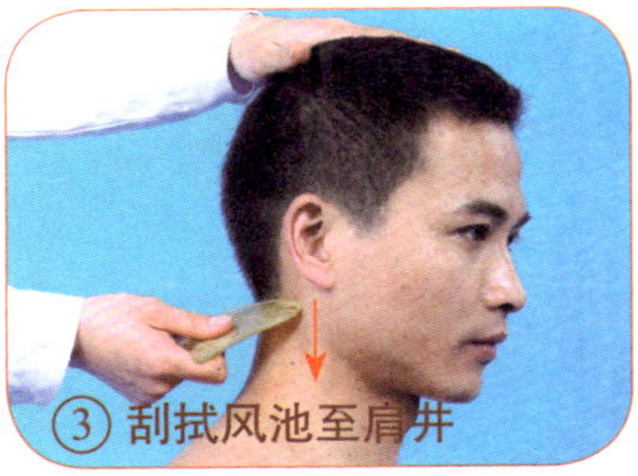

③ 刮拭风池至肩井

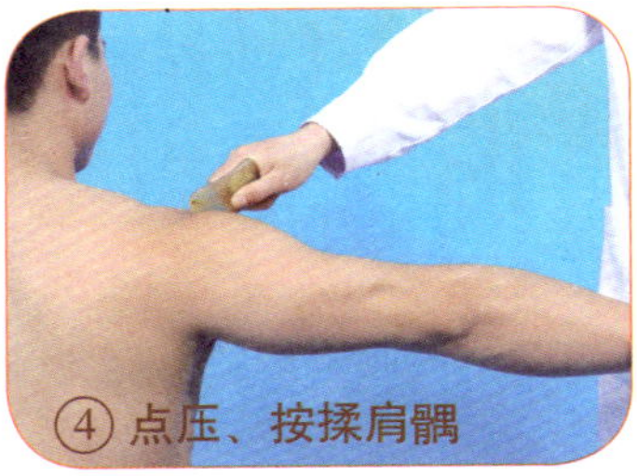

④ 点压、按揉肩髃

2. 受术者取端坐位，施术者用刮痧板自上而下，先刮拭肩胛骨内侧15～20次，然后分别对肩胛骨上、下由内向外刮16～18次，在秉风、天宗用刮痧板进行点压、按揉6～8秒。

3. 受术者取坐位，施术者用刮痧板自上而下沿腋前线、腋后线方向分别弧线刮拭15～18次，在肩髃（图④）、肩贞处可用刮痧板点压按揉。

【拔罐疗法】

> 特效穴位

肩前、肩贞、阿是穴、天宗、臑关、肩后、中府、曲池。

> 操作手法

受术者取坐位，施术者取其肩贞（图⑤）、中府（图⑥）等主穴，用闪火罐法进行拔罐，留罐15～20分钟，每日1次。肩背疼痛不适的区域先闪罐15分钟，再留罐15分钟。

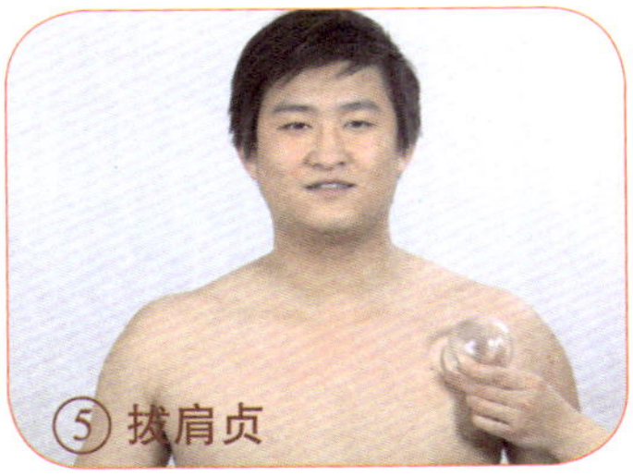

⑤ 拔肩贞

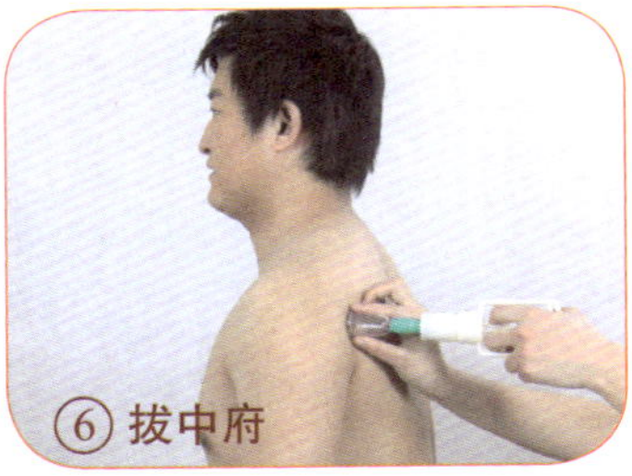

⑥ 拔中府

—— 辅助治疗小贴士 ——

◎中老年人应重视保暖防寒，勿使肩部受凉。

◎加强肩关节肌肉的锻炼可以预防和延缓肩周炎的发生和发展。

◎尽量避免长时间操作电脑，每小时休息5～10分钟，活动一下颈肩部和手腕。

◎劳动强度不宜过大。肩关节运动过度，会导致其周围软组织的劳损，积损成劳、积劳成疾，久而久之，会诱发肩周炎的发生。

类风湿性关节炎

类风湿性关节炎是一种能引起严重畸形的慢性自身免疫性病症，以慢性、对称性、多滑膜关节炎和关节外病变为主要临床表现，以青壮年女性为主，约80%患者的发病年龄在20～45岁。关节炎最好的治疗方法是中医治疗，如果再配以按摩、刮痧疗法，效果将更加显著。

【典型症状】

关节部位的肿胀、疼痛，关节活动障碍，晨起感觉手指僵硬，手脚麻痹不能屈伸，局部温度升高等局部症状。

【按摩疗法】

> 特效穴位

曲池、手三里、外关、合谷、阳池、血海、梁丘、阳陵泉、足三里、承山、太溪、昆仑。

> 操作手法

1. 用拇指点揉曲池（图①）、手三里、外关、合谷，每穴每次2分钟，以局部有酸麻感为佳。
2. 用按摩工具分别点揉膝关节上方的血海、梁丘（图②），两腿交替进行点揉，每次3分钟。
3. 热水泡脚后盘坐，拇指和食指相对用力捻揉足趾，依次进行十趾捻揉，以足趾有热感为度。
4. 施术者弯曲拇指，用拇指指端按压受术者合谷（图③）、阳池，每穴每次2分钟，以受术者感到酸胀为宜。
5. 施术者用拇指和食指逐个捻揉受术者的五指，从指根到指端，反复10次。
6. 受术者站立，施术者用拇指指腹点揉阳陵泉、足三里、承山（图④）、太溪、昆仑，每穴每次2～3分钟，同时可配合膝关节、踝关节的屈伸运动。

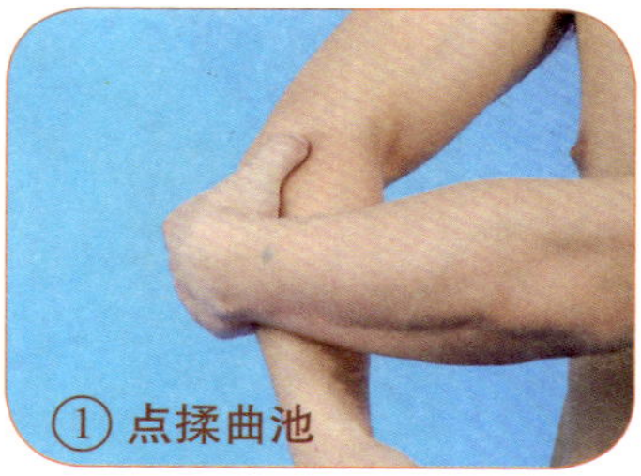
① 点揉曲池

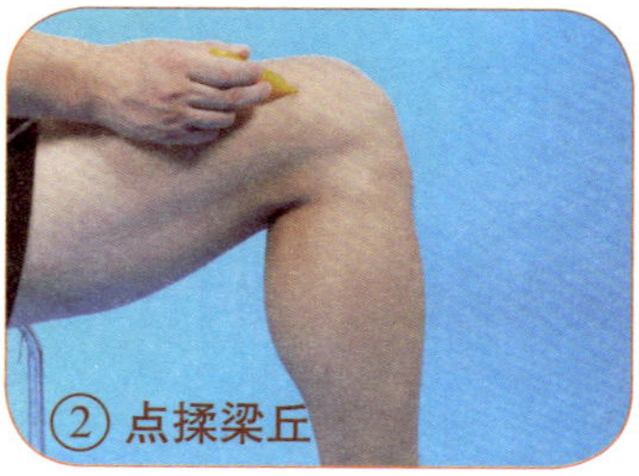
② 点揉梁丘

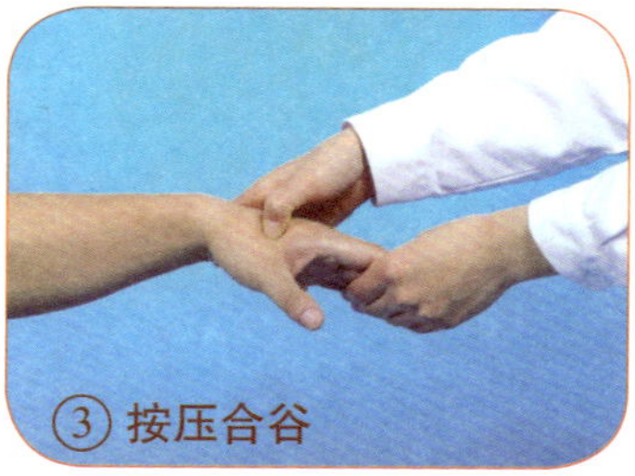
③ 按压合谷

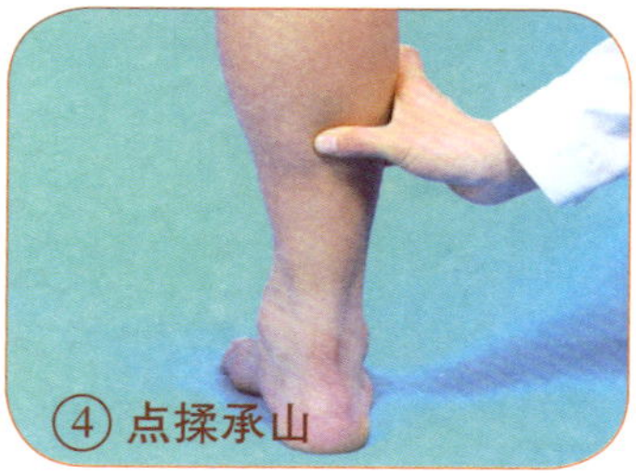
④ 点揉承山

【刮痧疗法】

> 特效穴位

大杼、风门、肺俞、膈俞、脾俞、肾俞、足三里、丰隆、三阴交、阿是穴（病变关节局部）。

—— 特别提示 ——

背部膀胱经的刮拭要由上至下单向操作，不可强求紫红色痧点或痧斑的出现。刮拭骨骼附近的阿是穴时，手法宜轻，避免造成损伤。

> 操作手法

1. 受术者取俯卧位，充分暴露背部皮肤，施术者用温热毛巾清洁局部，在背部脊柱两侧均匀涂抹刮痧介质如刮痧油等，用刮痧板薄面刮拭，从大杼刮至肾俞（图⑤），反复操作15～20次，以局部有热感或出现紫红色痧点或痧斑为度。也可用刮痧板的棱角处进行按揉式刮拭。

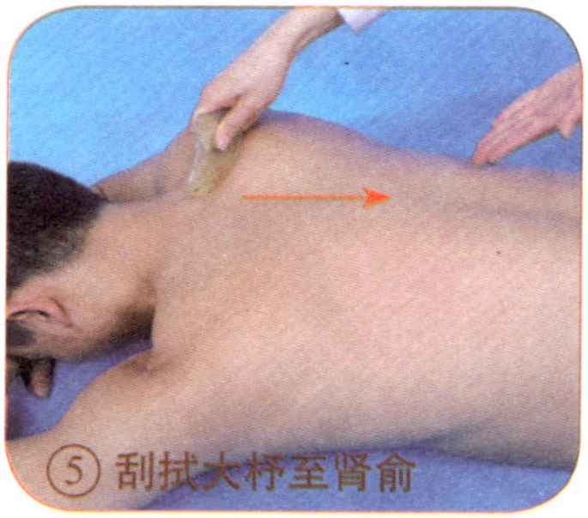

⑤ 刮拭大杼至肾俞

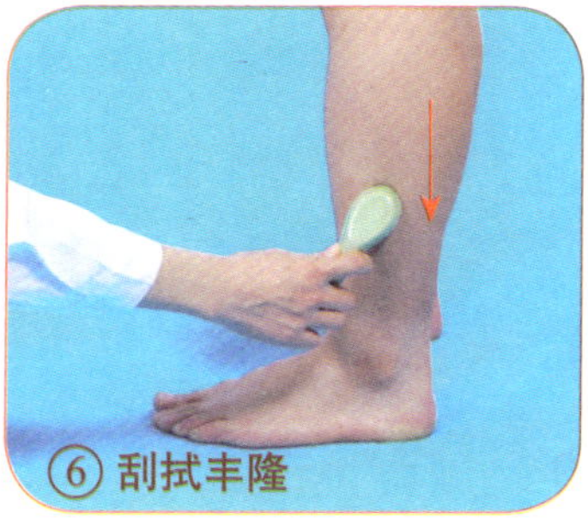

⑥ 刮拭丰隆

2. 施术者用刮痧板的棱角中度按揉刮法刮拭受术者的足三里、丰隆（图⑥）、三阴交，每次刮2～3分钟。

3. 用刮痧板棱角刮拭病变局部的阿是穴，每穴每次15～20次。

—— 辅助治疗小贴士 ——

◎控制自身饮食结构，避免酸性物质摄入过量，加剧酸性体质。饮食的酸碱平衡对于关节炎的治疗及并发症的防治是非常重要的一个环节。饮食方面要多吃富含碱性食品，少吃肉类，少食甜食，多吃蔬菜。

◎经常参加体育锻炼或劳动，如保健体操、练气功、太极拳、做广播体操、散步等可有效增强体质，强健身体。

◎注意气候因素的影响，防止受寒、淋雨和受潮，关节处要注意保暖，不穿湿衣、湿鞋、湿袜等。

◎保持愉快的心情也是预防类风湿关节炎的一个方面，遇事要注意不可过于激动或长期闷闷不乐。要善于节制不良情绪，保持心胸开阔。

◎预防感染和控制体内的感染病灶，以免细菌或病毒的感染诱发类风湿性关节炎。这些感染病灶包括病毒、细菌等引起的胆囊炎、咽炎等。

慢性前列腺炎

前列腺是男性生殖器官中最大的一个附属性腺，它分泌的前列腺液是构成精液的主要成分之一。前列腺与身体其他脏器一样，也会生病，最常见的是慢性前列腺炎。治疗前列腺炎时，可配合穴位按摩、刮痧和拔罐，能达到理想的辅助治疗效果。

【典型症状】

尿频、尿急、尿痛、尿不尽、尿无力。

【按摩疗法】

> 特效穴位

中极、关元、神门、太溪、命门、肾俞、肝俞、气海、阴交、三阴交。

> 操作手法

1. 受术者取仰卧位，施术者用拇指指腹或圆木棒按压其中极、关元、神门（图①）、太溪，力度适中，每穴每次2分钟。
2. 受术者俯卧，施术者用双手拇指按揉其命门、肾俞，力度适中，每穴每次2分钟，以局部感到酸胀感为宜。
3. 施术者双手拇指重叠，用拇指指腹横向弹拨受术者的肝俞、肾俞（图②），每穴每次2分钟，以穴位局部有酸胀感为宜。
4. 患者取仰卧位或站立位，用拇指指腹点按气海、阴交（图③）、曲骨各穴，两手拇指交替进行，每穴每次2分钟。
5. 取坐位，拇指指腹点按三阴交（图④），每次2分钟。

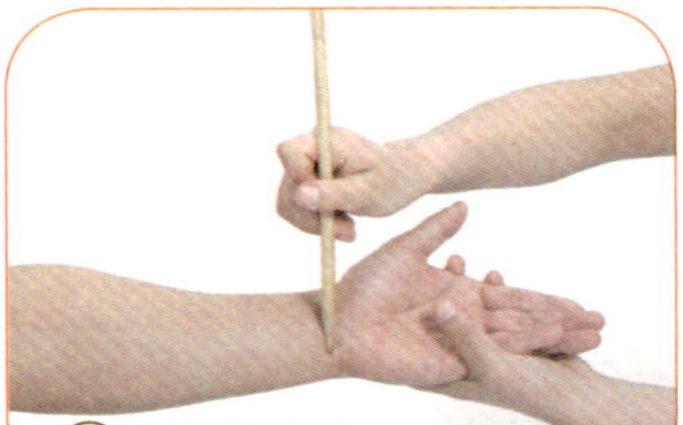
① 按压神门

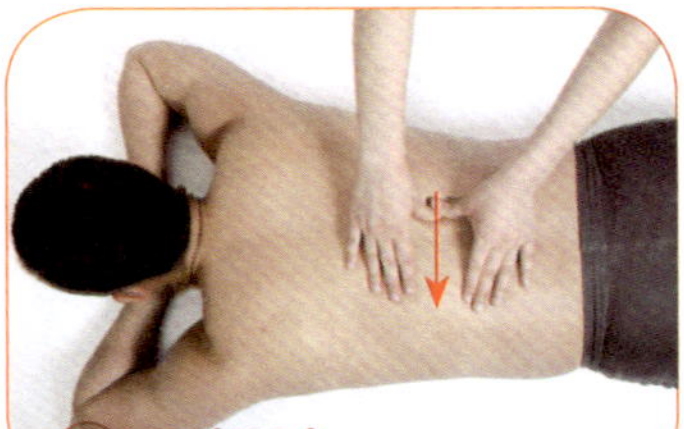
② 弹拨肝俞

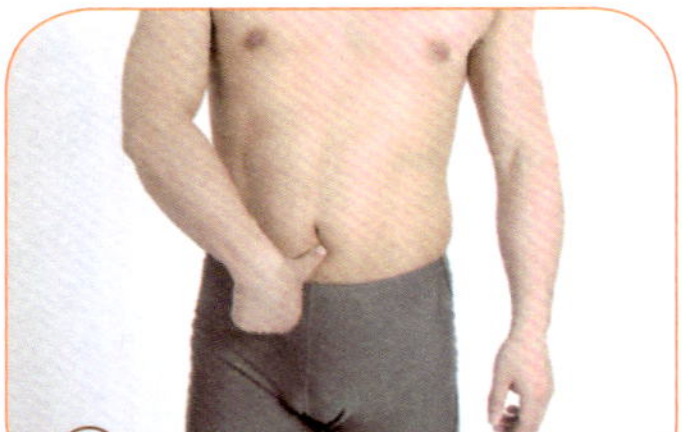
③ 点按阴交

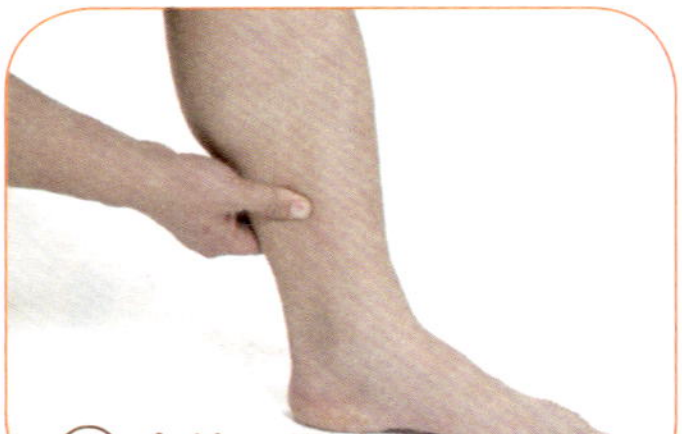
④ 点按三阴交

—— 特别提示 ——

在自我按摩中，发现前列腺触痛明显，囊性感增强时，要及时到医院就诊。

【刮痧疗法】

特效穴位

阴交、气海、关元、中极、三阴交。小便不利者，加阴陵泉；尿道疼痛者，加地机。

操作手法

1. 受术者取仰卧位，在局部涂抹刮痧介质，然后由施术者用刮痧板自上而下直线刮痧脐下正中部位的阴交，经气海、关元至中极，每次刮拭15～20次。

2. 施术者用刮痧板棱角自上而下点压、按揉命门至腰阳关的椎间隙（图⑤）。

3. 受术者取坐位，在双下肢的三阴交处均匀涂抹刮痧介质，施术者用刮痧板自下而上刮拭三阴交（图⑥），每次刮16～18次。

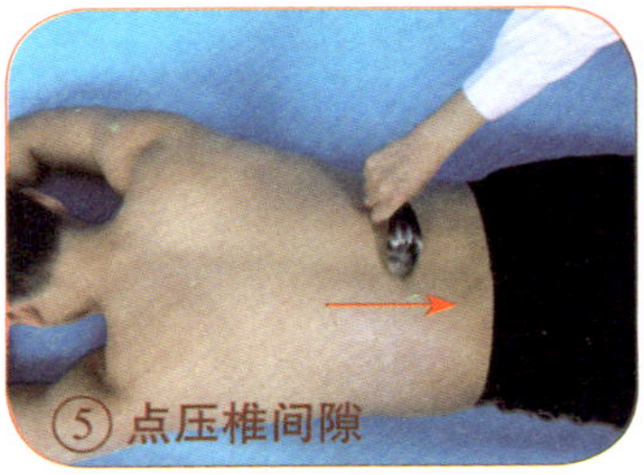

⑤ 点压椎间隙

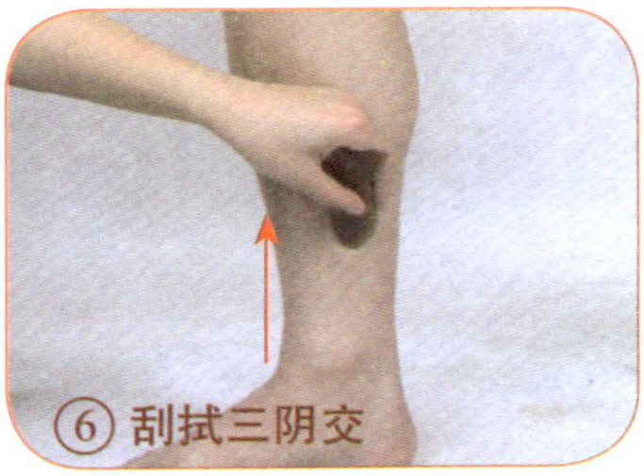

⑥ 刮拭三阴交

【拔罐疗法】

特效穴位

肾俞、关元、三阴交、膀胱俞；脾胃不适，加合谷等穴位。

操作手法

对肾俞、关元、三阴交、膀胱俞诸穴均采用闪火罐法吸拔，留罐15分钟，以局部皮肤发红为度。若脾胃不适可配合谷等穴位进行吸拔（图⑦）。

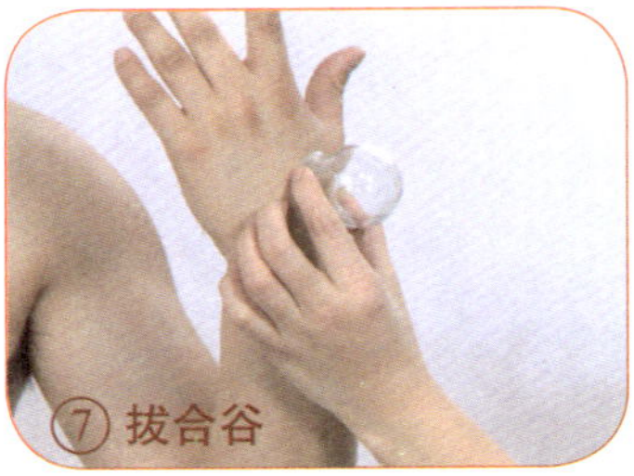

⑦ 拔合谷

—— 辅助治疗小贴士 ——

◎及时清除身体其他部位的慢性感染病灶，防止细菌从血液进入前列腺。
◎养成及时排尿的习惯，因为憋尿可使尿液反流进入前列腺。
◎避免久坐和长时间骑自行车，防止前列腺血流不畅。

慢性盆腔炎

慢性盆腔炎包括女性内生殖器及其周围结缔组织、腹膜等组织器官的慢性炎症，是一种的常见妇科病。其病程时间较长，有时可伴有低热的状况发生。常在劳累、性交、月经前后加剧。刮痧、拔罐能增强机体的抗病能力，促进炎症的消除。

【典型症状】

月经不调、白带增多、腰腹疼痛。

【刮痧疗法】

特效穴位

阿是穴、关元、肾俞。下腹痛者，加刮水道至归来；腰痛者，加命门、气海俞、腰阳关；腰骶痛者，加膀胱俞、上髎、次髎。

操作手法

施术者选定主穴，首先对受术者的阿是穴进行点按，以能耐受为度，直至皮肤发红。水道至归来（图①）、上髎至次髎（图②）由上至下进行操作。

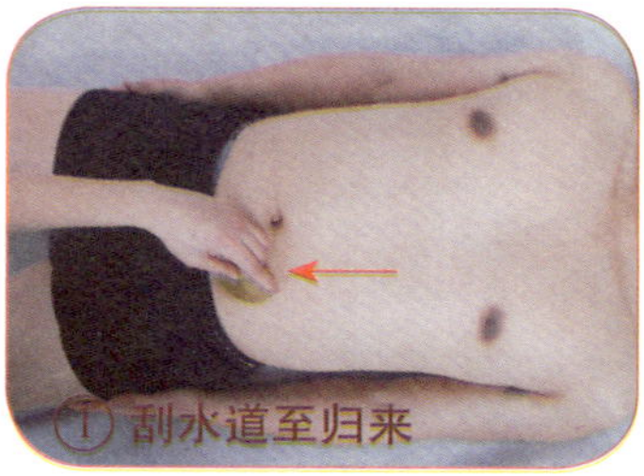
① 刮水道至归来

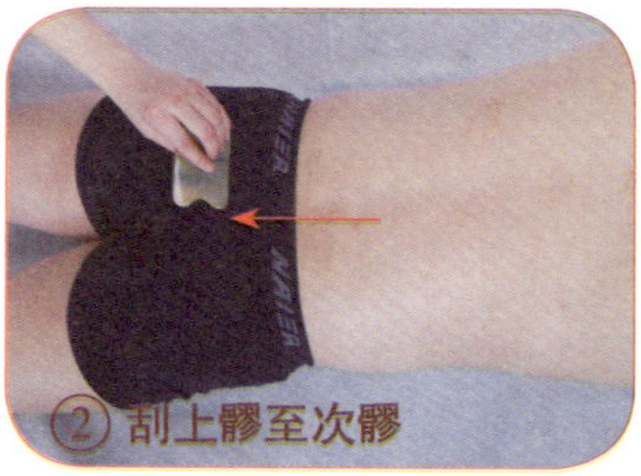
② 刮上髎至次髎

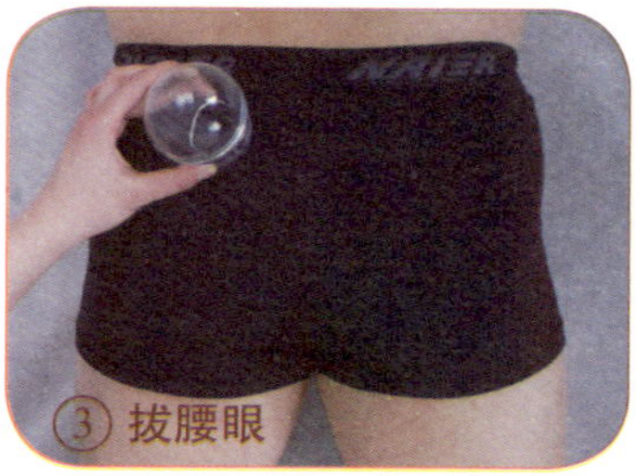
③ 拔腰眼

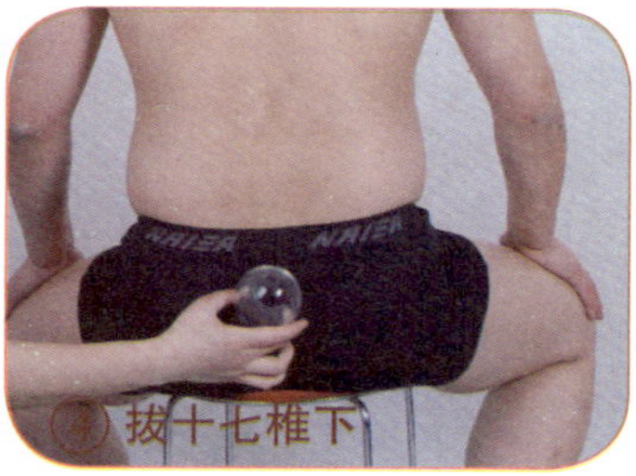
④ 拔十七椎下

【拔罐疗法】

特效穴位

关元、肾俞、三阴交、十七椎下。兼有腰痛者，加关元俞、次髎、腰眼。

操作手法

先按摩受术者的主穴，待周围络脉显露后，用三棱针点刺，再以投火法拔罐。腰眼和十七椎下按常规方法吸拔（图③、图④）。

心理病症的按摩、刮痧、拔罐疗法

郁证

郁证，是气机郁滞不得发越之证的总称。与情志相关，并以气郁为先，实证有肝气郁结、气郁化火、痰气郁结等。在进行中医治疗的时候，选用特定的穴位，施刮痧、拔罐术，能帮助气血的流通，从而怡情易性，减轻该疾病的临床症状。

【典型症状】

心情抑郁、胸脘痞闷、胁肋胀痛、易怒欲哭或咽中有异物感。

【刮痧疗法】

> 特效穴位

肝俞、胆俞、太冲、太溪、丰隆、神门、心俞。

> 操作手法

取俯卧位，先刮拭肝俞、胆俞，逆着经络，即从下到上进行刮痧。刮拭太溪穴时采用由下至上刮拭（图①）。

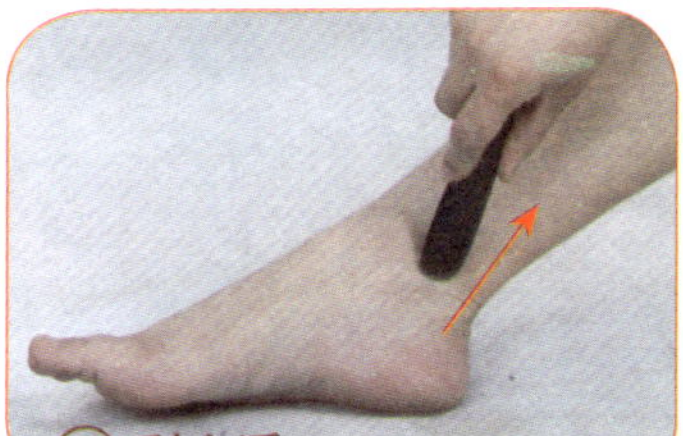

① 刮太溪

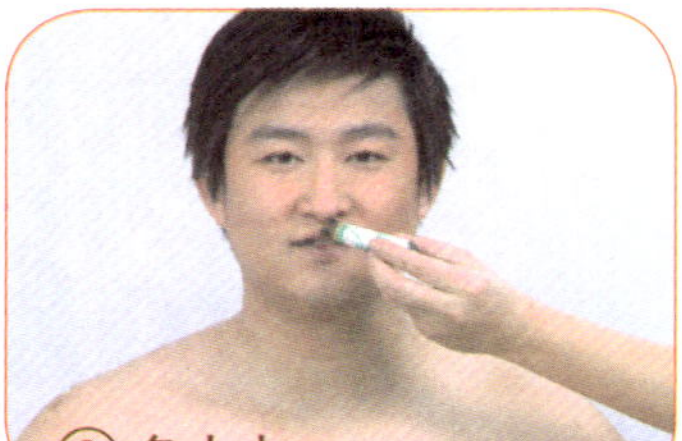

② 灸人中

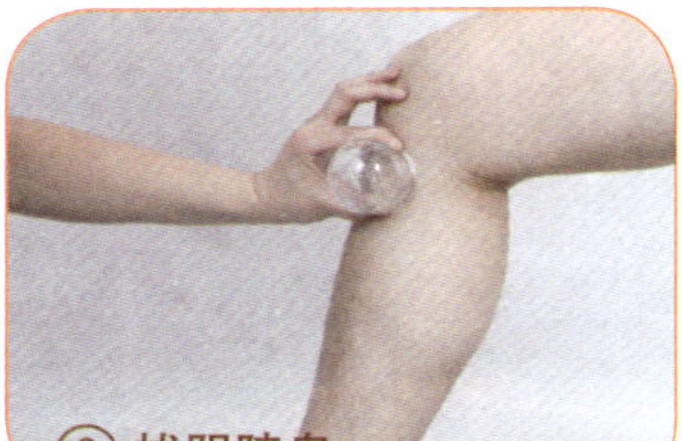

③ 拔阴陵泉

【拔罐疗法】

> 特效穴位

人中、内关、神门、太冲、阴陵泉。

> 操作手法

人中用艾条灸，以眼球湿润为佳（图②）；神门、内关、太冲等穴以闪罐法为宜；阴陵泉穴（图③）用常规拔罐法，留罐10～20分钟。

癔症

癔症常由于精神因素或不良暗示引发，可出现各种不同的临床症状，如感觉和运动功能障碍、内脏器官和自主神经功能紊乱等。这类症状无器质性的损害。患者患病后具有富于幻想、善于模仿、易受暗示、自我中心等人格特点。对癔症患者施以刮痧术，可有效减轻病情。

【典型症状】

歇斯底里、幻觉、妄想。

【刮痧疗法】

> 特效穴位

人中、天突、三阴交、太冲。兼有情绪不稳、咽中如有物者，加期门；兼有失眠、健忘者，加神门、膻中。

> 操作手法

人中可以用揪痧法或用刮痧板的角端进行点按（图①）。再用刮痧板的边缘刮拭天突（图②），直至皮肤出现痧痕为度。最后从三阴交刮拭至太冲穴，以皮肤变成紫红色为度。

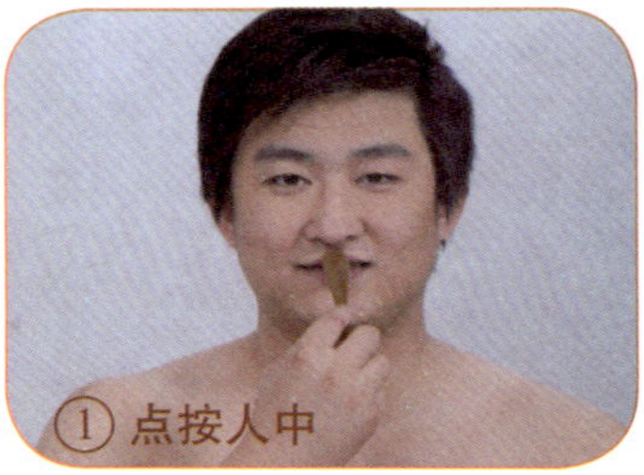

①点按人中

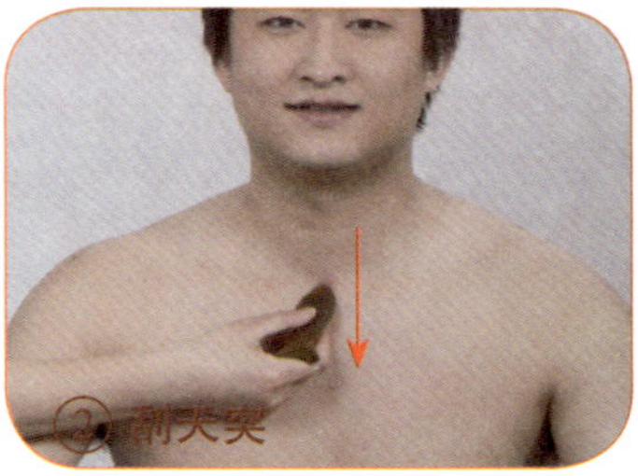

②刮天突

—— 辅助治疗小贴士 ——

◎在日常生活中应注意合理安排生活，保证充足的睡眠，这样可以提高自身大脑皮层的工作能力，防止癔症发作。
◎有意识地改变自己，如提高自身修养、加强科学文化知识的学习、调整情绪、增强独立辨别事物的能力等。这些措施可在一定程度上防止癔症的发生。
◎正确认识疾病，避免过度的心理负担，树立战胜疾病的信心。
◎排除一切不良的心理因素和暗示，培养良好的性格。
◎小麦粳米粥：小麦100克，加清水1000毫升煮熟，去渣取汁。然后加入粳米100克，红枣10枚，冰糖适量慢熬成粥。分2次空腹服用。常食有利于改善女性狂躁症。

精神分裂症

精神分裂症是以基本个性改变，思维、情感、行为的分裂为主要特征的一类精神病。临床上表现为思维、情感、行为等多方面的障碍以及精神活动的不协调。刮痧、拔罐可以调理机体的气血，从而起到辅助治疗此病的作用。

【典型症状】

妄想、幻觉。

【刮痧疗法】

特效穴位

心俞、肝俞、肾俞、神门、丰隆。兼有失眠健忘者，加通里、膻中、太溪；兼有狂躁不安者，加太冲、中封。

操作手法

自下至上对心俞、肝俞、肾俞进行刮拭，对神门来用补法，对丰隆采用泻法，皆以皮肤出现痧痕或者出现紫红色为度。对中封则顺着肝经的循行刮拭（图①），对通里则是由近端刮至远端（图②）。

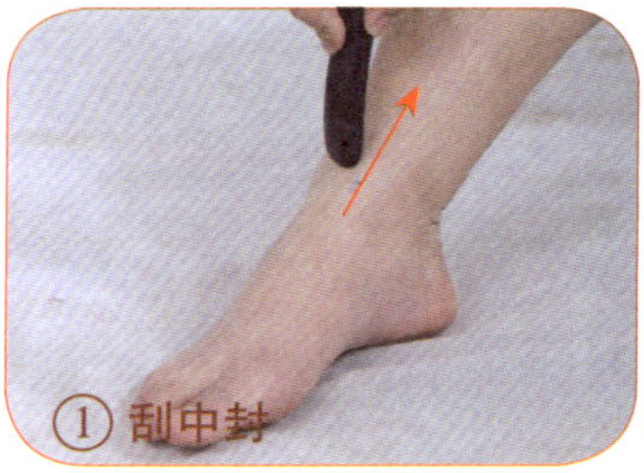
①刮中封

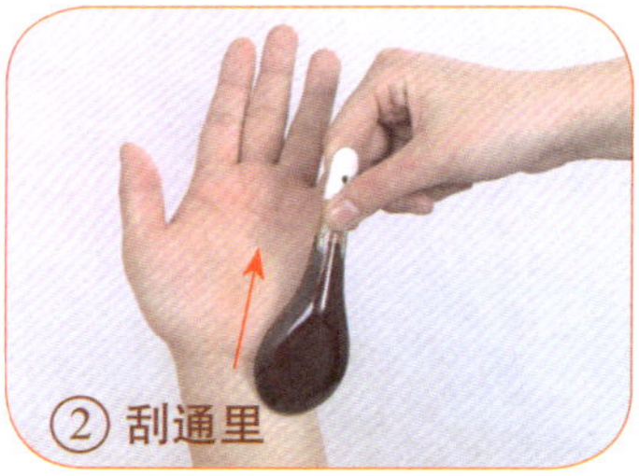
②刮通里

【拔罐疗法】

特效穴位

肝俞、胆俞、太溪、合谷、陷谷。

操作手法

在需要拔罐的部位上涂抹好拔罐常用介质，然后对肝俞（图③）、合谷（图④）等主穴位均采取闪火法，留罐10分钟。

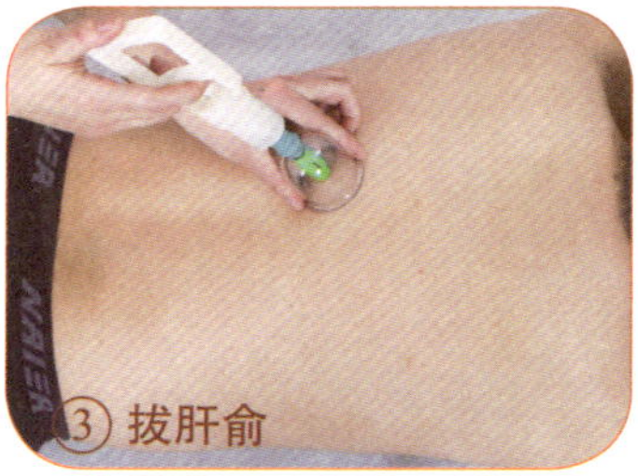
③拔肝俞

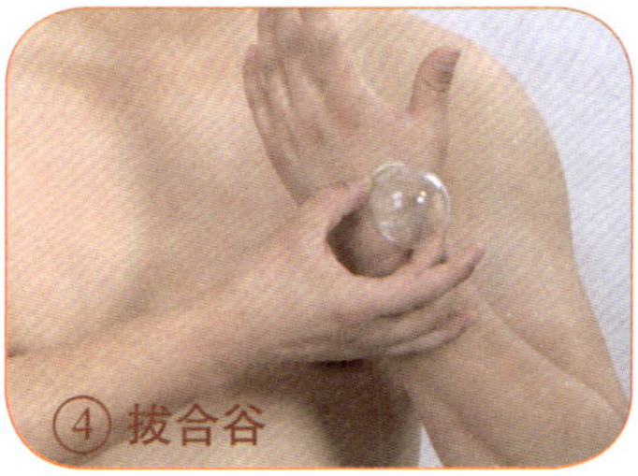
④拔合谷

神经衰弱

对于神经衰弱，《黄帝内经》指出："卫气不得入于阴，常留于阳。留于阳则阳气满，阳气满则阳跷盛；不得入于阴则阴气虚，故目不瞑矣"。刮痧和拔罐是中医的特色疗法，有调和阴阳、补虚扶弱的作用，是辅助治疗神经衰弱的特效疗法。

【典型症状】

睡眠障碍、头痛、头昏、记忆力下降。

【刮痧疗法】

> 特效穴位

神门、膻中、心俞、肾俞。

> 操作手法

四肢的穴位可以用刮痧板的角端进行点按，以皮肤发红为度。神门沿着从远端至近端的方向进行刮拭（图①）。膻中（图②）、心俞、肾俞要用刮痧板的厚缘进行刮拭，用力宜轻，以皮肤出现痧痕为度。

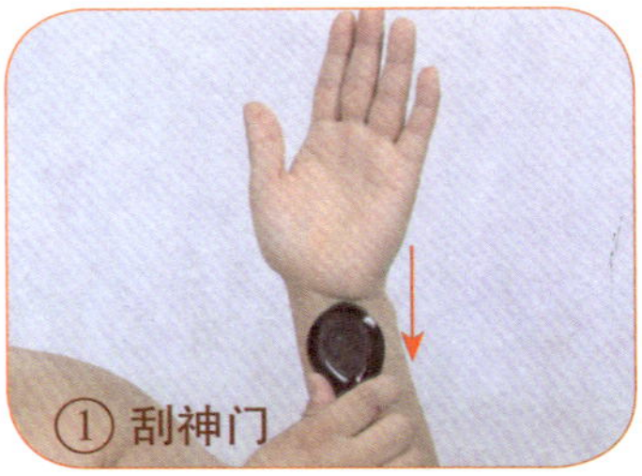
① 刮神门

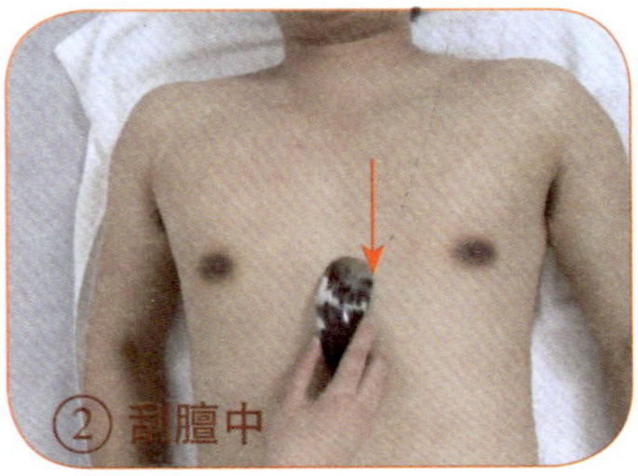
② 刮膻中

【拔罐疗法】

> 特效穴位

内关、神门、曲池、合谷、太阳、足三里、三阴交。

> 操作手法

先用拇指指腹在以上诸穴上进行往复重力揉按5次左右，然后用闪火法把大小合适的罐具分别吸拔于各穴上，每次选3～4个穴位，隔日1次，亦可针刺后再拔罐（图③、图④）。

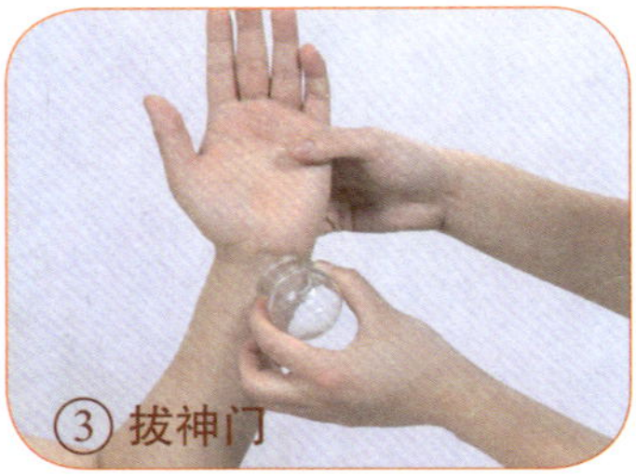
③ 拔神门

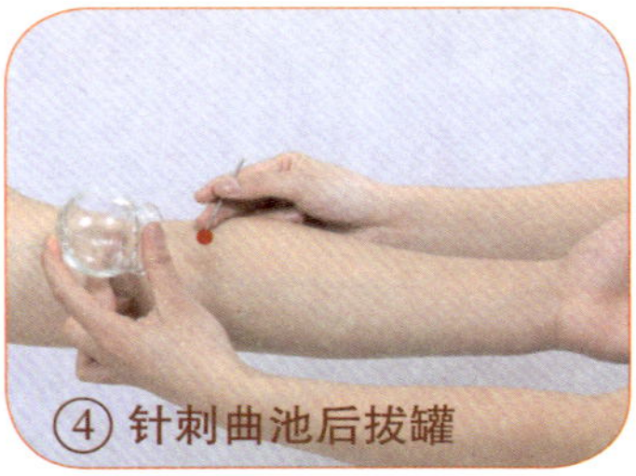
④ 针刺曲池后拔罐

胃神经症

胃神经症是由于高级神经活动障碍导致的自主神经系统功能紊乱，主要为胃的运动与分泌功能的失调，也常伴有失眠、焦虑、注意力不集中、健忘、神经过敏、头痛等其他功能性症状。对其刮痧与拔罐可以通调气血，有效改善胃神经症的各种症状。

【典型症状】

反酸、嗳气、恶心、呕吐、食后饱胀。

【刮痧疗法】

＞特效穴位

百会、四神聪、足三里、梁门。

＞操作手法

以百会为中心，向四神聪呈放射性星状刮拭（图①、图②）。足三里亦可用刮痧板的角端点按。逆着足阳明胃经的方向刮拭梁门。

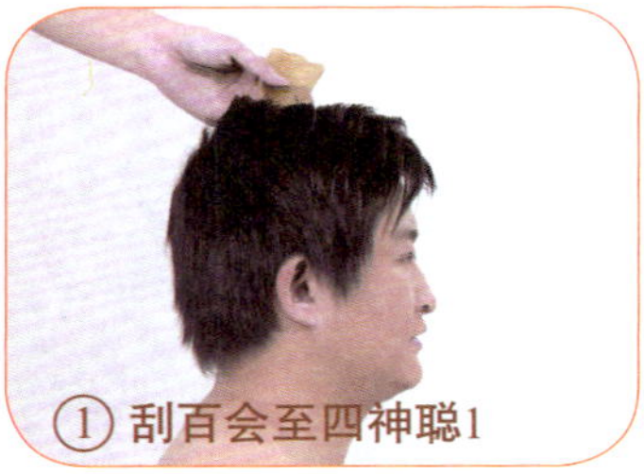

①刮百会至四神聪1

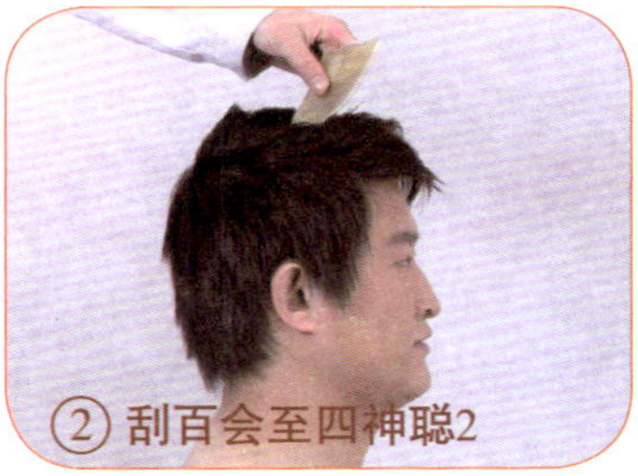

②刮百会至四神聪2

【拔罐疗法】

＞特效穴位

中脘、胃俞、气海、天枢、足三里。兼有恶心呕吐者，加内关、上脘；兼有泄泻者，加脾俞、阴陵泉；兼有腹胀明显者，加太冲、期门；兼有食积者，加梁门。

＞操作手法

采用单纯拔罐法施术，每穴留罐10分钟，足三里穴可配合点掐、按摩（图③），而气海拔罐后亦可配合艾灸治疗（图④）。每日2～3次，10日为1个疗程。

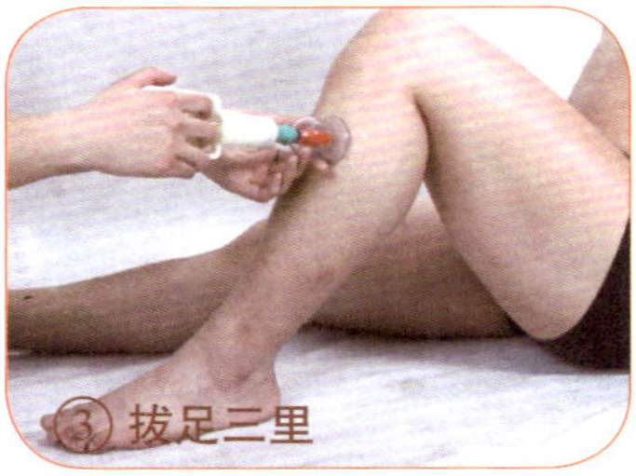

③拔足三里

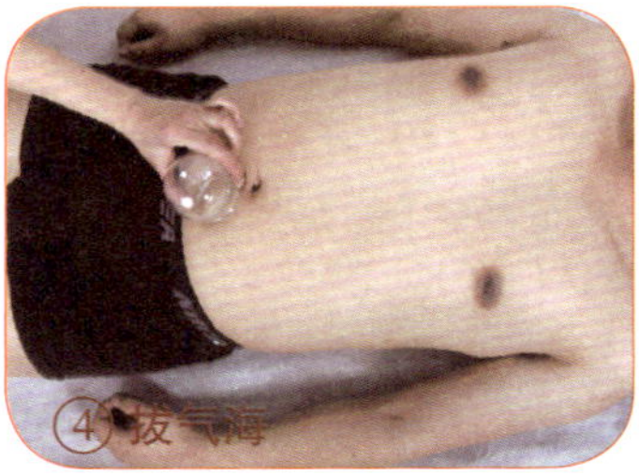

④拔气海

图书在版编目(CIP)数据

按摩刮痧拔罐治百病 / 崔晓丽编著.—郑州：河南科学技术出版社，2011.10

(好生活百事通系列)

ISBN 978-7-5349-5317-0

Ⅰ. ①按… Ⅱ. ①崔… Ⅲ. ①按摩疗法（中医）－基本知识②刮搓疗法－基本知识③拔罐疗法－基本知识 Ⅳ. ①R244

中国版本图书馆CIP数据核字(2011)第190892号

出版发行：河南科学技术出版社

地址：郑州市经五路66号　　邮编：450002

电话：（0371）65737028　　65788613

网址：www.hnstp.cn

策划编辑：李　娟

责任编辑：王九芝

印　　刷：北京朝阳新艺印刷有限公司印刷

经　　销：全国新华书店

幅面尺寸：186mm×222mm　　印张：17.5　　字数：250千字

版　　次：2011年10月第1版　　2011年10月第1次印刷

定　　价：29.80 元